上海疑难肝病俱乐部
病例精选与临床思维

主　编

马　雄　张文宏

上海科学技术出版社

图书在版编目（CIP）数据

上海疑难肝病俱乐部病例精选与临床思维 / 马雄，
张文宏主编. -- 上海 ： 上海科学技术出版社，2023.4
ISBN 978-7-5478-6101-1

Ⅰ. ①上… Ⅱ. ①马… ②张… Ⅲ. ①肝疾病－疑难
病－病案－汇编 Ⅳ. ①R575

中国国家版本馆CIP数据核字（2023）第039879号

上海疑难肝病俱乐部病例精选与临床思维
主编 马 雄 张文宏

上海世纪出版(集团)有限公司
上 海 科 学 技 术 出 版 社 出版、发行
（上海市闵行区号景路 159 弄 A 座 9F - 10F）
邮政编码 201101   www.sstp.cn
山东韵杰文化科技有限公司印刷
开本 787×1092 1/16 印张 14.5
字数：300 千字
2023 年 4 月第 1 版 2023 年 4 月第 1 次印刷
ISBN 978 - 7 - 5478 - 6101 - 1/R・2718
定价：148.00 元

内容提要

　　上海疑难肝病俱乐部(Club of Complex Liver Disease，CCLD)成立于2019年，专家委员会汇集了感染病学、自身免疫性肝病、遗传代谢性肝病、脂肪性肝病、药物性肝病、中医中药、肝脏病理、肝脏影像等多个亚专科方向的著名专家。在每月召开的CCLD菁英论坛上，青年医师们分享的疑难危重病例与专家点评相得益彰，得到了与会者的一致好评。不少临床医师希望能将这些案例整理出版，以供参考学习。

　　本书收集了2019—2021年CCLD菁英论坛的28个精彩案例，由CCLD专家委员会评议，并按照感染、自身免疫、遗传代谢、肿瘤、血管等病因进行分类。书中收录了许多临床罕见的疾病，如肝移植后新发IgG4相关自身免疫性肝炎、多种酰基辅酶A脱氢酶缺乏症、巴尔通体肝脓肿、肝脏黑色素瘤、肝淀粉样变性、肝豆状核变性相关肝衰竭、POEMS综合征等。通过编者细致的病史整理，本书展现了诊治过程中柳暗花明、峰回路转的曲折经历，也体现了严谨的临床分析、推理思路和先进的诊疗技术手段。

　　本书不仅详细展现了案例的诊治经过，而且凝练出关键的临床问题，补充了罕见病的背景知识，提供了最新的循证医学证据，并由相关领域的专家结合国内外文献进行深入点评，方便读者进一步学习。病例中展现的缜密逻辑和专家们的经验智慧，对青年医师提升临床思维和拓展视野具有重要的价值。

编者名单

主 编
马 雄 张文宏

副主编（按姓氏汉语拼音排序）
傅青春 刘成海 施军平 王建设 杨永峰 张继明

编者（按姓氏汉语拼音排序）

包玉洁	蔡美洪	陈 立	陈公英	陈小松	杜尊国
范海纳	范建高	方微园	甘建和	龚 玲	华 静
黄 燕	高 岩	黄玉仙	蒋丽琳	李 海	李 莉
李 强	李东良	李丽婷	李玉川	连 敏	刘 邦
陆 怡	陆忠华	苗 琪	齐婧姝	单晓航	邵凌云
盛 黎	唐 栋	汪 铮	王 晖	王铭杰	王绮夏
肖 潇	谢新宝	邢 枫	许 洁	杨文君	袁 敏
袁小凌	曾 静	张家文	张欣欣	张馨赟	赵钢德
赵卫峰	郑建铭	周晓玲	朱明玉		

学术秘书
肖 潇

顾 问
翁心华 胡锡琪 邱德凯 陈成伟

序

上海疑难肝病俱乐部(CCLD)的成立为疑难肝病的诊疗提供了宝贵的资源和平台。经过多年的积淀,在众多杏林翘楚的不懈努力下,这个俱乐部汇聚了临床、病理、影像、介入等不同学科的专家学者,使得俱乐部生机盎然、蓬勃发展。

定期举办的疑难病例讨论会是 CCLD 的一个亮点。不同领域的专家凭借科学的眼光和丰富的经验,分析和探讨着每一个疑难病例。这些讨论不仅仅关注个体疾病的诊断和治疗,更是深入探讨了疾病的机制、病因、诊治难点等深层问题。在多学科的综合诊治下,很多疑难罕见病例都得到了明确的诊断和治疗方案。

《上海疑难肝病俱乐部病例精选与临床思维》一书是 CCLD 的又一力作。这本书积累了大量实用而有益的病例分析,涵盖了较为常见但难以处理的肝病,以及发病率极低、临床对之认识不足的罕见病例。这些病例的梳理展现了笔者扎实的理论基础和缜密的临床思维。例如,对不明原因肝硬化病例,作者们讨论了肝组织活检与免疫学标志物联合应用在鉴别自身免疫性肝炎与脂肪性肝炎中的价值;对慢加急性肝衰竭病例,讨论了血液净化治疗方案的优化与调整;对不明原因的发热病例,讨论了病原微生物宏基因组分析的价值;对儿童和青少年肝损伤病例,讨论了基因检测的应用与结果判读等问题。而专家们的精彩点评不仅丰富了诊断与治疗的思路,也扩展了疾病的内涵,起到为读者指点迷津、开阔读者思路的作用。

上海疑难肝病俱乐部的发展离不开众多专家的支持和帮助,感谢他们参与本书编写工作。希望未来能有更多专家参与到本系列图书的编写中,使本系列图书成为大家共同学习交流的平台。希望通过本书能扩大疑难肝病的学科影响,培养青年医师,提高疑难肝病的诊治水平,为更多的患者提供更精准的诊疗方案。

复旦大学附属华山医院终身教授

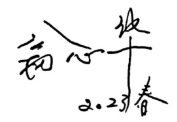

2.23春

目　录

第一章　感染性疾病

第二章　自身免疫性疾病

第三章　遗传代谢性疾病

第四章　肝脏肿瘤性疾病

第五章　血管性疾病及非肝硬化门静脉高压

第六章　其他

第一章

感染性疾病

1

高热、胸痛 7 个月余，肝内最终现端倪

题记

　　患者中年女性，海鲜餐馆厨师，间歇性发热、胸痛、上腹部不适 7 个月余。胸部 CT 显示左下肺炎症伴肺不张，胸膜肥厚粘连，纵隔淋巴结肿大。多次行血液、痰液、肺泡灌洗液病原培养均阴性。支气管黏膜、肺、胸膜活检均未能明确诊断，常规抗感染治疗效果不佳。最终通过肝脏、肝门淋巴结活检，确诊为"播散性非结核分枝杆菌病"。非结核分枝杆菌病发病率低，临床表现不典型，常易被漏诊或误诊。因其对一线抗分枝杆菌药物耐药率高，不良反应多，预后不佳。该例患者为播散性非结核分枝杆菌病，病情更重，病死率极高。

病史摘要

入院病史
患者，女性，44 岁，福建仙游人，厨师。

主诉
发热、胸痛、上腹部不适 7 个月余，腹痛加重伴皮肤黏膜黄染 4 天。

现病史
　　7 个月前患者无明显诱因出现发热，体温持续波动于 37.8～39.3℃。双侧胸部及上腹部胀痛，左侧为甚。遂就诊当地医院，入院后查白细胞计数 $29.3×10^9/L$，胸部计算机断层扫描（CT）：双肺炎症，左侧胸腔积液。给予"头孢米诺、左氧氟沙星"抗感染治疗 1 周，症状无缓解，白细胞计数进一步升高。后转诊至联勤保障部队第九〇〇医院呼吸内科。入院后复查胸部 CT：双侧胸膜炎，左下肺炎症伴肺不张，胸膜肥厚粘连，纵隔淋巴结肿大。住院期间多次行支气管镜下黏膜活检及 CT 引导下肺穿刺活检，病理：肺间质及肺泡内泡沫细胞及炎细胞浸润，符合间质性肺炎，送检标本中未见肿瘤细胞。血液结核抗体、结核菌感染 T 细胞斑点试验（T-SPOT）均为阴性；痰涂片抗酸染色、痰培养、血培养均阴性。先后给予"头孢硫脒、莫西沙星、

利福霉素、氟康唑"抗感染治疗，患者热峰下降，白细胞计数、C反应蛋白下降，但复查胸部CT提示肺部炎症、左侧胸腔积液无明显吸收。住院治疗33天后带药出院，出院后仍间歇性发热、胸痛伴咳嗽、气促。2个月前患者因发热、胸痛加重再次就诊，复查胸部CT提示左下肺炎症伴肺不张、胸膜肥厚加重。为明确诊断及消除胸痛症状，于胸腔镜辅助下行"左侧胸膜剥脱术＋左下肺叶切除术"，病理：胸膜增厚，纤维组织增生，急慢性炎症细胞浸润伴纤维素性渗出；肺组织炎性增生，间质增厚，纤维化，灶性出血，肺泡Ⅱ型上皮增生，符合炎性假瘤。术后患者胸痛较前缓解，但仍有间歇性发热。本次入院前4天发热加剧，伴上腹部疼痛，体温持续在39℃以上，并出现皮肤黏膜黄染。实验室检查肝、肾功能异常，上腹部CT：肝脾大，胆囊结石伴胆囊炎。为进一步诊治，就诊肝胆内科。

既往史

无高血压、冠心病、糖尿病病史，无肝炎、结核等传染病史及其接触史，无食物及药物过敏史。

个人史

从事海鲜餐馆厨师10年余，长期接触鱼、虾、贝、蟹等水产品。生长于原籍，无疫区、疫水接触史，无放射线及毒物接触史，无冶游史，无烟酒等不良嗜好。否认特殊用药史，否认家族慢性肝病、遗传病史。

入院查体

体温38℃，脉搏94次/分，呼吸20次/分，血压112/72 mmHg。神志清，急性面容，消瘦貌，皮肤黏膜及巩膜黄染。全身浅表淋巴结未触及肿大，左侧后胸部可见一长约17 cm斜行陈旧性手术瘢痕，左下肺呼吸音减弱，双肺可闻及细小湿啰音，左下肺呈支气管呼吸音，未闻及胸膜摩擦音。腹部平坦，肝于肋缘2 cm可触及，脾未触及，墨菲征阳性，移动性浊音阴性。右腕关节外侧可见一3 cm×2 cm灰色结节，高出皮肤，无红肿和破溃，其他部位皮肤未见异常。

入院诊断

胆囊结石伴胆囊炎；肺部感染；左肺下叶切除术后（炎性假瘤）。

实验室检查

血常规：白细胞$27.55×10^9$/L，中性粒细胞79%，嗜酸性粒细胞$0.12×10^9$/L，血红蛋白129 g/L，血小板$226×10^9$/L。

肝功能：谷丙转氨酶79 U/L，谷草转氨酶61 U/L，碱性磷酸酶206 U/L，γ-谷氨酰转肽酶320 U/L，总胆红素141.8 μmol/L，直接胆红素77.9 μmol/L，白蛋白30 g/L。

凝血功能：凝血酶原时间16秒，国际标准化比值1.39。

炎症反应：C反应蛋白199 mg/L，降钙素原2.5 ng/mL，红细胞沉降率86 mm/h。

免疫学：IgG 24.58 g/L，IgM 1.98 g/L，IgA 1.08 g/L；$CD4^+$细胞24.7%，$CD8^+$细胞36%，$CD4^+$细胞/$CD8^+$细胞＝0.69∶1。

病原学：嗜肝病毒、非嗜肝病毒、梅毒、人类免疫缺陷病毒（HIV）、布氏杆菌、钩端螺旋体、结核菌素试验(PPD 试验)等血清标志物均阴性。

肿瘤标志物：均阴性。

辅助检查

胸部 CT：左侧胸腔积液，双侧胸膜肥厚，双肺炎症伴纵隔淋巴结肿大(图 1-1)。

腹部 CT：肝脾大，胆囊结石伴胆囊炎，肝门部和腹膜后淋巴结肿大(图 1-1)。

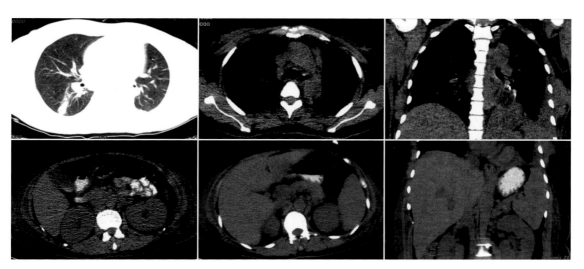

图 1-1　胸腹部 CT

入院后诊疗经过及随访

患者中年女性，反复发热伴胸痛 7 个月余。发病初期，咳嗽、咳痰、胸痛等肺部症状突出，多次查胸部 CT 均提示肺部炎症。行"左侧胸膜剥脱术＋左下肺叶切除术"，病理提示炎性假瘤。本次患者因发热、胸痛加重，且出现上腹部疼痛和皮肤黏膜黄染再次入院。入院后腹部 CT 提示胆囊结石伴胆囊炎。给予"美罗培南、利奈唑胺、米卡芬净"联合抗感染治疗，对症退热、补液、化痰、保肝、退黄等治疗。多次留取血液、痰液、肺泡灌洗液、尿液、粪便培养，均无阳性发现。完善骨髓培养及骨髓活检，无异常发现。再次复查 PPD 试验、结核抗体、痰涂片找抗酸杆菌，均为阴性。

经上述处理患者体温逐渐下降，黄疸渐消退，肝生化指标恢复正常。复查腹部彩超：胆囊壁毛糙、增厚伴泥沙样结石；肝门部、腹腔及腹膜后多发实性肿块，考虑肿大淋巴结声像。为进一步明确病因，经患者及其家属知情同意，转入肝胆外科行"胆囊切除＋肝组织活检＋腹腔淋巴结活检"。开腹后发现肝脾大，肝脏表面多发白色结节状隆起，质地坚硬；肝门部淋巴结肿大。肝活检病理：肝小叶结构存在，肝细胞水肿伴点状坏死，汇管区淋巴细胞浸润伴肉芽肿形成，未见凝固性坏死(图 1-2A、B)；肝门部淋巴结病理：肉芽肿性病变，肝组织、肝门淋巴结金胺 O 及抗酸染色均找到抗酸杆菌，光镜下菌体形态符合非结核分枝杆菌(non-tuberculous mycobacteria，NTM)特征(图 1-2C～F)。

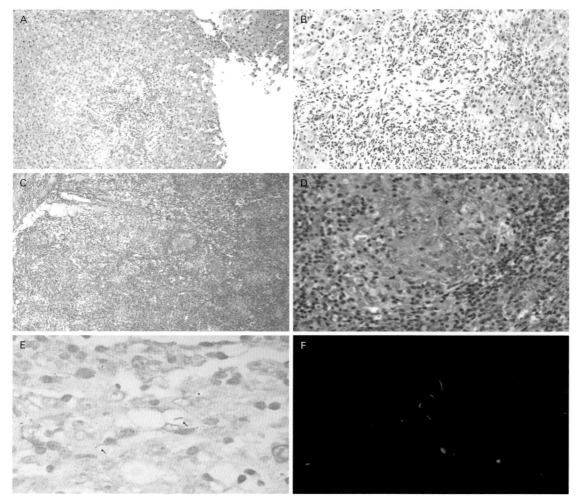

图 1-2　肝脏、肝门部淋巴结病理

A. 肝组织低倍镜：汇管区扩大伴炎性细胞浸润及肉芽肿形成；B. 肝组织高倍镜：汇管区明显扩大伴淋巴单核样炎症细胞浸润及肉芽肿形成，汇管区胆管尚存；C. 肝门部淋巴结中倍镜：淋巴结结构消失，被膜下窦尚存，淋巴结内散在的微小肉芽肿形成；D. 肝门部淋巴结高倍镜：淋巴结结构消失，局灶上皮样肉芽肿形成；E. 抗酸染色：肝门淋巴组织中可见抗酸染色阳性杆菌，呈红色，杆状或弯曲状；F. 金胺 O 染色：肝门淋巴结组织经荧光染色镜检可见少量亮绿色荧光，呈杆状或弯曲状

　　依据临床症状、影像学表现及病理结果，诊断为播散性非结核分枝杆菌病（disseminated non-tuberculous mycobacterial disease，NTM 病），抗菌药物调整为"吡嗪酰胺＋乙胺丁醇＋异烟肼＋左氧氟沙星＋阿米卡星＋克拉霉素"，继续保肝及对症支持治疗。患者发热、胸痛症状好转。住院治疗 2 周，病情无反复，遂带药出院，继续抗分枝杆菌治疗。

　　随访：患者半年后再次出现发热伴胸部、腹部疼痛，考虑分枝杆菌耐药，给予调整抗分枝杆菌药物，但治疗效果欠佳，约 2 个月后患者死亡。

临床关键问题及处理

· **关键问题1** 该患者诊断为"非结核分枝杆菌感染"的结论可靠吗？为何 NTM 感染诊断如此困难？

该患者在行剖腹探查前多次行痰液、肺泡灌洗液、血液、骨髓等培养，均未检出致病菌。肺及胸膜切除标本病理诊断为"炎性假瘤"，抗酸染色未检出抗酸杆菌。但剖腹探查发现患者肝脏表面有明显的结节样病灶，肝门部淋巴结肿大，肝组织、肝门部肿大淋巴结病理可见"肉芽肿性病变"，金胺 O 及抗酸染色均找到抗酸杆菌（图 1-2）。因此，分枝杆菌感染的诊断是可以成立的。一般情况下，结核杆菌镜下长 $2.5 \sim 4 \mu m$，宽 $0.3 \sim 0.6 \mu m$，麻风杆菌镜下长 $4 \sim 7 \mu m$，宽 $0.3 \sim 0.5 \mu m$，而本例抗酸杆菌镜下长 $6 \sim 13 \mu m$，宽 $0.5 \sim 0.9 \mu m$，较前两者更粗、更长，形态符合 NTM。肝脏、淋巴结均可见"肉芽肿性病变"。结合患者长期发热、白细胞计数升高等全身感染的临床表现，最终临床诊断为"播散性非结核分枝杆菌病"。

主要诊断依据为：①从事暴露 NTM 高风险职业，患者发病前为海鲜餐馆的厨师，长期宰杀和烹饪鱼、虾、贝、蟹等海产品，而海产品是最易寄生分枝杆菌的媒介。患者经常接触海产品，并有多次被海产品刺伤皮肤和肌肉的经历，有暴露和感染 NTM 的机会。②免疫功能低下，患者入院查 CD4$^+$ 细胞 24.7%，CD8$^+$ 细胞 36%，CD4$^+$ 细胞/CD8$^+$ 细胞值明显降低，提示患者 T 细胞免疫功能低下，属 NTM 易感人群。但其 HIV 抗体阴性且未服用免疫抑制剂。美国 NTM 感染死亡病例中，2% 的患者存在原发性免疫功能缺陷。③皮肤可疑感染病灶，患者右腕关节外侧可见一 $3 \, cm \times 2 \, cm$ 灰色结节，但没有红、肿、热、痛的局部炎症表现。追问病史患者叙述该病灶发生在出现发热、胸痛以前，是在处置海产品外伤后形成的，受伤时有局部红肿和疼痛，提示 NTM 皮肤感染可能。④发热、乏力、食欲减退、体重降低等全身感染的临床表现和白细胞计数、C 反应蛋白、红细胞沉降率升高等感染性疾病的实验室依据。⑤肝脏、肝门部淋巴结、肺及胸膜"炎性肉芽肿"病变，并且肝组织和肝门部淋巴结抗酸染色及金胺 O 染色阳性。

该患者为何此前经历了多次活检仍难以明确病原学诊断呢？NTM 与结核分枝杆菌在菌体成分和抗原上有许多共同性，病理改变与结核相似，两者较难鉴别。病理取材少、取材不准及疾病不同阶段的病理变化各不相同，加大了诊断难度。病原学标本采集干扰因素多：部分 NTM 需要在特殊环境下培养（如嗜血分枝杆菌在含铁离子的培养基上才能生长；蟾分枝杆菌最佳生长温度为 45 ℃；溃疡分枝杆菌培养需要 8~12 周）；NTM 广泛存在于自然界，需区分污染或定植导致假阳性；不同临床标本分离培养的 NTM 临床意义不同（痰液标本需多次培养阳性才可诊断；活检组织来源的标本分离到 NTM 可考虑为致病菌）。为提高临床实验室 NTM 检验水平，《非结核分枝杆菌病实验室诊断专家共识》根据各地 NTM 分离率的不同，对诊断流程进行了规范（图 1-3）。该患者由于当时没有留取新鲜组织标本，只能通过蜡块组织提取病菌的 DNA 应用多色熔解曲线等高灵敏度病原学检测方法确诊。

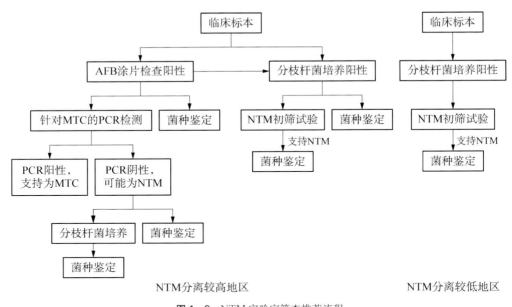

图 1-3　NTM 实验室筛查推荐流程
AFB:抗酸杆菌;MTC:结核分枝杆菌复合群;PCR:聚合酶链反应;NTM:非结核分枝杆菌

·关键问题 2　长期发热患者的诊断难点与处理对策有哪些?

该患者是 1 例典型的长期不明原因发热(fever of unknown origin, FUO)患者,间歇性发热长达 7 个月之久。造成延误诊断的主要原因:①非结核分枝杆菌感染临床相对少见,临床医师对其缺乏充分的认识,诊治经验不足。②感染部位相对隐蔽。非结核分枝杆菌最常见的感染部位是皮肤、软组织、肺部和淋巴结,而该患者没有明显皮肤病灶,肺部和胸膜虽然有炎性病灶,但抗酸杆菌染色为阴性,很可能为分枝杆菌感染引起的反应性增生,这是该病延误诊断的最主要的原因之一。③致病的病原微生物以常规方法难以分离和鉴定。细菌培养是最常用的病原微生物诊断方法之一,但是多数分枝杆菌生长缓慢,很难从免疫功能正常的感染者血液中培养出来,偶然能从播散性分枝杆菌感染者血液中培养出快速生长的分枝杆菌,该例患者也是如此,多次血培养均未能培养出分枝杆菌,最后通过肝脏和肝门部淋巴结活检组织中发现了分枝杆菌。从菌体形态特征上判断为非结核分枝杆菌,结合临床和病理特征诊断为播散性非结核分枝杆菌病。尚需通过更加精准的分子诊断技术确定具体分枝杆菌种类。

处理对策:发热时间越长诊断难度越大,通过非侵入性辅助检查[如血液、痰液、尿液、粪便检验和超声、磁共振成像(MRI)或 CT 等影像学检查]手段获得最终诊断的可能性越低。需要拓宽鉴别诊断的思路,在进一步排除常见病、多发病的同时,应根据患者个体的临床特征,考虑其他少见或者罕见病的可能性。抓住患者显露的"蛛丝马迹"挖掘具有"定位"价值的潜在诊断线索,并积极应用侵入性诊断手段获取检测样本是确立诊断的关键。该患者能最终确诊是因为 CT 发现肝大、肝门部淋巴结肿大,而后进行开腹探查,通过病理检查最终找到了客观诊断证据。

背景知识介绍

非结核分枝杆菌(NTM)是指除结核分枝杆菌复合群和麻风分枝杆菌以外的分枝杆菌。非结核分枝杆菌病是指在感染 NTM 后，引起肺、皮肤、骨骼、淋巴结、肝等相关组织、器官的病变。2010 年第 5 次全国结核病流行病学调查表明，分枝杆菌菌株的 NTM 分离率为 22.9%。

迄今发现 NTM 菌种 190 余种，14 个亚种。根据 NTM 的生长速度可分为快速生长型和缓慢生长型。根据 Runyon 分类法可分为：Ⅰ组，光产色菌；Ⅱ组，暗产色菌；Ⅲ组，不产色组；Ⅳ组，快速生长型分枝杆菌。NTM 广泛存在于水、土壤，可以通过直接接触、气溶胶或污染物传播，部分可见人传人现象(囊性肺纤维化患者间可出现脓肿分枝杆菌传播)。

NTM 病的病理改变与结核病类似，但其毒力较结核分枝杆菌弱，其病变程度相对较轻，干酪样坏死较少，纤维化常见。《非结核分枝杆菌病诊断与治疗指南(2020 年版)》指出：①NTM 肺病的病理组织所见包括以淋巴细胞、巨噬细胞浸润和干酪样坏死为主的渗出性反应，以类上皮细胞、朗格汉斯巨细胞性肉芽肿形成为主的增殖性反应，以及浸润相关细胞消退伴肉芽肿相关细胞萎缩和胶原纤维增生为主的硬化性反应 3 种组织病理变化。②NTM 淋巴结炎的病理所见早期形成以淋巴细胞、类上皮细胞、朗格汉斯巨细胞为主的肉芽肿，累及的淋巴结粘连成串、肿大、质韧，可形成纤维化和钙化，亦可迅速形成干酪样坏死及软化、破溃形成慢性窦道。③皮肤 NTM 病病理改变包括渗出、增生和坏死性病变，新旧病灶常在同一病例中交替存在，其主要病理表现为肉芽肿性病变和非特异性慢性炎症。④播散性 NTM 病可侵犯全身多个器官，最常受累的是肝、淋巴结、胃肠道，其次为肺、骨髓、心、肾。可见上述器官的肿大，镜下可见受累器官弥漫性肉芽肿，肉芽肿边界模糊，由具有特征性的纹状泡沫样组织细胞组成，仅少数患者表现为由纤维化、坏死及类上皮细胞组成的典型肉芽肿结节。

大多数 NTM 对一线抗分枝杆菌药物耐药率高，疗效并不确切且药物不良反应明显，临床医师需权衡利弊，综合判断治疗时机，选择合适的治疗方案。指南推荐的治疗原则如下：①确诊的 NTM 病需进行抗分枝杆菌治疗，尤其是痰抗酸染色和/或影像学有空洞的 NTM 肺病。②由于 NTM 的耐药模式因菌种不同而有所差异，所以治疗前的分枝杆菌菌种鉴定和药敏结果十分重要。③制定 NTM 病化疗方案时应根据药敏试验结果选用药物。④不同 NTM 病的用药种类和疗程有所不同。⑤不建议对疑似 NTM 病进行试验性治疗。⑥对 NTM 肺病患者应谨慎采用外科手术治疗。⑦需对所有纳入 NTM 病治疗的患者积极开展药物安全性监测和管理，及时发现、处理药物的不良反应。在 NTM 培养转阴后需继续治疗 12 个月以上。

抗 NTM 治疗用药种类多，治疗耗时长，不良反应多，部分可出现严重不良反应，导致患者依从性差，治疗不规范，甚至中止治疗，预后不佳。播散性 NTM 病常病情重，病死率高，治愈率仅为 20%，60% 的患者需要长期抗 NTM 治疗。及时诊断、选择合适的治疗方案，以及密切监测不良反应对改善患者预后至关重要。

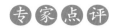

专家点评

NTM 是一种广泛存在的环境抗酸微生物(已分类的 190 多种),其毒性远低于结核分枝杆菌,它们能引起多种疾病,包括皮肤、肺和软组织感染。但 NTM 很少会发生波及肝脏等腹腔组织和器官的全身播散性感染。腹腔 NTM 感染常因其罕见和非特异性症状而被忽视,并因此延误诊断和治疗。有可疑暴露 NTM 的患者,尤其是免疫低下患者,在出现包括长期发热、体重减轻、肝脏和腹腔淋巴结肿大时,除了考虑常见引起发热的感染和非感染性疾病外,也应考虑 NTM 感染可能,尽早进行病变组织或器官活检,通过侵入性检查确诊或排除诊断。

正确的思维是临床医师的基本功,对一个临床医师非常重要,不要孤立地看待每一项异常表现,要在全局和整体中衡量其意义,以免本末倒置,或被其枝节所误导。不要放过任何细微异常,特别是未获得合理解释的现象,得不到解释的问题,往往蕴藏着诊断中的漏洞。本例患者早期将诊治方向定位在呼吸系统疾病是正确的。但是当采取了肺部病损和胸膜切除手术后患者仍然有发热,并且还出现腹痛、腹部不适、肝功能异常等肺部疾病解释不了的现象,就应该考虑到有可能还有其他部位疾病或其他病因。而不是等到患者出现黄疸等严重肝损伤后才考虑到肺外疾病。另外,临床医师和病理科、影像科等医师的沟通也非常重要,有助于明确检测方向,少走弯路,提高正确诊断的效率。总之,当临床表现与病理、实验室及其他辅助检查不符,治疗效果不佳时一定要多问几个为什么? 多想想还有没有其他病因,绝对不能牵强附会,先入为主,不要被别人的诊断所迷惑。要克服专科医师"管状"视野、单项思维、先入为主等容易犯的错误。

(刘　邦　李东良　联勤保障部队第九○○医院)

参·考·文·献

[1] 武忠弼,杨光华. 中华外科病理学[M]. 北京:人民卫生出版社,2002:2139-2142.
[2] Mirsaeidi M, Machado RF, Garcia JG, et al. Nontuberculous mycobacterial disease mortality in the United States, 1999-2010: a population-based comparative study [J]. PLoS One, 2014,9(3):e91879.
[3] 中华医学会结核病学分会,非结核分枝杆菌病实验室诊断专家共识编写组. 非结核分枝杆菌病实验室诊断专家共识[J]. 中华结核和呼吸杂志,2016,39(6):438-443.
[4] 中华医学会结核病学分会. 非结核分枝杆菌病诊断与治疗指南(2020 年版)[J]. 中华结核和呼吸杂志,2020,43(11):918-946.
[5] Chi CY, Lin CH, Ho MW, et al. Clinical manifestations, course, and outcome of patients with neutralizing anti-interferon-γ autoantibodies and disseminated nontuberculous mycobacterial infections [J]. Medicine (Baltimore), 2016,95(25):e3927.

2

不明原因发热伴腹痛：巴尔通体肝脓肿

巴尔通体常见的感染部位是皮肤和局部淋巴结，多有被猫抓或咬伤史，内脏器官累及较少见。在此分享 1 例巴尔通体肝脓肿的诊治经过，并对肝脓肿的病因及巴尔通体肝脓肿的治疗展开讨论。

病史摘要

入院病史
患者，男性，11 岁，江西景德镇人，于 2021 - 09 - 11 收住入院。

主诉
发热伴腹痛 20 余天，肝功能异常 5 天。

现病史
患儿 20 余天前(2021 - 08 - 18)出现发热，最高体温 40.5 ℃，伴腹痛，以脐周为主，热退后腹痛好转。08 - 24 至乐平市某医院住院治疗，查血常规：白细胞 10.89×10⁹/L，中性粒细胞 73%，血红蛋白 118 g/L，血小板 297×10⁹/L，C 反应蛋白 46.9 mg/L。肝生化正常。腹部超声示胰头部低回声(性质待定)，肝、胆、脾未见明显异常，肠系膜异常回声，考虑肿大淋巴结。腹部 CT 提示脾大，肝多发占位腹腔后多个肿大淋巴结(炎性淋巴结？ 淋巴瘤待排)，盆腔积液。胸部 CT 两肺纹理增多紊乱。予以哌拉西林-他唑巴坦针、阿奇霉素针抗感染，体温仍反复。08 - 29 转至南昌某医院就诊，查乙型肝炎、丙型肝炎、梅毒、HIV、TORCH、EB 病毒、T - SPOT、肿瘤标志物[甲胎蛋白(AFP)、癌胚抗原(CEA)、铁蛋白、神经元特异性烯醇化酶(NSE)]均未见异常。B 超提示双侧颈部淋巴结，腹部胀气，结肠内容物较多，肝门部数个淋巴结可见，腹腔多枚淋巴结肿大。凝血酶原时间 16.3 秒。因患者反复高热伴腹腔淋巴结肿大，于 2021 - 09 - 02 行腹腔镜下肠系膜淋巴结活检及肝组织活检术。病理提示肝脏和淋巴结化脓性炎症。予以哌拉西林-他唑巴坦、亚胺培南-西司他丁抗感染。2021-09-06复查血生化：谷丙转氨酶145 U/L，谷草转氨酶22 U/L，γ-谷氨酰转肽酶55 U/L，患儿仍有发热伴腹痛，无咳嗽、流涕，无呕吐、腹泻。遂转诊至复旦大学附属儿科医院，拟"感染性发热（肝脏化脓性炎症？）、腹腔后淋巴结肿大（炎症？淋巴瘤？）"收住入院。

既往史

平时体健，否认外伤及输血史，否认猫、犬等宠物接触史。过敏史：无。

个人史

出生史：G2P2，足月剖宫产，出生体重2 300 g，出生时无窒息抢救史；喂养史：生后母乳喂养，6月龄添加辅食，现普食，无挑食及不洁饮食史；生长发育史：3月龄抬头，1岁行走，现读小学六年级，成绩可；预防接种史：按计划接种疫苗。

家族史

父亲：47岁，装修行业，体健。母亲：44岁，居家，体健，母亲孕产史2-0-0-2。哥哥：23岁，体健。父母否认近亲结婚，家族无其他遗传病、传染病史。

入院查体

体温36.4℃，脉搏114次/分，呼吸22次/分，血压99/64 mmHg，头围54 cm，胸围65 cm，腹围63 cm，身高161 cm，体重45.5 kg。神志清，精神反应可，全身皮肤、巩膜无黄染，无皮疹，未见明显出血点，浅表淋巴结未触及肿大，咽稍充血。呼吸平稳，双肺呼吸音粗，未及明显干湿啰音。心音有力，律齐，未闻及杂音。腹平软，无压痛、反跳痛。腹部腹腔镜手术伤口无明显渗血渗液，腹部静脉无明显显露，未见胃肠型、胃肠蠕动波。肝、脾肋下未及，肠鸣音正常。神经系统查体未见异常，毛细血管再充盈时间<2秒。

入院诊断

发热待查；肝脓肿？淋巴瘤？

实验室检查

血常规：白细胞12.34×10⁹/L，中性粒细胞62.7%，淋巴细胞24.6%，血红蛋白115 g/L，血小板432×10⁹/L，网织红细胞1.2%。

血生化：谷丙转氨酶93 U/L，谷草转氨酶72 U/L，碱性磷酸酶238 U/L，γ-谷氨酰转肽酶115 U/L，总胆红素8.1 μmol/L，直接胆红素3.8 μmol/L，白蛋白37.7 g/L，尿素氮4.2 mmol/L，肌酐44.4 μmol/L，尿酸220 μmol/L。

C反应蛋白28.29 mg/L；降钙素原1.53 ng/mL；红细胞沉降率45 mm/h。

GM试验、G试验（—）；血乳胶凝集试验（—）。

粪寄生虫（—）。

血培养、骨髓培养（—）。

血真菌培养、骨髓真菌培养（—）。

骨髓穿刺：骨髓部分稀释，未见明显异常细胞。

辅助检查

超声：颈部未见明显肿大淋巴结。肝门区淋巴结轻度肿大，肝、胆、胰、脾、肾、门静脉无阳性发现，腹水少量。

腹部增强 MRI：肝内见多发类圆形 T1WI 低、T2WI 高信号，直径约 3 mm，环形强化。脾 T2WI 信号偏低。结论：肝内多发占位，脓肿可能（图 2-1）。

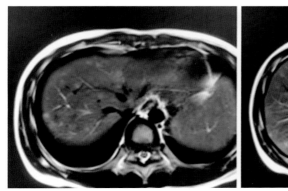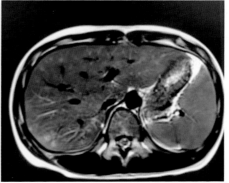

图 2-1 腹部 MRI

头颅 MRI：无明显异常。

全身骨显像：未见明显异常。

入院后诊疗经过及随访

患儿以发热、腹痛起病，白细胞正常，C 反应蛋白、降钙素原升高，红细胞沉降率快。腹部增强 MRI 提示肝内多发占位，肝脓肿可能。肝生化提示转氨酶轻度升高。病原学检查血培养、骨髓培养、血真菌培养、骨髓真菌培养、T-SPOT、G 试验、GM 试验、EB 病毒、巨细胞病毒、单纯疱疹病毒、乙型肝炎、丙型肝炎、梅毒、HIV、粪寄生虫等均正常。肿瘤标志物、骨髓活检未见明显异常。腹腔淋巴结活检提示化脓性淋巴结炎，未见肿瘤细胞。由于影像学检查提示肝内多发占位，故将外院肝脏病理再次送来病理科会诊。病理科会诊提示部分肝小叶结构存在，内见多枚肉芽肿性炎症结节，结节由外层的肉芽肿区和中心的脓肿（大量中性粒细胞聚集）伴坏死组成，结节周围可见淋巴浆细胞及嗜酸性粒细胞，考虑感染相关肝脓肿可能性较大（图 2-2）。入院后予以头孢哌酮-舒巴坦（09-11 至 09-12）、美罗培南（09-12 至 09-29）、替考拉宁（09-11 至 09-23）抗感染。但患儿入院后 1 周仍有反复发热，考虑存在特殊病原感染可能。09-15 外周血病原微生物基因组高通量测序结果回报：汉氏巴尔通体。追问病史患儿发病前无猫抓或咬伤史，该患儿经过何种途径感染巴尔通体尚不明确。加用多西环素（09-16 至 09-29）、利福平（09-23 至 09-29）抗感染。09-19 患儿体温恢复正常，热平 10 天后复查血常规、C 反应蛋白、降钙素原、转氨酶均恢复正常。患儿好转出院。出院后继续口服利福平、多西环素至 10-15。10-15 门诊复查腹部 MRI 提示肝内多发病变较前明显吸收。最终临床诊断为巴尔通体肝脓肿。

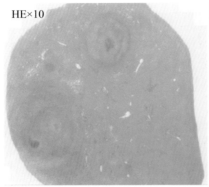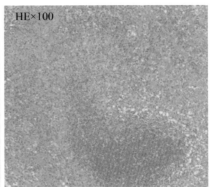

图 2-2 肝脏病理

临床关键问题及处理

·关键问题 1 肝脓肿的鉴别诊断有哪些?

肝脓肿是指由于微生物的入侵和增殖引起的肝实质的化脓性、空腔性病变。该病在各个国家地区的发病率各不相同。肝脓肿的发病率随着年龄的增长和合并症(糖尿病、营养不良、免疫抑制等)的增加而增加。肝脓肿的病因主要包括细菌、寄生虫(比较常见的是阿米巴)和真菌。在东南亚和非洲,阿米巴肝脓肿最常见;而在西方国家,80％是细菌性肝脓肿。

该患儿经常规的病原学检查并未明确病因,最终通过病原微生物基因组高通量测序诊断为巴尔通体感染。对于未知病原体,难于体外培养病原体及新发病原体,与传统方法相比,二代测序(the next generation sequencing,NGS)信息量丰富,可在短时间内对病原进行鉴别,从而使感染性疾病得到精准诊治。目前 NGS 已广泛应用于临床,为快速明确病原类型提供了新的选择。

·关键问题 2 巴尔通体肝脓肿如何治疗?

该患儿经病原微生物基因组高通量测序诊断为巴尔通体感染,如何治疗也是重要的临床问题。内脏器官受累在巴尔通体感染类型中不常见,相对常见的脏器包括肝和脾。对于播散性巴尔通体感染,如肝脾型巴尔通体感染合并发热的患者,建议使用阿奇霉素＋利福平治疗,疗程为 10～14 天。替代方案可选择阿奇霉素＋庆大霉素,疗程为 10～14 天。对于神经系统和眼部表现的患者,可使用多西环素＋利福平。对于患有严重疾病或持续疾病的患者,可能需要使用皮质类固醇。该患儿主要表现为肝和腹腔淋巴结受累,虽无神经系统及眼部表现,但结合患儿之前用药情况,最终选择使用利福平和多西环素治疗,病情迅速好转。

背景知识介绍

巴尔通体感染最常由小猫的抓伤而感染,因此又称猫抓病(cat scratch disease,CSD),主要发生于5～14岁儿童。CSD典型的临床症状包括低热,接触猫后1～3周出现肿大、触痛的淋巴结,抓伤部位出现丘疹或脓疱。只有少数情况下会出现播散性病变,如发生眼睛、肝、脾、大脑、骨骼或心脏瓣膜感染,而一旦出现这种情况可能会危及生命。当累及肝、脾时,患者可出现持续性发热、腹痛和/或体重减轻,体格检查有明显的肝或脾,触诊肝可能有压痛。许多累及内脏的患者可不伴发周围淋巴结肿大。

一般在具有典型体征和症状及符合暴露史的患者中进行临床诊断。由于汉氏巴尔通体是一种生长缓慢的革兰阴性苛养菌,需要特定的实验室条件才能获得最佳的生长。大多数CSD患者的血培养、组织标本中分离不出汉氏巴尔通体。血清学可以帮助诊断,但即使在有效治疗后,阳性结果也可能持续数年。从外周血、淋巴结或受感染的组织中检测细菌DNA是一种更为敏感的手段。大多数仅有局部病变的患者具有自限性,有淋巴结炎的患者可使用阿奇霉素治疗缩短病程,合并其他器官感染的患者还可以选择克拉霉素、利福平、多西环素、庆大霉素等药物治疗。

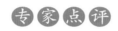

专 家 点 评

巴尔通体感染患者常常有猫抓或猫咬史,表现为发热、淋巴结肿大,肝脓肿比较少见。本例患儿无猫抓及猫咬史,也无其他宠物接触史,较难通过病史追踪到该病原体。巴尔通体难于培养、抗体检测在国内几乎没有地方开展,增加了诊断的难度。但是该患儿肝活检提示肉芽肿性病变,可将病原体范围快速锁定至结核、真菌、巴尔通体等特殊病原体。通过其他检查报告可基本排除结核、真菌感染。此外,巴尔通体肝脓肿常常表现为多发的小脓肿,本例患儿也与此表现相符,可为临床医师鉴别诊断提供一定的启示。最终通过外周血病原体宏基因检测确诊了巴尔通体感染,这说明新的检测技术(如高通量测序等)在复杂或少见的病原体感染诊断中起着重要作用。一旦考虑到了或明确了病原体,选用相应的抗感染治疗方案,就会取得很好的治疗效果。

（李玉川　谢新宝　复旦大学附属儿科医院）

参 · 考 · 文 · 献

[1] Lardière-Deguelte S, Ragot E, Amroun K, et al. Hepatic abscess: diagnosis and management [J]. J Visc Surg, 2015,152(4): 231 – 243.

[2] Sharma S, Ahuja V. Liver Abscess: complications and treatment [J]. Clin Liver Dis (Hoboken), 2021,18(3):122 – 126.

[3] 刘洁,杨晶.感染性疾病病原体二代测序应用进展[J].中华医学感染学杂志,2020,30(13):2076 – 2080.

[4] 江载芳,申昆玲,沈颖.诸福棠实用儿科学[M].8版.北京:人民卫生出版社,2015.

3

疑似肝内胆管癌的肝梅毒树胶样肿

题 记

梅毒是苍白螺旋体所引起的一种慢性经典的性传播疾病,几乎可以侵犯全身各器官。内脏梅毒常表现为树胶样肿。除神经梅毒外,其他内脏出现树胶样肿的病例均较罕见,如肝、肺、心肌、胃、性腺、肾上腺、脊髓、脾树胶样肿等在国内外均为个例报道。在此分享1例肝梅毒树胶样肿的诊治经过,为临床医师拓展鉴别诊断思路。

病史摘要

入院病史

患者,女性,53岁,于2021-04-19入院。

主诉

发现肝占位2个月。

现病史

患者2个月前因"突发右侧肢体无力、言语不利"于外院住院治疗,诊断为"脑梗死",对症治疗后好转。住院期间查上腹部增强CT:肝占位(较大截面约8.6 cm×6.6 cm),肝内胆管细胞癌可能,肝内转移待排;门静脉右前支受侵可能;肝包膜下异常密度影。临床诊断为"肝占位性病变"。之后排查乙型肝炎、丙型肝炎、肝功能、甲胎蛋白(AFP)水平均正常。先后两次于江苏省某医院就诊,2021-03-30行肝穿刺,病理提示肝细胞萎缩伴间质内纤维结缔组织增生,可见大片坏死形成,见上皮样肉芽肿性炎,需结合临床检查明确有无结核等特殊感染之可能。遂进一步查结核抗体、结核感染T细胞试验未见异常。患者为进一步诊治来院就诊。病程中无畏寒、发热,无恶心、呕吐,睡眠差,无畏寒、寒战,无呕血、黑便,近期体重无明显改变。

既往史

2个月前诊断为"脑梗死",现后遗症期。诊断"梅毒"2个月;2021-02-24梅毒螺旋体抗体定量为 145.89 C.O.I;梅毒快速血浆反应素滴度为 1：512。行长效青霉素肌内注射 3 次。2021-03-24 复查梅毒快速血浆反应素滴度为 1：256。有高血压病史,未监测控制。

个人史

否认化学性物质、放射性物质、有毒物质接触史。否认吸毒史、冶游史。否认吸烟、饮酒史。

入院查体

体温 36.6 ℃,心率 84 次/分,呼吸 20 次/分,血压 158/85 mmHg(入院时已服用降压药)。神志清,呼吸平稳,查体合作,全身皮肤黏膜无黄染,无瘀点、瘀斑。无出血点,全身浅表淋巴结:无肿大,颈软,无抵抗,颈静脉无充盈,气管居中,胸部外形正常,叩诊双肺呈清音,双侧呼吸运动对称。双肺呼吸音粗,双肺未闻及干湿啰音,心率 84 次/分,律齐,杂音未闻及,腹部平坦,无明显压痛,无反跳痛,肝肋下未触及,脾肋下未触及,双下肢无水肿,病理征阴性。专科情况:皮肤、巩膜无明显黄染,腹软,无明显压痛,移动性浊音阴性。

入院诊断

肝占位性病变;脑梗死;梅毒;高血压 3 级(高危)。

实验室检查

血常规:白细胞 5.30×10^9/L,中性粒细胞 58.7%,中性粒细胞绝对值 3.11×10^9/L,红细胞 4.74×10^{12}/L,血红蛋白 135 g/L,血小板 220×10^9/L。

凝血功能:凝血酶原时间 10.9 秒,凝血酶原活动度 108.2%,国际标准化比值 0.95,部分活化凝血酶原时间 20.1 秒。

血生化:总胆红素 11.9 μmol/L,直接胆红素 4.5 μmol/L,间接胆红素 7.4 μmol/L,白蛋白 44.5 g/L,谷丙转氨酶 26.5 μ/L,谷草转氨酶 23.9 U/L,γ-谷氨酰转肽酶 165.3 U/L,碱性磷酸酶 88.0 U/L,葡萄糖 4.79 mmol/L,尿素 2.04 mmol/L,肌酐 41.0 μmol/L,钾 3.90 mmol/L,甘油三酯 2.10 mmol/L,总胆固醇 3.56 mmol/L。

免疫:补体 C3 0.97 g/L,补体 C4 0.331 g/L,IgA 2.74 g/L,IgG 9.7 g/L,IgM 0.81 g/L。

梅毒抗体检测:梅毒抗体 TRUST 阳性 1：512,梅毒抗体 TPPA 阳性。

淋巴细胞亚群绝对计数:CD4$^+$ T 细胞 590/μL,CD8$^+$ T 细胞 518/μL,Th/Ts(CD4$^+$/CD8$^+$)1.14。

肿瘤标志物:甲胎蛋白 3.9 ng/mL,癌胚抗原 0.67 ng/mL,CA19-9 3.15 U/mL。

炎症指标:白细胞介素-6(发光法)<1.500 pg/mL,降钙素原(发光法)0.038 ng/mL,C反应蛋白<10.0 mg/L。

肝炎病毒检测全套:阴性。

G 试验+内毒素测定、GM 试验正常。

结核分枝杆菌检测:阴性。

心电图:窦性心律,左心室高电压,T 波改变。

辅助检查

2021-04-20 胸部+上腹部增强 CT:两肺下叶絮状模糊影,考虑肺通气不良;肝近膈顶部及肝右叶多发低密度灶(较大为 5.0 cm×3.0 cm),感染?胆管细胞癌?建议结合临床,进一步 MRI 检查。

2021-04-23 腹部 MRI 增强:肝右叶异常信号(5.4 cm×3.3 cm),考虑恶性占位性病变可能性大。

入院后诊疗经过及随访

入院后行上腹部增强 CT 检查,肝右叶见多发团片状及条片状低密度影,增强扫描边缘强化,延时期低密度区范围变小(图 3-1),占位表现需鉴别感染及胆管细胞癌。值得一提的是,此次增强 CT 检查提示肝占位病灶大小较 2 个月前明显缩小(图 3-2)。入院前外院肝占位穿刺活检病理未见恶性肿瘤细胞,可见肝组织内大量肉芽肿结节,局部凝固坏死及干酪坏死,伴大量多核巨噬细胞浸润,考虑特殊感染可能性大。肝脏病理提示肉芽肿病变需鉴别肝结核与肝梅毒。患者确诊梅毒 2 个月但无结核感染相关证据,且 2 个月前驱梅治疗后复查此次病灶缩小,遂考虑肝梅毒可能大。驱梅治疗副作用及不良反应较少,行诊断性驱梅治疗。方案为 2 400 万 U 青霉素治疗 14 天,复查磁共振胆胰管成像(MRCP)肝占位较前(2021-04-23)略缩小,胆总管稍扩张。患者半年后复查梅毒抗体 TRUST 1:32 阳性,腹部增强 MRI(2021-12-14)提示病灶明显缩小(2.8 cm×1.4 cm)(图 3-3)。于当月行第二次肝占位穿刺,病理:肝小叶结构明显紊乱,局灶形成"假小叶",小叶内肝细胞浊肿变性及多片灶性坏死,部分中央静脉周围肝细胞稀疏坏死较明显,细胞质内见胆色素沉着,小叶内可见多灶性"肉芽肿"样结构

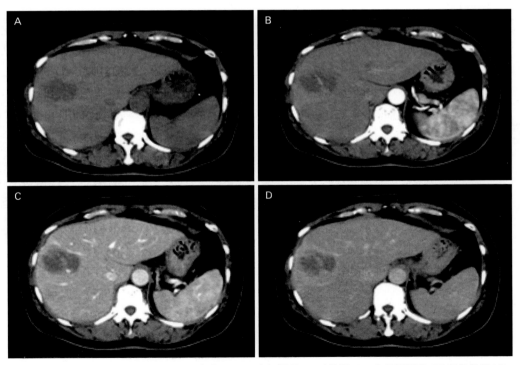

图 3-1　2021-04-20 上腹部增强 CT 平扫期(A);上腹部增强 CT 动脉期(B);上腹部增强 CT 门静脉期(C);上腹部增强 CT 延时期(D)

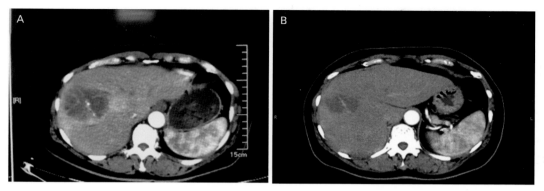

图 3 - 2 2021 - 02 - 24 上腹部增强 CT 动脉期（A）及 2021 - 04 - 20 上腹部增强 CT 动脉期（B）

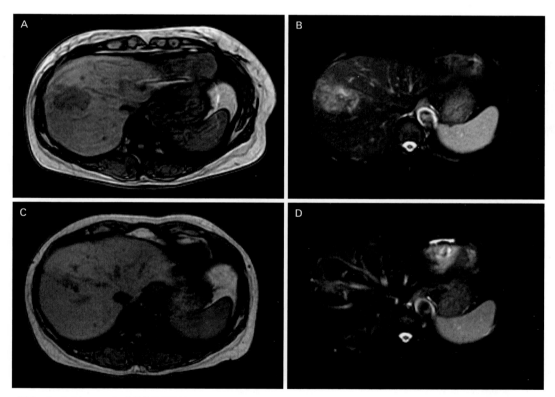

图 3 - 3 2021 - 04 - 23 MRI T1WI（A）、2021 - 04 - 23 MRI T2WI（B）、2021 - 12 - 15 MRI T1WI（C）和 2021 - 12 - 15 MRI T2WI（D）

及纤维化。结合梅毒病史，诊断为肝梅毒树胶样肿（图 3 - 4）。继续大剂量青霉素驱梅治疗，嘱门诊随访梅毒血清学及肝占位的影像学变化。

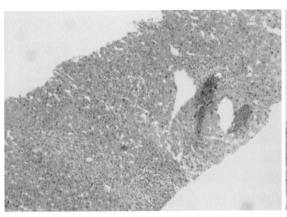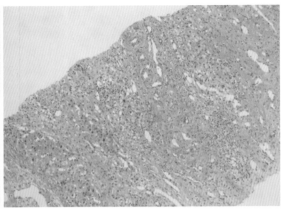

图 3-4 肝占位穿刺活检(2021-12)

临床关键问题及处理

·**关键问题 1** 多次影像学皆提示肝内胆管细胞癌可能。肝内胆管细胞癌的影像学特点是什么？与其他肝内占位性疾病有何异同？最终又为何排除胆管细胞癌诊断？

肝内胆管细胞癌(intrahepatic cholangiocarcinoma，ICC)是指起源于二级胆管及其分支上皮的腺癌。它多发生在肝内末梢胆管，不包括发生在左、右肝管、胆总管的胆管癌，也称为周围型胆管癌。其危险因素包括原发性硬化性胆管炎、肝内胆管结石、复发性化脓性胆管炎、肝管寄生虫感染、病毒性肝炎、胆管腺瘤、胆管内翻乳头状瘤、Caroli 病、二氧化钍暴露、吸烟及慢性伤寒带菌者等。ICC 的 CT 平扫多表现为边缘不规则的低密度占位性病变，一般密度比较均匀。增强扫描为乏血供表现，动脉期可见肿瘤边缘呈轻度环状强化，门静脉期肿瘤边缘显示为低密度环，中心渐进性强化。由于 ICC 肿瘤沿邻近胆管浸润生长，造成胆管管壁增厚，引起管腔狭窄，导致胆管内癌栓形成，因此常可见远端胆管显著扩张。ICC 的强化特征是肿瘤外周大量的成活肿瘤细胞和少量纤维组织，其血供相对丰富，故动脉期边缘强化；而肿瘤中央存在较多纤维组织和较少肿瘤细胞，造影剂在血管与纤维间质之间扩散缓慢，再从纤维间质经血管清除也慢，因而出现延迟强化。该患者腹部 CT 平扫为低密度，形状不规则，动脉期病灶周围强化，乏血供表现，与 ICC 的 CT 表现类似，故初期考虑该诊断。

不考虑其他肝占位性病变的原因为：①原发性肝细胞肝癌常伴有乙型肝炎病毒感染、肝硬化病史，甲胎蛋白升高，有假包膜，肿瘤较大时多有门静脉瘤栓，增强扫描多呈"快进快出"方式，该患者无以上特征故不考虑；②肝海绵状血管瘤强化程度较胆管细胞癌更为显著，强化特点为"早出晚归"，故不考虑；③肝脓肿常有高热、寒战反复发作，呈单房或多房性脓腔，壁明显强化，周围低密度水肿带形成"晕征"，病灶内液气平面的出现有较高鉴别诊断价值。该患者无发热，炎症指标均不高，故不考虑其他肝占位性病变。

从早期的可疑诊断到排除 ICC 诊断有赖于病理及诊断性驱梅治疗的显著疗效。两次肝占位穿刺病理均未见肿瘤细胞,但可见肝组织内大量肉芽肿结节,局部凝固坏死及干酪坏死,伴大量多核巨噬细胞浸润,提示特殊感染。患者的梅毒病史有重要提示意义,肝梅毒树胶样肿在 CT 上表现为类圆形低密度影,多有环形强化,病理为大量弥漫炎性纤维组织增生,可见灶性凝固性坏死,周围较多浆细胞、组织细胞浸润。推测其形成的机制可能为机体对梅毒螺旋体的迟发性变态反应,激活吞噬细胞吞噬、破坏梅毒螺旋体,形成炎症反应、肉芽肿样变,即树胶样肿。由于炎症细胞弥漫浸润及小血管炎症,局部组织可能缺血缺氧导致坏死。驱梅治疗后的显著疗效更加确认了肝梅毒树胶样肿的诊断。

· **关键问题 2**　梅毒和结核感染后均可出现肉芽肿的病理改变,二者如何鉴别?

肝梅毒和肝结核病理方面鉴别:树胶样肿炎症反应更为突出,故纤维组织增生明显,浆细胞浸润突出,甚至可见到闭塞性小动脉内膜炎和血管周围炎,后期瘢痕形成,钙化极少;而结核肉芽肿中心的凝固性坏死较为彻底,病情慢性化后可出现钙化。该患者有明确的梅毒感染证据,梅毒抗体 TRUST 阳性 1：512,但结核相关检查皆为阴性,无结核感染证据。驱梅治疗后病灶明显吸收,故综合该患者的病史、病理表现和治疗应答确诊肝梅毒树胶样肿。

背景知识介绍

梅毒是由梅毒螺旋体引起的全身性疾病,根据病期分为早期与晚期梅毒。前者病期在 2 年以内,又分为一期(硬下疳)、二期梅毒(全身皮疹)和早期潜伏梅毒(感染 1 年内);晚期梅毒则包括皮肤、黏膜、骨、眼、心血管、神经、内脏梅毒和晚期潜伏梅毒。事实上,梅毒螺旋体感染后 7～10 周,即可由局部经淋巴进入全身血液循环,侵犯各器官。但由于病情发展隐匿,往往出现器官并发症时已是疾病晚期。文献报道潜伏期可达 10～20 年。内脏梅毒常表现为树胶样肿。除神经梅毒外,其他内脏出现树胶样肿的病例均较罕见,如肝、肺、心肌、胃、性腺、肾上腺、脊髓、脾树胶样肿等在国内外均为个例报道,但在免疫缺陷如 HIV 感染合并梅毒的患者中,则往往发病较早、发病率较高。肝树胶样肿发生于约 1/3 未经治疗的梅毒患者,通常是在潜伏期以后 3～15 年出现。临床症状表现为腹痛、黄疸、体重减轻等,也可无症状。肝生化指标胆红素、谷丙转氨酶、谷草转氨酶及 γ-谷氨酰转肽酶可升高。B 超表现为多个大小不一的低回声病灶。CT 表现为多个低密度灶,而钙化很少见。病理学肉眼观树胶样肿有一定弹性、质韧;镜下树胶样肿中央为干酪样坏死物质,其中有残留的弹力纤维,周围的炎性反应较突出,尚可见到闭塞性小动脉内膜炎和血管周围炎。树胶样肿易发生纤维化,常有广泛瘢痕形成,极少钙化,需与结核性干酪样坏死鉴别。

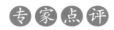

专家点评

　　肝梅毒与其他肝占位鉴别十分困难。肝穿刺或手术病理是主要确诊手段,影像学、梅毒血清学检查可以辅助诊断。遇到肝占位患者需全面询问病史、详细体检,进行综合分析。由于此类患者影像学表现并不特异,且往往隐瞒梅毒病史,容易被误诊和漏诊。对于疑似病例,可行驱梅毒螺旋体试验性治疗,根据疗效协助诊断。

(单晓航　杨永峰　南京中医药大学附属南京医院)

参·考·文·献

[1] 卢春雨,唐少珊.周围型肝内胆管细胞癌的超声造影表现[J].中华超声影像学杂志,2018,27(11):948-952.
[2] 王爱华.肿块型肝内胆管细胞癌与肝脓肿的CT特征及鉴别诊断[J].实用放射学杂志,2016,32(10):1549-1551,1555.
[3] 张昀.肝梅毒树胶肿1例[J].中华内科杂志,2017,56(1):50-52.

第二章

自身免疫性疾病

4

"似瘤非瘤"的硬化性胆管炎

题记

　　本文展示了一位疑诊为胆管癌伴肝内多发转移的老年患者,在1年内辗转多家医院并行肿瘤介入治疗,最终确诊为IgG4相关性疾病,同时累及胆管、胰腺、垂体等多个器官。给予标准治疗后患者恢复良好。IgG4相关性疾病在临床的检出率逐渐增加,但仍有部分患者经历了不必要的手术和放化疗,也给患者造成极大的心理负担,真可谓"真假胆管癌,悲喜两重天"。在此分享这例病例的诊治经过,希望能减少临床上这类患者的误诊和漏诊。

病史摘要

入院病史

患者,男性,53岁,安徽人,于2020-04-09收住入院。

主诉

反复皮肤、巩膜黄染1年余,加重2周。

现病史

　　患者1年前无明显诱因下出现皮肤、巩膜黄染伴上腹部不适,于2019-01-19至当地某院就诊,肝生化:总胆红素247 μmol/L,直接胆红素218 μmol/L,谷丙转氨酶354 U/L,谷草转氨酶160 U/L,碱性磷酸酶516 U/L,γ-谷氨酰转肽酶667 U/L;甲型、乙型、丙型、丁型、戊型肝炎标志物均阴性;EBV-DNA、CMV-DNA阴性;抗核抗体(ANA)、抗线粒体抗体阴性;甲胎蛋白5.17 ng/mL,癌胚抗原2.64 ng/mL,CA19-9 109.7 U/mL,CA50 60.5 U/mL。胸、腹部增强CT:肝实质密度不均,肝右叶下段结节样低密度影,边缘模糊不清,增强后动脉期肝右叶下段病灶强化不明显,静脉期有强化。肝内胆管、肝总管、胆总管轻度扩张,胆管壁见强化,诊断为肝右叶占位(胆管癌可能)。初步诊断:梗阻性黄疸、胆管癌待排。因患者重度黄疸,转氨酶水平明显升高,当地医院给予氢化可的松 100 mg,每天 1 次,静脉滴注,同时甘草酸制剂、谷胱甘肽保肝治疗后患者黄疸、转氨酶明显下降(谷丙转氨酶 67 U/L,谷草转氨酶 29 U/L)。后为进一步排除胆管癌转诊至普外科,行肝占位穿刺活检,术后病理:片状纤维组织增生伴大量淋巴细胞、浆细胞、嗜酸性粒细胞浸润、小片状坏死,符合炎性病变;给予保肝对症治疗后肝生化好转出院。2019 - 04 - 10 患者复查腹部 MRI 肝内胆管异常信号,伴肝内胆管远端扩张,仍考虑胆管癌可能性大,肝右叶多发异常信号考虑转移可能。同时结合 CA19 - 9 较前升高,于 04 - 29 拟诊胆管癌伴肝内多发转移行经导管动脉化疗栓塞(TACE)治疗 1 次。但术后患者反复出现上腹部疼痛不适,抗感染治疗可稍好转。2020 - 03 - 10 患者因反复肝生化异常就诊于苏州大学附属第一医院普外科,谷丙转氨酶 114 U/L,谷草转氨酶 64 U/L,碱性磷酸酶 363 U/L,γ-谷氨酰转肽酶 669 U/L;甲胎蛋白 3.8 μg/L,CA19 - 9 142.6 U/mL。腹部增强 CT 提示肝左叶病灶、肝内胆管扩张、胰头周围、腹腔内肿大淋巴结、胰头增大、胰腺周围脂肪间隙模糊。为进一步明确诊断行肝结节活检术＋肝门部淋巴结活检术,术中见肝左叶大量灰白色结节、质硬,右叶散在数个结节,肝门部触及肿大淋巴结,术后病理提示慢性炎症伴纤维化、淋巴结反应性增生。2020 - 04 患者皮肤、巩膜黄染进行性加重,上腹部不适伴发热就诊。入科时乏力明显,食欲差,眼干、口干明显,体重较前减轻 2.5 kg,尿液色黄,粪便黄软,每天进水量约 8 000 mL,每天尿量约 10 000 mL。

既往史

高血压病史多年,口服苯磺酸左氨氯地平片血压控制可。

个人史

出生于原籍。有吸烟史及饮酒史 30 年余,每周饮用酒精约 3 000 g,否认特殊用药史,否认冶游史,无疫区久居史、毒物接触史、食物及药物过敏史、外伤史。否认家族慢性肝病、遗传病史。

入院查体

体温 39.1 ℃,血压 106/71 mmHg,身高 170 cm,体重 60 kg。神志清,精神萎,查体配合,皮肤、巩膜重度黄染,无皮下出血点、瘀点、瘀斑。心肺听诊无异常。腹部平坦,上腹部压痛(＋),肝、脾肋下未及。移动性浊音阴性。肠鸣音 3 次/分。扑翼样震颤阴性。

入院诊断

梗阻性黄疸;胆管细胞癌伴肝内转移? 尿崩症?

实验室检查

肝生化:总胆红素 287 μmol/L,直接胆红素 204 μmol/L,谷丙转氨酶 18 U/L,谷草转氨酶 27 U/L,碱性磷酸酶 193 U/L,γ-谷氨酰转肽酶 100 U/L,白蛋白 25.7 g/L,球蛋白 52/L。

血常规:白细胞 3.38×10⁹/L,中性粒细胞 60.6％,血红蛋白 127 g/L,血小板 563×10⁹/L。

降钙素原:0.196 ng/mL。

凝血功能:凝血酶原时间 12.9 秒,纤维蛋白原 3.27 g/L,国际标准化比值 0.99。

血淀粉酶:23.6 U/L。

血氨：28.9 μmol/L。

肿瘤指标：甲胎蛋白 3.26 μg/L，CA19-9 142.64 U/mL(↑)，癌胚抗原、CA125、CA50正常。

抗核抗体＋自身免疫肝病抗体：阴性。

铜蓝蛋白：0.5 g/L。

铁代谢：铁蛋白 409.28 ng/mL(↑)，血清铁、总铁结合力、转铁蛋白饱和度：正常。

免疫球蛋白：IgG 53.2 g/L(↑)(20～40 g/L)，IgG4 42.5 g/L(↑)(0.03～2.01 g/L)。

空腹血糖：5.22 mmol/L。

辅助检查

2020-04-11 腹部 MRI＋MRCP：肝内胆管扩张伴肝左叶胆管周围炎，肝门部部分胆管显示不佳伴肝左右管宽窄不均，下端胆总管狭窄伴上段胆总管扩张，胰头增大，胰腺周围脂肪间隙模糊，胰头周围、腹腔内及右膈下肿大淋巴结(图 4-1)。

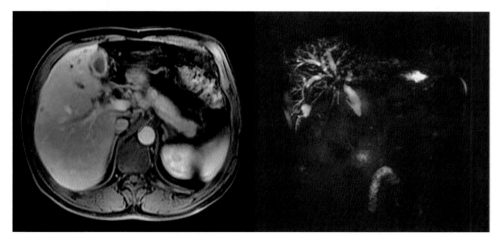

图 4-1　2020-04-11 腹部 MRI＋MRCP

入院后诊疗经过及随访

入院后完善上述实验室检查及影像学检查，并将 2020 年 3 月肝结节活检术＋肝门部淋巴结活检术术中标本再次切片后行病理学检查：提示肝小叶内炎症轻微，门管区炎症重；浆细胞浸润丰富，胆管损伤，小叶间胆管周围明显同心圆样胶原沉积(席纹状纤维化)，伴明显界面性肝炎(图 4-2)。肝结节免疫组化(图 4-3)：大量 Mum1 阳性浆细胞浸润；IgG4 阳性细胞＞50/高倍镜；肝门部淋巴结免疫组化(图 4-4)：大量 Mum1 阳性浆细胞浸润；IgG4 阳性＞50/高倍镜。

依据生化、免疫、影像学和病理表现，诊断为 IgG4 相关硬化性胆管炎(IgG4-related sclerosing cholangitis, IgG4-SC)、IgG4 相关性胰腺炎。因患者近期出现多饮多尿，疑诊尿崩症，予以完善垂体 MRI 增强检查，提示垂体柄上端增粗，垂体后叶高信号消失，垂体强化程度

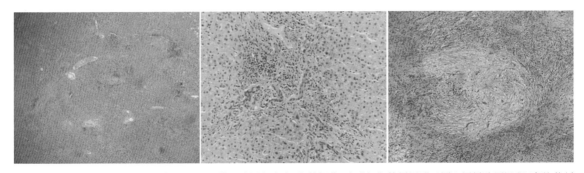

图4-2 肝小叶内炎症轻微,门管区炎症重;浆细胞浸润丰富,胆管损伤,小叶间胆管周围明显同心圆样胶原沉积(席纹状纤维化),伴明显界面性肝炎

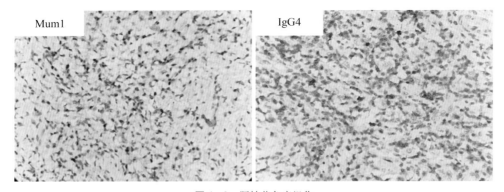

图4-3 肝结节免疫组化

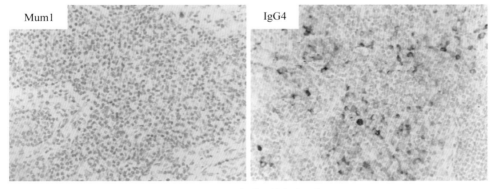

图4-4 肝门部淋巴结免疫组化

减低,考虑 IgG4 相关性垂体炎(图 4-5)。因患者近 1 年有明显口干、眼干,行唇腺活检病理提示慢性炎症伴局灶鳞状上皮乳头状增生及糜烂,见 1 个淋巴细胞灶,免疫组化 IgG4(+)。

　　根据 2019 年美国风湿病学会-欧洲抗风湿病联盟(ACR/EUL)对风湿病 IgG4 相关性疾病(IgG4-related disease,IgG4-RD)分类标准,该患者符合纳入标准,同时不符合任何一项排除标准,累积权重分数为 67 分≥20 分,本例患者最终确诊为 IgG4 相关性疾病(增殖型);

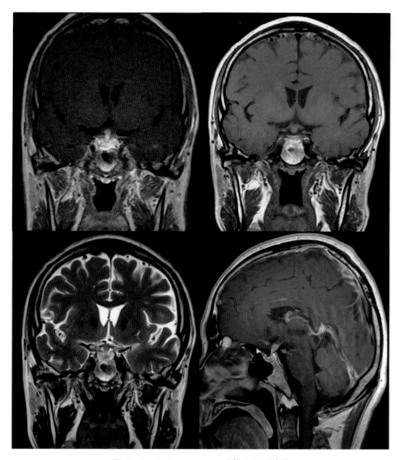

图 4-5 2020-04-26 垂体 MRI 增强

①IgG4 相关性硬化性胆管炎(IgG4-SC);②IgG4 相关性胰腺炎(IgG4-AIP);③IgG4 相关性垂体炎;④IgG4 相关性涎腺炎;⑤IgG4 相关性泪腺炎,属于经典米库利兹病合并系统性器官受累组。

患者入院完善相关检查的同时,因 IgG4 水平明显升高(42.5 g/L)高度怀疑 IgG4 相关性疾病,故立即予以甲泼尼龙 40 mg/d 静脉滴注及保肝、护胃等对症支持治疗。1 周后总胆红素由 287.7 μmol/L 下降至 86 μmol/L,2 周后总胆红素 51.3 μmol/L,1 个月后恢复至正常(图 4-6)。患者口干、眼干症状逐渐改善,饮水量和尿量逐渐减少,出院前 1 天 24 h 饮水量约 5 200 mL,尿量约 4 600 mL。IgG4 水平在治疗 1 周后由 38.9 g/L 下降至 19.4 g/L,2 周后下降至 10.5 g/L,2 个月后下降至正常范围(图 4-7)。CA19-9 亦在 2 个月后逐渐恢复至正常。甲泼尼龙由 40 mg/d 治疗 2 周后减量至 30 mg/d,后每周减量 4 mg,以甲泼尼龙 4 mg/d 口服维持治疗至今,现仍定期随访中。

1 年后(2021-03-18)患者复查腹部 MRI+MRCP(图 4-8):肝左叶体积缩小;左胆管及肝左叶胆管稍扩张,较前明显好转;胆总管及右肝管显影良好,管径无增粗,胰管显影良好,未

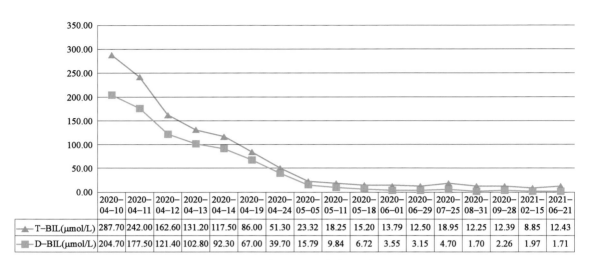

	2020-04-10	2020-04-11	2020-04-12	2020-04-13	2020-04-14	2020-04-19	2020-04-24	2020-05-05	2020-05-11	2020-05-18	2020-06-01	2020-06-29	2020-07-25	2020-08-31	2020-09-28	2021-02-15	2021-06-21
T-BIL(μmol/L)	287.70	242.00	162.60	131.20	117.50	86.00	51.30	23.32	18.25	15.20	13.79	12.50	18.95	12.25	12.39	8.85	12.43
D-BIL(μmol/L)	204.70	177.50	121.40	102.80	92.30	67.00	39.70	15.79	9.84	6.72	3.55	3.15	4.70	1.70	2.26	1.97	1.71

图 4-6 治疗后总胆红素（TBIL）和直接胆红素（DBIL）变化

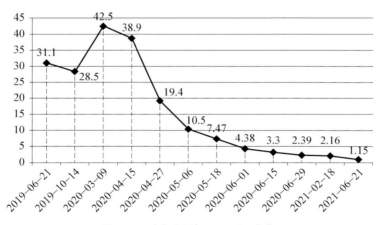

图 4-7 治疗后血清 IgG4(g/L)变化

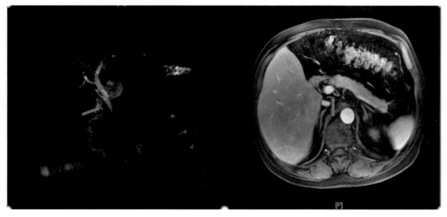

图 4-8 2021-03-18 腹部 MRI＋MRCP

见明显扩张。出院1年后复查垂体MRI,垂体柄较前变细,余垂体信号较前相仿。

临床关键问题及处理

·关键问题1 肝内外胆管扩张需鉴别哪些疾病?

肝内外胆管扩张应考虑胰腺癌、胆管癌(CC)、原发性硬化性胆管炎(PSC)、IgG4-SC等鉴别诊断。

IgG4-SC与PSC、CC在临床表现、血清学和影像学上具有较高相似性,易混淆,但又各具特征(表4-1)。血清IgG4升高,是IgG4-SC诊断和病情评估的重要指标,但特异性不高,亦可见于肿瘤、系统性血管炎、慢性感染、过敏性疾病。约10%的IgG4-SC患者血清IgG4处

表4-1 PSC、IgG4-SC和CC的鉴别诊断

项 目	PSC	IgG4-SC	CC
临床特点			
年龄	青少年或老年	老年	老年
性别	男>女	男>女	男>女
位置	肝外+肝内	肝外>肝内	肝门>肝外>肝内
临床表现	无特异性表现,乏力、黄疸、瘙痒、腹痛等	多器官累及、黄疸、瘙痒、腹痛、发热、体重下降	黄疸、腹痛、发热、体重减轻、虚弱、瘙痒、背痛
血清IgG4水平	基本正常	多数上升	基本正常
相关疾病	炎症性肠病	I型自身免疫性胰腺炎	通常没有
病理特点			
分布	弥漫性	局灶性	浸润生长、转移性强
IgG4$^+$细胞浸润	无-轻度	显著	无-轻度
闭塞性静脉炎	罕见	多见	无
胆管黏膜	糜烂-溃疡	正常	黏膜浸润
假性囊肿形成	无	有	无
影像学特点			
影像学表现	带状狭窄 串珠状 枯树枝状 憩室状外翻	节段性狭窄 下端共同单管通道狭窄 漏斗状扩张	基本闭塞 跨壁侵犯胆管并向周围组织或结构延伸和黏膜下沿胆管纵向延伸 血管浸润
病变长度	多个短	连续短	单个
病变管腔	管壁增厚<2.5 mm,不对称,易堵塞,边缘模糊、光滑	管壁增厚>2.5 mm,对称,可堵塞,边缘锋利、光滑	管壁增厚>5 mm,不对称,基本闭塞,边缘模糊、不规则
胆管扩张	中等	少,<9 mm	广泛扩张
增强CT	均匀强化	单层、均匀强化	双层、不均匀强化
跳跃病变	少见	常见	几乎无
肝实质改变	常见	晚期出现	少见
治疗	UDCA、肝移植	糖皮质激素效果好	手术、化疗、靶向、免疫
预后	进展	好	差

于正常水平,9%～27%的 PSC、8%～14%的 CC 患者血清 IgG4 水平可见升高。PSC 和 CC 患者血清 IgG4 水平常呈现中低等水平增高,IgG4 - SC 患者血清 IgG4 水平显著高于前两者。血清 IgG4 在 IgG4 - SC 和 CC 鉴别中的价值受截断值的影响。以 140 mg/dL 为截断值,诊断 IgG4 - SC 的灵敏度和特异性分别为 64%～100%和 81%～88%,以 560 mg/dL 为截断值诊断 IgG4 - SC 的灵敏度和特异性分别为 17%和 99%。因此,认为血清 IgG4 水平>4 倍正常值上限对诊断 IgG4 - SC 具有更高的特异性。此外,IgG4/IgG1>0.24 亦可提高血清 IgG4 - SC 鉴别的特异性。CA19 - 9 是一种黏蛋白型的糖类蛋白抗体,是临床应用最为广泛的肿瘤标志物。虽有研究发现超过半数 IgG4 - SC 患者(51.22%)血清 CA19 - 9 升高,但仍远低于胆管癌(94.59%)和胰腺癌(91.48%)。

本病例患者反复发作黄疸伴上腹部疼痛不适 1 年余,以直接胆红素升高为主,伴转氨酶、碱性磷酸酶、γ-谷氨酰转肽酶、CA19 - 9 升高,多次影像学检查发现肝内胆管及肝右叶多发异常信号,下端胆总管狭窄、上段胆总管扩张,胰头增大,腹腔内淋巴结肿大等酷似胆管癌伴肝内转移的恶性肿瘤表现。但多次凝血功能检查基本正常,既往肝脏病理未见肿瘤细胞,在 1 年多的病程中未见肿瘤日益消耗的恶病质表现,临床表现和病程并不支持胆管细胞癌伴肝转移。在病史询问中我们发现患者在发病初期曾使用过一次糖皮质激素,且对激素治疗反应较好,黄疸快速消退,激素停用后黄疸反复升高,故我们高度怀疑存在 IgG4 相关胆管炎所致梗阻性黄疸。当血清 IgG4 高于正常值上限 10 倍以上时,诊断为 IgG4 - SC 的特异性极高。因此,予以补充肝组织和淋巴结 IgG4 免疫组化检查,最终真相水落石出。IgG4 - SC 极少单独发生,我们结合患者临床症状,进一步筛查其他部位,最终明确该患者存在胰腺、涎腺、泪腺、垂体等多器官累及,最终明确诊断为 IgG4 - RD(增殖型),属于经典米库利兹病合并系统性器官受累组。

· 关键问题 2　IgG4 相关性疾病如何治疗?

在 2021 年发表的《IgG4 相关性疾病诊治中国专家共识》指出有症状且病情活动的 IgG4 - RD 患者均应接受治疗,无症状但重要器官受累并进展的患者亦需及时治疗。糖皮质激素是诱导缓解的一线药物,已经成为全球共识,并推荐中等剂量糖皮质激素,起始剂量 0.5～0.6 mg/(kg · d)(或 30～40 mg,每天 1 次),治疗 2～4 周病情控制后逐渐减量,每 1～2 周减 5 mg,至维持剂量。在糖皮质激素停药方面的观点仍存在一定的差异。在亚洲国家,多数指南建议,在病情缓解后,逐渐减量,在几个月时间内减至最小维持剂量(泼尼松 2.5～10 mg,每天 1 次),并维持 1～3 年以减少疾病反弹。相反,在西方国家,当病情缓解后,逐渐减量(通常 5 mg/周的减量速度),直到完全撤药。因此,激素使用的最佳维持时间和维持剂量尚有待进一步探索。同时,维持治疗是否需要应用于所有 IgG4 - RD 患者,这一观点亦存在争议,但应用于多器官受累的患者则是得到一致肯定的。因此,应结合每位患者具体病情决定。对于难治性或复发性 IgG4 - RD、激素副作用明显时,推荐联合使用免疫抑制剂,如吗替麦考酚酯和硫唑嘌呤、生物制剂利妥昔单抗。本例患者在明确诊断后及时予以甲泼尼龙治疗,病情改善迅速。约 1 年后我们再次从实验室和影像学检查两方面对患者病情进行客观评估,患者胆红素、IgG4 水平维持正常,MRI 显示肝、胰腺、垂体病变均明显改善。目前该患者仍以甲泼尼龙片 4 mg/d 口服维持治疗中,定期随访。

背景知识介绍

IgG4相关性疾病是一类自身免疫相关性疾病,表现为受累器官或组织似肿瘤样增生。发病率为0.28/10万～1.08/10万。目前发病机制不明,可能与遗传、环境、感染、过敏等因素有关。自1995年该疾病最早被报道累及胰腺以来越来越受到重视,现已发现可累及40多种器官,如胆管、胰腺、胆囊、唾液腺、后腹膜、垂体、肺等,已成为一种统一的全身性疾病。

胆管是IgG4-RD最常累及的器官之一,约47.7%的IgG4-RD累及胆管。2007年Bjoensson等将病变主要累及胆管,表现为胆管壁弥漫性增厚或局限性纤维化的一组疾病命名为IgG4相关性硬化性胆管炎(IgG4-SC),该病好发于老年男性,男女比为4:1。主要表现为梗阻性黄疸和上腹部不适。影像学表现为1处或多处胆管节段性狭窄,多处狭窄之间的胆管相对正常,有文献报道胆管壁厚度>2.5mm时提示IgG4-SC可能。根据胆管造影成像将IgG4-SC分成4型,其中Ⅲ型和Ⅳ型易与肝门部胆管癌混淆。与IgG4-SC相比,胆管癌病变常较为局限,以肝门部多见,为浸润性生长的软组织影,梗阻性扩张程度更重,可有肝转移及周围淋巴结肿大。回顾相关文献可发现,将IgG4-SC误诊为胆管癌并不少见,多数为术中探查及术后病理所证实。故在临床诊治过程中应慎之又慎,针对老年男性不明原因的梗阻性黄疸,当实验室检查与影像学不一致且影像学有胆管癌以外表现时,均需考虑IgG4-SC的可能,并及时行肝脏病理学检查。IgG4-SC主要组织病理表现为以IgG4+浆细胞为主的淋巴细胞、浆细胞浸润,每高倍镜视野下浸润IgG4+浆细胞≥10个,伴席纹状纤维化、闭塞性静脉炎和嗜酸性粒细胞浸润。特征性的病理改变是诊断IgG4-RD的重要依据,病理检查对鉴别诊断排除模拟疾病至关重要。

IgG4-RD的治疗强调个体化,治疗目标是减轻病灶炎症,维持疾病缓解,保护器官功能。有症状的活动性患者均需治疗,特别是胰腺、胆道、肾脏、肺部、中枢神经系统等重要器官受累者更强调早诊断,早治疗。迄今糖皮质激素仍是治疗IgG4-RD的基石,是全球公认的一线药物,绝大多数患者对激素治疗反应较好。激素治疗2～4周后,通过症状、体征、血清学指标评估病情改善情况,影像学改善具有一定的滞后性,相对血清学恢复较慢。虽然血清IgG4升高对诊断IgG4-RD特异性不高,但目前认为其在病情评估、疗效判断方面仍然具有重要的参考价值。激素维持治疗时间目前东西方仍存在争议,亚洲多项研究追踪数据发现,未接受激素维持治疗是疾病复发的危险因素之一,建议维持激素治疗时间在3年以上。激素的长期应用存在较多不良反应,因此各种替代或与激素联合治疗的药物在不断探索中。对IgG4-RD尚有许多未知的领域,需要更大样本的深入研究和理论认知。

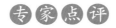

专家点评

　　该患者的诊治过程让我们深刻认识到以下几点：①不明原因梗阻性黄疸、胆管扩张发生时，我们需要考虑到 IgG4 - SC 的可能性，特别是在中老年男性患者中更要考虑这一疾病。虽然此类患者 CA19 - 9 等肿瘤指标明显升高，影像学上也高度怀疑恶性肿瘤，但我们不能固定思维，更不能鲁莽行事，尤其在病理诊断与影像学报告不相符时，更需要提高警惕，慎之又慎。②肝脏病理是诊断不明原因疑难肝病的金标准，一位优秀的肝病科医师，需要有一定的肝脏病理的知识储备，避免出现视而不见的现象。③加强学习，扩大知识面，既往认为的罕见病随着医疗技术水平的提高也许并不那么的罕见，这更要求我们熟悉疾病的主要特征、抓住关键点，做好筛查，仔细鉴别，精准诊断、精准治疗，往往事半功倍。

（黄　燕　黄小平　甘建和　赵卫峰　苏州大学附属第一医院）

参·考·文·献

［1］ Wallace ZS, Naden RP, Chari S, et al. The 2019 American College of Rheumatology/European League Against Rheumatism classification criteria for IgG4-related disease［J］. Ann Rheum Dis, 2020, 79(1):77 - 87.

［2］ 张文,董凌莉,朱剑,等. IgG4 相关性疾病诊治中国专家共识［J］. 中华内科杂志,2021,60(3):192 - 206.

［3］ Nakazawa T, Kamisawa T, Okazaki K, et al. Clinical diagnostic criteria for IgG4-related sclerosing cholangitis 2020 (Revision of the clinical diagnostic criteria for IgG4-related sclerosing cholangitis 2012)［J］. J Hepatobiliary Pancreat Sci, 2021, 28(3):235 - 242.

［4］ Nakazawa T, Shimizu S, Naitoh I. IgG4-Related Sclerosing Cholangitis［J］. Semin Liver Dis, 2016, 36(3):216 - 228.

［5］ Kamisawa T, Nakazawa T, Tazuma S, et al. Clinical practice guidelines for IgG4-related sclerosing cholangitis［J］. J Hepatobiliary Pancreat Sci, 2019, 26(1):9 - 42.

5

不明原因肝硬化：AIH 还是 NASH

自身免疫性肝炎（AIH）和非酒精性脂肪性肝炎（NASH）均可出现肝功能异常、自身抗体阳性，后期均可发展为肝硬化。中老年女性是这两类疾病的高发人群，当出现不明原因肝硬化合并自身抗体阳性时，究竟是 AIH 还是 NASH，抑或两者兼而有之？本文报告 2 例同时兼有 NASH 与 AIH 部分临床特点的中老年女性肝硬化病例，分享 NASH 与 AIH 的鉴别诊断思路，尤其是两种疾病导致的肝硬化病理表现上的异同。由于非酒精性脂肪肝发病率极高，临床上需警惕在非酒精性脂肪肝基础上合并自身免疫性肝炎的特殊类型。

病史摘要

病例 1　自身免疫性肝炎后肝硬化合并非酒精性脂肪肝

入院病史

患者，女性，68 岁，上海人，退休，于 2018 - 05 - 03 收住入院。

主诉

反复乏力、皮肤瘙痒 4 年余，肝功能异常 9 个月余。

现病史

患者 4 年前因反复乏力、皮肤瘙痒伴口干于外院就诊，诊断为"干燥综合征"，给予糖皮质激素和中药治疗（具体剂量及成分不详）。后因症状改善不明显患者自行停药。9 个月前发现谷丙转氨酶、谷草转氨酶轻度升高，保肝治疗后好转。2 周前体检血常规示白细胞、血小板降低。肝功能检查谷丙转氨酶、谷草转氨酶、γ-谷氨酰转肽酶、碱性磷酸酶、总胆红素、白蛋白水平在正常范围，球蛋白升高（42 g/L）。乙型肝炎五项：表面抗体阳性，核心抗体阳性，其余阴性。丙型肝炎抗体阴性。IgG 24.4 g/L。抗核抗体 1:320(+),抗肝肾微粒体抗体 1(+),抗可溶性肝抗原抗体(+)。腹部超声:肝回声增粗,门静脉增宽,脾稍大。为求进一步治疗,收入我科。

既往史

高血压病史 15 年,目前药物控制佳。

个人史

出生于原籍。否认特殊用药史,否认冶游史、吸烟史及饮酒史。无疫区久居史、毒物接触史、食物及药物过敏史、外伤史。否认家族慢性肝病、遗传病史。1996 年因"胆石症"行胆囊切除术。

入院查体

身高 1.57 m,体重 71 kg,BMI 28.8 kg/m²。神志清,查体配合,皮肤、巩膜无黄染,肝掌(+)、蜘蛛痣(-)。心肺听诊无异常。腹部平坦,右上腹可见长约 10 cm 手术瘢痕,无压痛、反跳痛,肋下未触及肝、脾。移动性浊音阴性。肠鸣音 2～3 次/分。双下肢无水肿。

入院诊断

肝硬化原因待查(自身免疫性肝炎可能);原发性高血压 2 级。

实验室检查

血常规:白细胞 2.35×10^9/L(↓),红细胞 3.92×10^{12}/L,血红蛋白 124 g/L,血小板 77×10^9/L(↓)。

凝血功能:凝血酶原时间 14.0 秒,国际标准化比值 1.09,凝血酶原活动度 87.0%。

肝功能:谷丙转氨酶 43 U/L(↑),谷草转氨酶 45 U/L(↑),γ-谷氨酰转肽酶 52 U/L,碱性磷酸酶 57 U/L,总胆红素 25 μmol/L,直接胆红素 9.3 μmol/L,白蛋白 45 g/L,球蛋白 42 g/L。

血清纤维化标志物:Ⅲ型前胶原肽 85.49 ng/mL,层粘连蛋白 77.53 ng/mL,透明质酸 240.2 ng/mL,Ⅳ型胶原蛋白 90.80 ng/mL。

铜蓝蛋白、IgG4:正常范围。

空腹血糖:5.1 mmol/L,糖化血红蛋白 5.9%(↑)。

血脂:总胆固醇 2.88 mmol/L,高密度脂蛋白 1.27 mmol/L(↓),低密度脂蛋白 1.97 mmol/L,甘油三酯 0.93 mmol/L。

红细胞沉降率:43 mm/h(↑)。

辅助检查

腹部超声:肝回声增粗,门静脉增宽,肝弥漫性病变;脾稍大,胆囊切除术后,肝外胆管扩张;右肾囊肿。

肝瞬时弹性成像:硬度(E)36.3 kPa,受控衰减指数(CAP)301 dB/m。

MRI:肝硬化伴多发再生结节,脾大,门静脉高压伴食管下段、胃底静脉曲张,腹腔少量积液;轻度脂肪肝;肝左内叶小血管瘤可能大;胆囊切除后,胆总管轻度扩张;肝门区淋巴结肿大;两侧肾脏多发囊肿。

胃镜检查：食管静脉曲张轻度；门静脉高压性胃炎伴胆汁反流。

入院后诊疗经过及随访

入院后进一步完善肝组织活检，病理结果见图 5-1。

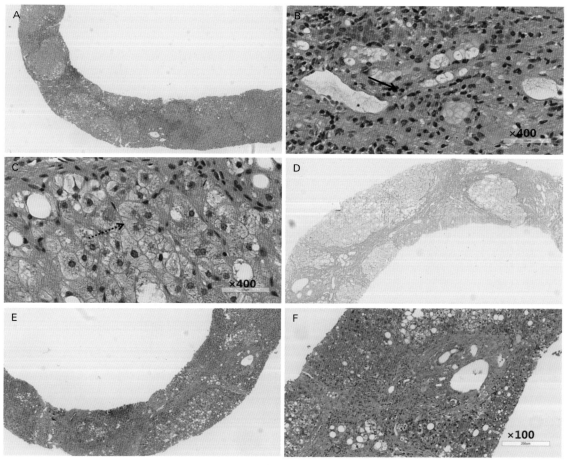

图 5-1　病例 1 肝组织病理

A～C．HE 染色，A（×40）、B（×400）、C（×400）汇管区炎性细胞浸润，以淋巴细胞为主，少量浆细胞（实线箭头），轻度界面性炎，部分肝细胞脂肪变（大泡型为主）；肝细胞玫瑰花环排列（虚线箭头）。D. 网状纤维染色，×40；E、F. Masson 染色，E（×40）、F（×100）汇管区可见纤维沉积，部分区域纤维间隔、假小叶形成

　　结合肝组织病理表现（淋巴、浆细胞浸润、肝细胞玫瑰花环样排列、界面性肝炎）及抗核抗体、抗肝肾微粒体抗体阳性、IgG 水平升高，诊断为自身免疫性肝炎后肝硬化，诊断为自身免疫性肝炎后肝硬化合并非酒精性脂肪肝。诱导治疗方案为甲泼尼龙 16 mg/d，1 个月后减量为 12 mg/d。另予以抗肝纤维化（扶正化瘀胶囊）、保肝（熊去氧胆酸胶囊、多烯磷脂酰胆碱胶囊）及护胃等对症治疗。同时嘱患者监测血压、血糖，补充钙剂，积极减重。6 个月后，患者转氨酶指标恢复至正常水平，血清 IgG 16.8 g/L，甲泼尼龙维持剂量为 6 mg，每天 1 次。由于该患者为老年患者，且白细胞较低，故暂未加用硫唑嘌呤治疗。

病例 2 疑似自身免疫性肝炎的非酒精性脂肪性肝硬化

入院病史

患者,女性,71 岁,上海人,退休,于 2019 - 04 - 23 入院。

主诉

肝功能异常伴乏力 2 个月,加重 1 周。

现病史

患者 2 个月前因乏力伴劳累后胸口隐痛,于外院就诊,无明显心肌缺血。肝功能:谷丙转氨酶 186 U/L,谷草转氨酶 156 U/L,γ-谷氨酰转肽酶 134 U/L。腹部超声:肝硬化,脾门区静脉曲张,肝左叶类圆形低密度影;胆囊炎,胆囊结石;左肾结石。胃镜检查:胆汁反流性胃炎。予以谷胱甘肽、甘草酸二铵、泮托拉唑、铝碳酸镁等保肝护胃对症治疗,肝功能指标好转但仍持续升高。患者近 1 周乏力加重,遂来门诊就诊,为求进一步治疗收入院。

既往史

既往慢性胃炎病史 20 年;自述轻中度脂肪肝病史 10 年余(谷丙转氨酶升高 1～2 倍正常值上限),未治疗。

个人史

甲型肝炎病史。否认冶游史、烟酒史。无疫区久居史、毒物接触史。磺胺类药物过敏。近期无明确致肝损伤药物服用史。否认外伤史、手术史。否认家族慢性肝病、遗传病史。

入院查体

身高 1.58 m,体重 65 kg,BMI 26 kg/m²。神志清,查体配合,皮肤、巩膜无黄染。心肺听诊无异常。腹部平坦,无压痛、反跳痛,肋下未触及肝、脾。移动性浊音阴性。肠鸣音 3 次/分。

入院诊断

肝硬化原因待查;非酒精性脂肪肝;胆汁反流性胃炎。

实验室检查

肝肾功能:谷草转氨酶 35 U/L,谷丙转氨酶 61 U/L(↑),碱性磷酸酶 79 U/L,γ-谷氨酰转肽酶 77 U/L(↑),总胆红素 17.9 μmol/L,白蛋白 37.9 g/L,尿酸 455 μmol/L(↑)。

空腹血糖:4.7 mmol/L,糖化血红蛋白 5.4%。

血脂:总胆固醇 4.17 mmol/L,高密度脂蛋白 1.22 mmol/L(↓),低密度脂蛋白 2.30 mmol/L,甘油三酯 1.15 mmol/L。

血常规:红细胞 4.52×10¹²/L,白细胞 4.87×10⁹/L,血红蛋白 144 g/L,血小板 105×10⁹/L(↓)。

凝血功能:凝血酶原时间 11.9 秒,国际标准化比值 0.99;凝血酶原活动度 86.0%。

嗜肝病毒:全阴性。

自身抗体:抗 U1RNP 弱阳性,抗核抗体、线粒体抗体系列抗体均阴性。

体液免疫：IgG 14.1 g/L，IgE 222.0 U/mL。铜蓝蛋白：21.10 mg/dL（一）。

肿瘤标志物：甲胎蛋白、癌胚抗原、CA19 – 9 均在正常范围。

辅助检查

肝瞬时弹性成像：肝硬度 19.3 kPa，受控衰减指数 295 dB/m。

腹部超声：肝实质回声增粗，脂肪肝，肝囊肿，胆囊结石，脾稍大，胰、双肾、膀胱未见明显异常；双侧输尿管未见扩张。

入院后诊疗经过及随访

入院后为明确诊断及指导治疗，行肝组织病理检查（图 5 – 2）。

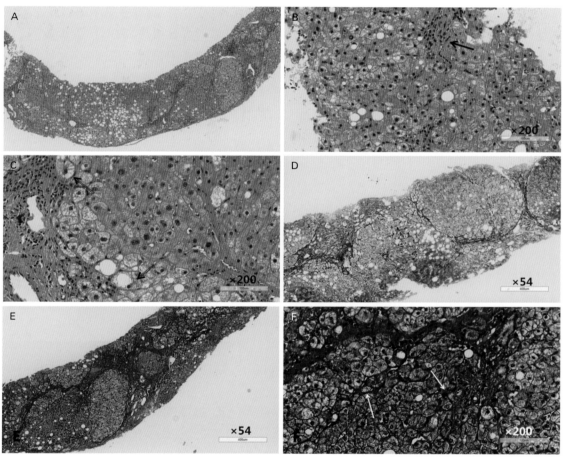

图 5 – 2　病例 2 肝组织病理

A～C. HE 染色，A(×400)、B(×200)、C(×200)可见肝细胞脂肪变(大泡型为主)，部分肝细胞胞质疏松与气球样变(双线箭头)；轻度界面炎，汇管区及小叶内可见炎性细胞(淋巴细胞为主，黑色箭头)浸润，肝细胞玫瑰花结可见。D. 网状纤维染色，×54；E、F. Masson 染色，E(×54)、F(×200)中央静脉周围及血窦和肝细胞周围胶原纤维沉积，呈"鸡笼网"样纤维化(白色箭头)，假小叶形成结合肝组织病理肝细胞脂肪变、"鸡笼网"样纤维化及实验室检查等,诊断为非酒精性脂肪性肝硬化。治疗予以多烯磷脂酰胆碱、甘草酸二胺、熊去氧胆酸胶囊以保肝降酶、抗氧化;同时予以护胃、抗肝纤维化(扶正化瘀胶囊)及中药对症治疗。患者经治疗后肝功能等指标较前明显好转出院。此后门诊随诊,嘱其调整饮食结构,控制体重。现仅维持中药治疗,肝功能正常。复查肝瞬时弹性成像:硬度 9.3 kPa,受控衰减指数 243 dB/m,较前明显好转。

临床关键问题及处理

· 关键问题 1 自身免疫性肝炎(AIH)与非酒精性脂肪性肝炎(NASH)如何鉴别诊断?

典型的非酒精性脂肪性肝炎与自身免疫性肝炎往往不难鉴别:前者多见于糖脂代谢异常的超重人群,肝生化指标大多轻度异常,MRI、超声(包括瞬时弹性成像)和 CT 等影像学检查有脂肪肝特征性表现;而后者女性多见,肝功能反复异常,转氨酶升高幅度范围较大,大多有一种或几种自身抗体阳性,同时血清 IgG 和/或 γ 球蛋白升高,常合并其他自身免疫性疾病等。但临床也常遇到不典型的患者,如脂肪性肝病同时具有自身抗体阳性及高 IgG 和/或 γ 球蛋白血症等 AIH 的临床特点。这部分患者的肝炎症损伤乃至肝纤维化、肝硬化是由 NASH 引起还是由 AIH 引起,抑或兼而有之? 病因不同,治疗的方法也各异,如 AIH 常用糖皮质激素,但该药可加重肝细胞脂肪变。因此,明确诊断非常重要,这时就需要通过肝组织学检查来仔细鉴别。

AIH 的炎症细胞浸润常以汇管区和肝界板处为主,且可深入肝腺泡,形成中重度界面炎或桥接坏死、融合性坏死,还可见玫瑰花结样排列的肝细胞。不同病程的 AIH 常可有其他病理表现,出现如气球样变性等肝细胞损伤。晚期以坏死性炎症为表现的 AIH 还可存在广泛的小叶性炎症和实质塌陷,其组织学特征可能与 NASH 相似,导致混淆。AIH 随病程进展出现不同程度的纤维化,其纤维化以汇管区周围多见,多见汇管区-汇管区(portal-portal,P-P)、汇管区-中央静脉(portal-central,P-C)纤维间隔,进而发展为肝硬化。

与 AIH 相比,NASH 汇管区炎症轻且没有淋巴细胞、浆细胞性界面炎。NASH 所致肝纤维化的特点是以肝腺泡第 3 区为起始,沿中央静脉周围(perivenular)、血窦(sinusoidal)及肝细胞周围(pericellular)发展,呈"鸡笼网"(chicken wire)样。当 NASH 进展至肝硬化阶段,早期肝细胞脂肪变、气球样变等特征性病理改变可以继续存在,也可能逐渐消失(burn out),前者肝硬化病因不难诊断,后者则需要根据既往病史、以腺泡 3 带为主的窦周纤维化及多见中央静脉-中央静脉(central-central,C-C)、中央静脉-汇管区(central-portal,C-P)纤维间隔等病理特点作出判断(表 5-1)。

AIH 与 NASH 的鉴别诊断还应考虑到药物性肝损伤和肝豆状核变性等疾病,而治疗随访的结果也是对诊断正确与否的重要评估标准之一。

病例 1 超声、MRI 均提示有脂肪肝,但同时也有多种自身抗体阳性,IgG 水平明显升高;病例 2 有长期脂肪肝病史,自身抗体弱阳性,γ 球蛋白升高。2 例肝硬化病例通过肝组织学检

表 5-1　AIH 与 NASH 的主要异同点比较

项　目	指　标	AIH	NASH
临床特征	人口学	女性多见,患病率高峰约在 50 岁	男性患病率高峰较女性早(女性＞50 岁)
	肝功能	ALT、AST 及胆红素升高为主	ALT、AST 及 GGT 升高为主
	自身抗体	ANA、ASMA 阳性,少数抗LKM-1阳性	可伴有 ANA 或 ASMA 阳性
	体液免疫	血清 IgG 明显升高	可有血清 IgA 等升高
	合并疾病	甲状腺疾病、类风湿关节炎等	代谢综合征、腹型肥胖、高血糖等
病理特征	脂肪变性	混合型或大泡型,多见于肝腺泡1、2 区	大泡型为主,多见于肝腺泡 3 区
	气球样变	较少见	特征性改变,多见于肝腺泡 3 区
	炎症/坏死	汇管区炎症,浆细胞浸润;中重度界面炎;桥接坏死	小叶内炎症,中性粒细胞浸润(儿童则以汇管区炎症多见)
	纤维化	汇管区纤维化 纤维间隔从汇管区延伸(P-P、P-C)	中央静脉周围、血窦及肝细胞周围纤维化明显 C-C、C-P 纤维间隔
	其他	玫瑰花环、淋巴细胞穿入	Mallory 小体、嗜酸小体

注:ALT,谷丙转氨酶;AST,谷草转氨酶;GGT,γ-谷氨酰转移酶;ANA,抗核抗体;ASMA,抗平滑肌抗体;抗 LKM-1,抗肝肾微粒体抗体 1。

查分别提示自身免疫性肝炎后肝硬化和非酒精性脂肪性肝硬化。通过给予相应的病因治疗后随访观察疗效,进一步证实了诊断的可靠性。

· 关键问题 2　非酒精性脂肪性肝病合并自身免疫性肝炎如何治疗?

目前对于此特殊类型 AIH 的研究较少,尚无明确的诊疗共识意见,治疗中应充分考虑两种疾病的特点。糖皮质激素[如泼尼松(龙)等]是 AIH 一线常用药物,但有诱发糖脂代谢紊乱与脂肪肝的副作用,使用时宜慎重。例如,联合使用硫唑嘌呤,减少激素用量[≤0.5 mg/(kg·d)],并根据应答快速减量,如非肝硬化或急重症者,维持阶段可停用激素,仅以硫唑嘌呤单药维持等。对以上一线治疗应答不佳或不耐受者,可选择二线药物吗替麦考酚酯、他克莫司、环孢素 A、6-巯基嘌呤等。如患者外周血白细胞计数低于正常,应慎用硫唑嘌呤、6-巯基嘌呤等。针对非酒精性脂肪性肝病应注意健康饮食、加强锻炼及减重(减脂),糖皮质激素治疗期间定期监测血糖、血脂、血压及骨质疏松等。另外,中医药辨证论治对脂肪肝也有积极作用。

背景知识介绍

AIH 与 NASH 是临床较为常见的慢性肝病,均可引起肝硬化。因缺乏特异性诊断或排除指标,两者常易混淆。NASH 患者中抗核抗体阳性率为 12%～35%,显著高于正常人群。自身抗体阳性的出现往往伴随肝纤维化程度较高、炎症坏死更严重及血清球蛋白水平更高。以上情况合并出现可能会导致 IAIHG 评分升高,干扰临床医师诊断。此外,诊断为 AIH 的患者在治疗过程中常使用糖皮质激素,而糖皮质激素可导致肝细胞脂肪变,甚至可能增加发生非酒精性脂肪性肝病(NAFLD)或 NASH 的风险,为诊断与治疗增加难度。

George 等认为鉴别 NASH 与 AIH 存在以下难点:①临床医师及病理医师对于常见病(如 NAFLD)更为熟悉。当见到典型的脂肪变及气球样变性时,可能更倾向于临床常见诊断,而不是较为少见的情况如 AIH 合并 NASH,或由糖皮质激素治疗后发生的肝细胞脂肪变。②目前尚缺乏诊断或排除 NAFLD 及 AIH 的可靠实验室检查。③欧美 NAFLD 实践指南中未明确提出 IgG 水平在区分 AIH 与 NAFLD 或 NASH 中的重要性,而近半数的 NASH 患者纤维化水平与 IgA 水平相关。

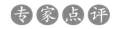

专 家 点 评

非酒精性脂肪性肝病(NAFLD)是临床常见病,而自身免疫性肝炎(AIH)较为少见。对于青年患者临床鉴别不是特别困难:NAFLD 多为男性、体型较胖、多有糖脂代谢异常的基础、肝功能轻中度升高;AIH 多为女性、肝功能明显异常等。但是,对于中老年女性,在脂肪肝炎症明显即表现为非酒精性脂肪性肝炎(NASH)时,NASH 与 AIH 的鉴别则有难度:因为两者均常见于中老年女性,均可表现为肝功能异常、自身抗体阳性,影像学检查可能均有脂肪肝表现,如本文 2 例患者,容易认识上混淆;而且,同一患者可同时存在这两种疾病,也有 AIH 经过糖皮质激素等治疗后出现肝脂肪沉积变性。NASH 与 AIH 的病理机制、自然病程与治疗方法不同,AIH 如果误以为是 NASH 不及时采用免疫抑制剂,其活动性炎症可较快发展为肝硬化,而如果 NASH 被误认为是 AIH 采用激素,则会加重肝脂肪变等。因此,区分这两种疾病具有重要意义。

肝组织病理活检是两者的重要鉴别诊断方法。虽然两者均可有肝细胞水样变性,但是 AIH 汇管区明显界面炎,界面炎附近疏松变性的肝细胞可形成花环样结构;而 NASH 则主要为非汇管区周围的肝细胞大泡性脂肪变。两者慢性病变的纤维化也有不同表现:NASH 多有明显的肝窦周围纤维化,AIH 则多汇管区与小叶内纤维间隔。通过包括组织病理多个指标评分,可以较好地区分两者。脂肪肝更为流行常见,但是较少进行自身抗体检测,容易造成 AIH 的漏诊,引起对于血清肝功能异常的脂肪肝患者,可增加自身抗体、免疫球蛋白等检测,并鼓励进行肝组织活检,以明确诊断。

同样,由于脂肪肝的普遍流行,AIH 患者可以合并 NASH,存在 AIH 与 NASH 两种疾病或病变特点同时存在的特殊临床类型。肝细胞脂肪变可以加重 AIH 病情,并影响其治疗应答与预后。目前国内外指南中尚无 AIH 合并 NASH 的特殊类型,单纯 AIH 与 AIH 合并 NASH 的自然病史、病理机制(尤其是免疫紊乱与脂肪代谢异常等如何相互影响)、临床治疗与预后、伴有自身抗体的 NASH 患者可否向 AIH 转变等问题,均是需要进一步深入探讨的课题。

治疗随访是验证诊断的最好标准。AIH 患者采用合适的免疫抑制剂后肝功能、IgG 等逐渐恢复正常,而 NASH 患者改善生活方式及采用非激素的保肝抗炎、抗肝纤维化治疗后,肝炎症与肝硬度等减轻,这些良好的疗效反映了诊断的正确。合理采用抗炎保肝、中草药对于减轻激素的副作用、促进肝功能恢复及治疗合并的脂肪肝等均具有积极意义。

（范海纳　邢　枫　陈高峰　刘成海　上海中医药大学附属曙光医院）

参·考·文·献

[1] 中华医学会肝病学分会,中华医学会消化病学分会,中华医学会感染病学分会.自身免疫性肝炎诊断和治疗共识(2015)[J].临床肝胆病杂志,2016,32(1):9 - 22.

[2] De Luca-Johnson J,Wangensteen KJ,Hanson J,et al. Natural History of Patients Presenting with Autoimmune Hepatitis and Coincident Nonalcoholic Fatty Liver Disease [J]. Dig Dis Sci, 2016,61(9):2710 - 2720.

[3] 周光德,赵景民.不同病因致肝纤维化/肝硬化的病理特点[J].临床肝胆病杂志,2016,32(6):1086 - 1091.

[4] 王泰龄,赵新颜.自身免疫性肝炎的病理特点[J].临床肝胆病杂志,2011,27(6):577 - 580.

[5] Takahashi Y,Fukusato T. Histopathology of nonalcoholic fatty liver disease/nonalcoholic steatohepatitis [J]. World J Gastroenterol, 2014,20(42):15539 - 15548.

[6] Powell EE,Cooksley WG,Hanson R,et al. The natural history of nonalcoholic steatohepatitis: a follow-up study of forty-two patients for up to 21 years [J]. Hepatology, 1990,11(1):74 - 80.

[7] Yatsuji S,Hashimoto E,Kaneda H,et al. Diagnosing autoimmune hepatitis in nonalcoholic fatty liver disease: is the International Autoimmune Hepatitis Group scoring system useful? [J]. J Gastroenterol, 2005,40(2):1130 - 1138.

[8] Elalfy H,El-Maksoud MA,Abed S,et al. Clinicopathological impact of anti-smooth muscle antibodies in patients with non-alcoholic fatty liver disease [J]. Br J Biomed Sci, 2019,76(2):101 - 103.

[9] Matsumoto T,Yamasaki S,Arakawa A,et al. Exposure to a high total dosage of glucocorticoids produces non-alcoholic steatohepatits [J]. Pathol Int, 2007,57(6):388 - 389.

[10] Salmon C,Hoeroldt B,Dube A,et al. Hepatic steatosis in patients with autoimmune hepatisis (AIH) — prevalence, progression and possible significance [J]. J Hepatol, 2010,52(S1):S431.

[11] Shimizu H,Shimizu T,Takahashi D,et al. Corticosteroid dose increase is a risk factor for nonalcoholic fatty liver disease and contralateral osteonecrosis of the femoral head: a case report [J]. BMC Musculoskelet Disord, 2019,20(1):88.

[12] Dalekos GN,Gatselis NK,Zachou K,et al. NAFLD and autoimmune hepatitis: do not judge a book by its cover [J]. Eur J Intern Med, 2020,75:1 - 9.

6

自身免疫性肝炎合并新型冠状病毒感染

题记

　　2019 年以来,新型冠状病毒病(coronavirus disease-2019,COVID - 19,现称新型冠状病毒感染)在全球蔓延。COVID - 19 由严重急性呼吸综合征病毒 2(severe acute respiratory symptom coronavirus 2,SARS - CoV - 2)感染引起。SARS - CoV - 2 通过 S 蛋白与宿主细胞表面的血管紧张素转换酶 2(ACE2)受体结合,进而感染宿主细胞。ACE2 在人体广泛分布,除肺脏外,还在胆管细胞和肝细胞中表达。因此,COVID - 19 患者除肺部表现外,还可能引起肝损伤。疫情初期,糖皮质激素治疗 COVID - 19 患者的疗效尚不明确。自身免疫性肝炎(AIH)患者存在肝脏基础疾病,同时长期服用免疫抑制药物,合并 COVID - 19 后的临床转归和诊疗不同于一般 COVID - 19 患者。我们通过分享 1 例 AIH 合并 COVID - 19 患者的诊治经验,分析 AIH 合并 COVID - 19 患者肝损伤的可能原因,探讨糖皮质激素治疗 COVID - 19 的利弊,以及用药时机、慢性肝病尤其是 AIH 与 COVID - 19 之间的相互影响。

病史摘要

入院病史

患者,男性,75 岁,湖北武汉人,于 2020 - 01 - 23 入院。

主诉

发热 4 天。

现病史

2020 - 01 - 19 患者自觉发热,未测体温,无咳嗽、咳痰,无畏寒、寒战,无头晕、头痛等症状。2020 - 01 - 21 就诊于上海市某三甲医院,测体温 38.2 ℃,当天行胸部 CT 显示双肺多发炎症改变,行新型冠状病毒核酸检测结果呈阳性。2020 - 01 - 23 上海市疾控中心复核新型冠状病毒核酸仍呈阳性,遂以COVID-19确诊病例转至上海市公共卫生临床中心隔离治疗。患者2020-01-18乘坐高铁从武汉到上海探亲,行程未佩戴口罩。患者主诉来上海前在武汉居住的小区及所属街道均未报道COVID-19疫情。患病以来,患者神志清,精神可,大小便正常。

既往史

自身免疫性肝炎(AIH):2016年患者体检发现肝生化异常,以谷丙转氨酶、谷草转氨酶升高为主,在武汉当地医院就诊后予以口服熊去氧胆酸治疗。2017-02就诊于上海某三甲医院,完善免疫相关检查:抗核抗体强阳性,IgG 32 g/L,结合肝生化及病理表现诊断为AIH,予以甲泼尼龙片和吗替麦考酚酯联合治疗。患者AIH治疗用药及随访情况见表6-1。

表6-1　AIH治疗用药及随访情况

随访日期	甲泼尼龙片(mg)	吗替麦考酚酯(g)	IgG(g/L)	ALT(U/L)	AST(U/L)
2017-11	6	0.5	17.5	42	55
2018-03	4	0.5	17.9	71	127
2018-10	6	0.5	20	53	104
2019-02	4	0.75	14.4	78	143
2019-10	8	1	36.83	219	295
2019-11	8	1	25.5	83	107
2020-01	8	1	未查	35	36

注:IgG,免疫球蛋白G;ALT,谷丙转氨酶;AST,谷草转氨酶。

肝硬化:2018年在武汉当地医院行MRI检查时报告有肝硬化,患者无消化道出血,无脐周静脉曲张,无腹水等肝硬化失代偿期临床表现。

肝射频消融术后:2018年在武汉当地医院行MRI检查时发现肝占位,位于肝右叶包膜下,大小约2 cm×3 cm。在当地医院行射频消融术,术中取病理未见恶性肿瘤细胞。

糖尿病:确诊2型糖尿病5年余,目前胰岛素[赖脯胰岛素50 R(优泌乐50),早餐前12 U,晚餐前10 U]治疗。

个人史

否认化学性物质、放射性物质、有毒有害物质接触史。否认吸毒史。否认吸烟史。否认饮酒史。

入院查体

体温36.8℃,脉搏78次/分,呼吸19次/分,血压125/63 mmHg,身高168 cm,体重56 kg,BMI 19.8 kg/m²。神志清,精神可,步入病房,对答切题,查体合作。全身皮肤及巩膜无黄染,无肝掌、蜘蛛痣。未见皮下出血点,未见皮疹,未见脐周静脉曲张。双肺呼吸音粗,未闻及干湿啰音。心率78次/分,律齐,未闻及病理性杂音。腹平软,全腹无压痛,无肌紧张及反跳痛,肝、脾肋下未触及,移动性浊音阴性。肝肾区无叩击痛,双下肢无水肿。

入院诊断

新型冠状病毒感染(普通型);自身免疫性肝炎;肝硬化代偿期;2型糖尿病。

实验室检查

血气分析:血氧分压 9.39 kPa,氧饱和度 95%,CO_2 分压 4.3 kPa,pH 7.45,氧合指数 336 PaO_2/FiO_2。

血常规:白细胞 $3.89×10^9$/L,红细胞 $4.18×10^{12}$/L,血红蛋白 148 g/L,血小板 $48×10^9$/L,中性粒细胞 68%,淋巴细胞 20.1%,单核细胞 11.3%。

淋巴细胞亚群:CD3 59%,CD3 绝对值 424/μL,CD8 26%,CD8 绝对值 185/μL,CD4 30%,CD4 绝对值 216/μL,CD45 绝对值 716/μL。

血生化:谷丙转氨酶 59 U/L,谷草转氨酶 60 U/L,碱性磷酸酶 52 U/L,γ-谷氨酰转肽酶 24 U/L,乳酸脱氢酶 319 U/L,胆碱酯酶 3296 U/L,总胆红素 17 μmol/L,直接胆红素 7.9 μmol/L,间接胆红素 9.1 μmol/L,总蛋白 62.77 g/L,白蛋白 30.96 g/L,球蛋白 31.81 g/L,前白蛋白 43.58 mg/L,肌酐 51.92 μmol/L,钾 3.7 mmol/L,氯 104 mmol/L,钠 135 mmol/L,总钙 1.93 mmol/L,葡萄糖 4.81 mmol/L。

自身抗体:抗着丝点抗体强阳性,抗 U1-nRNP、Sm、SS-A、SS-B、Scl-70、Jo-1、线粒体抗体(M2)、核糖核蛋白、组蛋白、核小体、PM-Scl、双链 DNA 抗体均阴性。

免疫球蛋白:IgA 3.18 g/L,IgG 14.6 g/L,IgM 0.79 g/L。

凝血功能:国际标准化比值 1.03,凝血酶原时间 13.6 秒,活化部分凝血活酶时间 39.2 秒,纤维蛋白原 3.34 g/L,纤维蛋白降解产物试验 1.47 μg/mL,凝血酶时间 18.1 秒,D-二聚体 0.49 μg/mL。

辅助检查

胸部 CT:两肺病毒性肺炎(图 6-1~图 6-3)。

腹部 CT:肝硬化;肝右叶包膜下稍低密度影(2.9 cm×2.4 cm)(图 6-4)。

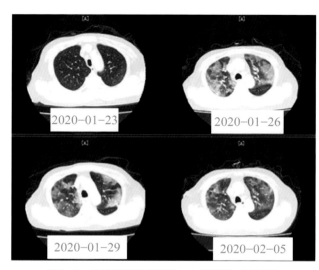

图 6-1 住院期间患者双肺上叶 CT 平扫动态变化

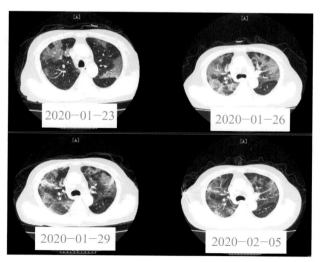

图 6-2　住院期间患者双肺中叶 CT 平扫动态变化

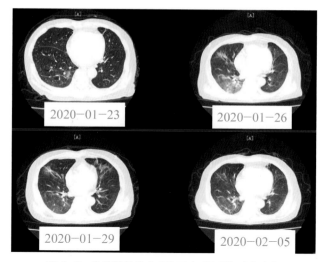

图 6-3　住院期间患者双肺下叶 CT 平扫动态变化

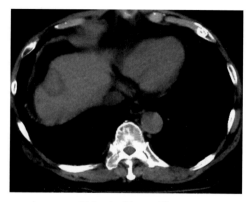

图 6-4　肝 CT 平扫

入院后诊疗经过及随访

2020 - 01 - 23 予以洛匹那韦利托那韦、阿比多尔、疏风解毒胶囊、干扰素 α 喷雾剂、莫西沙星、还原型谷胱甘肽、优泌乐 50 治疗。治疗期间患者体温正常。考虑患者入院时为普通型患者,且使用糖皮质激素可能影响新型冠状病毒的清除,因此入院后暂停甲泼尼龙和吗替麦考酚酯。2020 - 01 - 25 患者氧合指数为 207 PaO_2/FiO_2。2020 - 01 - 26 复查胸部 CT:两肺冠状病毒肺炎,较前片(2020 - 01 - 23)范围扩大。2020 - 01 - 26 复查肝功能:谷丙转氨酶 38 U/L,谷草转氨酶 35 U/L,总胆红素 42 μmol/L,白蛋白 24.9 g/L。结合氧合指数下降和胸部 CT 肺部炎症进展,考虑患者病情加重,已达到重症 COVID - 19 诊断标准。2020 - 01 - 26 加用甲泼尼龙片(8 mg,每天 1 次)及吗替麦考酚酯(0.5 g,每天 2 次)。虽然患者肝酶恢复正常,但出现总胆红素升高和白蛋白下降,停用洛匹那韦利托那韦、阿比多尔、疏风解毒胶囊,加用熊去氧胆酸胶囊(250 mg,每天 2 次)及白蛋白(20 g,每天 1 次)。2020 - 01 - 27 开始静脉注射人免疫球蛋白 20 g,每天 1 次,疗程 3 天。

2020 - 01 - 29 患者氧合指数 396 PaO_2/FiO_2,复查胸部 CT:两肺弥漫病变,较 2020 - 01 - 26 片两肺病变部分吸收,右肺上叶前段、下叶背段病变局部密度增高。2020 - 02 - 05 复查肝功能正常,胸部 CT:两肺多发冠状病毒性肺炎,较前片(2020 - 02 - 02)两肺病变部分吸收(图 6 - 1～图 6 - 3)。2020 - 02 - 05 患者连续两次呼吸道标本新型冠状病毒核酸阴性,予以出院。出院后患者继续甲泼尼龙片 8 mg,每天 1 次及吗替麦考酚酯分散片 0.5 g,每天 2 次口服。2020 - 04 - 20 对患者进行电话随访,患者返回武汉后居家隔离,此期间无不适。

临床关键问题及处理

· **关键问题 1** 慢性肝病,尤其是 AIH,与 COVID - 19 有何相互影响?

慢性肝病(chronic liver disease,CLD)的存在影响人体的免疫功能,这可能导致 CLD 患者在 SARS - CoV - 2 感染后的临床转归不同于非 CLD 患者。一项发表在 *Journal of Hepatology* 的研究证实了 CLD 对 COVID - 19 转归的不利影响。该研究由 29 个国家、103 家医学中心共同完成,纳入 1 365 例 CLD 合并 COVID - 19 患者,随访 105 天。结果显示,肝硬化患者感染 SARS - CoV - 2 后肝功能失代偿和死亡的发生率较非肝硬化患者更高;Child-Turcotte-Pugh 分级越高,CLD 患者感染 SARS - CoV - 2 后的病死率越高。一项发表在 *Hepatology* 上的回顾性研究纳入了欧洲和美洲 34 个医学中心的 110 名 COVID - 19 合并 AIH 患者,研究 AIH 与 COVID - 19 的相互影响。结果表明,与其他 CLD 患者相比,AIH 合并 COVID - 19 患者的预后并不比其他 CLD 患者差。肝硬化是 AIH 患者合并 COVID - 19 后,疾病重症化的最强预测因子。继续进行 AIH 的免疫抑制治疗,与患者的 COVID - 19 病情重症化风险无关,而且可以降低患者合并 COVID - 19 期间新发肝损伤的风险。一项发表在 *Journal of Hepatology* 的研究分析了 932 例 CLD(其中 70 例为 AIH)合并 COVID - 19 患者的数据。结果显示,AIH 患者和非 AIH 的 CLD 患者在合并 COVID - 19 后的住院率、重症监护室入住率和病死率均没有统计学差异。尽管 AIH 患者使用免疫抑制药物,与其他形式的 CLD 患者和非肝病患者相比,AIH 患者因 COVID-19 死亡的风险并没有增加。因此,AIH 患者合并 COVID-19 后,可以继续原免疫抑制治疗方案。2020 年,欧洲的专家在 *Journal of Hepatology* 上发表了专家共识,详细探讨了在 COVID-19 疫情背景下如何高效、安全地管理好自身免疫性肝病患者。

· **关键问题 2** 患者入院时肝酶升高的原因是什么?

患者入院时有轻度肝酶升高:谷丙转氨酶 59 U/L,谷草转氨酶 60 U/L。可能的原因:①由 COVID-19 引起。SARS-CoV-2 可通过 S 蛋白与肝细胞表面的 ACE2 受体结合,进而感染肝细胞。COVID-19 引发的系统性炎症反应和细胞因子风暴也可能引起肝细胞损伤。研究数据显示,COVID-19 患者入院时有 13.2% 伴有谷丙转氨酶升高,8.5% 伴有谷草转氨酶升高。②AIH 活动。该患者是 1 例难治性 AIH,2017—2020 年,尽管在不断调整甲泼尼龙片和吗替麦考酚酯剂量,但转氨酶仍有波动。结合病史及治疗反应,我们更倾向于是 COVID-19 引起患者肝酶升高。原因如下:①患者 2020-01 在当地医院检测肝功能提示转氨酶均正常,没有 AIH 活动表现;②患者 2020-01-23 谷丙转氨酶 59 U/L,谷草转氨酶 60 U/L,2020-01-26 患者肝功能即恢复正常(谷丙转氨酶 38 U/L,谷草转氨酶 35 U/L)。转氨酶在 3 天内迅速恢复正常,更符合 COVID-19 引起肝损伤的特点。

· **关键问题 3** 住院期间总胆红素升高的原因是什么?

患者 2020-01-26 肝功能:总胆红素 42 μmol/L。总胆红素升高的可能原因:①药物性肝损伤。使用洛匹那韦/利托那韦的患者肝功能受损的风险是对照组的 4～5 倍,通常表现为 γ-谷胺酰转氨酶和总胆红素升高。②由 COVID-19 引起。ACE2 受体在胆管细胞的表达是肝细胞的 20 倍,新型冠状病毒可通过 ACE2 受体直接攻击胆管细胞。COVID-19 相关的全身炎症反应和细胞因子风暴也可能导致胆管细胞破坏,引起总胆红素升高。我们的研究数据显示,排除药物和基础疾病,仍有 4% 的 COVID-19 患者有轻度 TBIL 升高。2020-01-26 停用洛匹那韦利托那韦、阿比多尔、疏风解毒胶囊,2020-01-29 复查总胆红素 24.6 μmol/L。结合治疗反应,考虑该患者住院期间总胆红素升高的原因是药物性肝损伤。

· **关键问题 4** COVID-19 患者是否应该使用糖皮质激素治疗?

该患者 2020-01-23 入院时没有使用糖皮质激素,病情迅速进展。2020-01-25 氧合指数下降到 207 PaO₂/FiO₂,2020-01-26 胸部 CT:两肺冠状病毒肺炎较前片(2020-01-23)范围扩大。2020-01-26 加用甲泼尼龙片 8 mg/d。2020-01-29 计算氧合指数升高至 396 PaO₂/FiO₂。2020-01-29 复查胸部 CT 较 2020-01-26 两肺病变部分吸收。从该患者的诊治经验看,糖皮质激素治疗似乎有效。然而,这一在 AIH 合并 COVID-19 患者身上获取的经验是否可以推广到一般 COVID-19 患者呢? 我们的研究数据表明,糖皮质激素增加非重症 COVID-19 患者的重症率,延长病毒 RNA 清除时间,不能使非重症 COVID-19 患者获益。RECOVER 协作组的随机对照开放性临床试验表明,地塞米松可以改善接受有创机械通气或无创机械通气的 COVID-19 患者的病死率;对于不需要吸氧的 COVID-19 患者,地塞米松治疗组和标准治疗组的病死率无统计学差异。基于目前的研究,我们总结:重症 COVID－19 患者可能受益于合理、及时的糖皮质激素治疗;而非重症 COVID－19 患者并不能从糖皮质激素治疗中获益。

背景知识介绍

尽管全球各个国家做了很多努力来防控 COVID－19 疫情,遗憾的是,COVID－19 疫情仍然蔓延全球。SARS－CoV－2 感染人体后,除引起肺炎外,还会引起肝损伤。AIH 合并 COVID－19 患者除肝脏基础疾病外,肝脏还面临微血栓性内皮炎、免疫失调、药物性肝损伤、缺氧和多器官功能衰竭相关的肝缺血、COVID－19 相关细胞因子风暴等情况。因此,肝功能损伤的原因相对比较复杂,需要仔细分析。COVID－19 疫情初期,迫切需要有效的治疗药物。COVID－19 患者肺部的主要病理表现是弥漫性的炎症浸润和渗出性肺水肿。糖皮质激素具有抗炎、减轻渗出的作用。糖皮质激素能否降低重症率和病死率,应在何时使用,仍是值得探讨的重要临床问题。

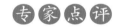

专 家 点 评

AIH 合并 COVID－19 的病例在国内比较少见。该病例入院后病情迅速进展,2020－01－25 患者氧合指数下降到 207 PaO_2/FiO_2,肺部影像学明显进展,达到了重症 COVID－19 的诊断标准。在给予糖皮质激素治疗后,病情迅速改善,2 周内患者即顺利康复出院。治疗的转折点与免疫抑制治疗的及时运用有关。根据 2020－09 发布的 WHO 指南的推荐:糖皮质激素对重症 COVID－19 患者是有效的,可以降低患者病死率。该病例虽然只是加用小剂量的激素和吗替麦考酚酯分散片,病情仍迅速改善,印证了糖皮质激素可以使重症 COVID－19 患者获益。同时符合我国专家提出的糖皮质激素治疗 COVID－19 的建议,即坚持"非重症患者不用,重症患者抢在重症早期尽早使用""小剂量使用、短疗程使用"的原则。另外,目前研究没有发现服用免疫抑制剂的移植后或 AIH 患者有感染新型冠状病毒高风险或感染后有更严重的并发症,可能与免疫抑制剂降低了进展为高炎症状态和发生细胞因子风暴的风险有关,但也可能增加细菌或真菌感染的风险和病毒诱导的损伤。因此,免疫抑制剂的使用应当是个体化的。

（李　强　傅青春　上海市公共卫生临床中心）

参·考·文·献

［1］ Marjot T，Moon AM，Cook JA，et al. Outcomes following SARS - CoV - 2 infection in patients with chronic liver disease：an international registry study ［J］. J Hepatol，2021，74(3)：567 - 577.

［2］ Efe C，Dhanasekaran R，Lammert C，et al. Outcome of COVID - 19 in patients with autoimmune hepatitis：an international multicenter study ［J］. Hepatology，2021，73(6)：2099 - 2109.

［3］ Marjot T，Buescher G，Sebode M，et al. SARS - CoV - 2 infection in patients with autoimmune hepatitis ［J］. J Hepatol，2021，74(6)：1335 - 1343.

［4］ Lleo A，Invernizzi P，Lohse AW，et al. Management of patients with autoimmune liver disease during COVID - 19 pandemic ［J］. J Hepatol，2020，73(2)：453 - 455.

［5］ Xu W，Huang C，Fei L，et al. Dynamic changes in liver function tests and their correlation with illness severity and mortality in patients with COVID - 19：a retrospective cohort study ［J］. Clin Interv Aging，2021，16：675 - 685.

［6］ Li Q，Li W，Jin Y，et al. Efficacy evaluation of early，low-dose，short-term corticosteroids in adults hospitalized with non-severe COVID - 19 pneumonia：a retrospective cohort study ［J］. Infect Dis Ther，2020，9(4)：823 - 836.

［7］ Horby P，Lim WS，Emberson JR，et al. Dexamethasone in hospitalized patients with Covid - 19 ［J］. N Engl J Med，2021，384 (8)：693 - 704.

不明原因肝衰竭:自身免疫性肝炎
还是肝豆状核变性

随着自身免疫性肝病抗体检测、肝穿刺及病理学技术的推广及普及,作为少见病的自身免疫性肝炎患者的诊断和治疗率较前明显提升。本文报道1例急性发作的重症肝炎患者,病程中出现肝衰竭表现,且存在多种与肝豆状核变性容易混淆的临床特征,随着诊疗过程的抽丝剥茧,诊断逐渐明晰,在恰当治疗后获得良好预后。本文同时探讨自身免疫性肝炎与肝豆状核变性的鉴别诊断要点和肝衰竭的激素使用时机。

病史摘要

入院病史

患者,女性,55岁,于2018-08-02收住入院。

主诉

发现皮肤及巩膜黄染伴乏力、纳差20天余。

现病史

患者20多天前无明显诱因略感乏力,尿色加深、皮肤及巩膜黄染、纳差,无发热、咳嗽,无皮肤瘙痒,无腹胀、腹痛,无大便发白等不适。遂至上海某医院就诊,2018-07-19肝功能:谷丙转氨酶665 U/L,谷草转氨酶774 U/L,总胆红素136.6 μmol/L,直接胆红素118.3 μmol/L。完善各项肝炎病毒标志物阴性,外院保肝退黄治疗后复查肝功能:谷丙转氨酶130 U/L,谷草转氨酶175 U/L,总胆红素159 μmol/L,直接胆红素138 μmol/L。凝血酶原活动度37%,国际标准化比值2.1。为进一步诊治,收治入院。

既往史

确诊高血压病史10年余,血压最高160/90 mmHg,平素口服厄贝沙坦氢氯噻嗪降压。否认糖尿病、心脏病、脑血管疾病史。

个人史

否认饮酒、肝损伤药物、保健品服用史，否认遗传性疾病及肝病家族史。

入院查体

神志清，气平，精神稍萎，查体合作，生命体征平稳。皮肤及巩膜重度黄染，无肝掌、蜘蛛痣，腹部平坦，肝肋下未及，脾肋下 2 cm，移动性浊音（一），肠鸣音正常，双下肢无水肿。

入院诊断

急性重症肝炎；高血压（2 级，中危）。

实验室检查

血常规：白细胞 3.30×10^9/L（↓），中性粒细胞 52.8%，血红蛋白 94 g/L（↓），血小板 103×10^9/L。

凝血系列：凝血酶原时间 22 秒（↑），国际标准化比值 1.94（↑），纤维蛋白原降解产物 0.86 g/L（↓），活化部分凝血活酶时间 46.2 秒（↑），D-二聚体 0.22 μg/mL。

血生化：白蛋白 37.8 g/L，谷丙转氨酶 131 U/L（↑），谷草转氨酶 169 U/L（↑），碱性磷酸酶 114 U/L，γ-谷氨酰转肽酶 74.6 U/L（↑），总胆红素 145.8 U/L（↑），直接胆红素 112.7 U/L（↑）。

病毒标志物：甲型、乙型、丙型、戊型肝炎病毒，以及 EBV、CMV 均阴性。

免疫球蛋白：IgG 30.3 g/L（↑），IgM 0.99 g/L，IgA 4.79 g/L（↑），IgG4 1.57 g/L（↑）。

铜蓝蛋白 0.14 g/L（0.2～0.6 g/L）（↓），血铜 11.1 μmol/L，24 小时尿铜 208 g/L（15～60 μg/L）（↑）。

红细胞沉降率：正常。

肿瘤标志物：甲胎蛋白 53.49 ng/mL（↑），CA19-9 75.1 U/mL（↑），癌胚抗原、CA125、NSE、CA724（一）。

自身抗体：ANA 1：320 阳性，均质、胞质颗粒型；F-actin 68.90 U（0～20）（↑）；抗 dsDNA 1：80（↑）；p-ANCA（＋）；AMA、ASMA、抗 SLA/LP、抗 LC-1、抗 LKM-1、抗 gp210、PML、抗 sp100、AMA-M2、M2-3E 阴性。

甲状腺功能正常。

眼科裂隙灯 K-F 环（＋）。

外周血涂片（一）；Coombs 试验（一）。

辅助检查

腹部 B 超：肝损伤图像（肝硬化可能），脾大；肝囊肿；胆囊壁毛糙；腹水（2.2 cm）。

肝瞬时弹性成像：硬度 48.8 kPa，受控衰减指数 265 dB/m。

上腹部 MRI 平扫增强：肝硬化；肝内斑片状异常信号灶，汇管区纤维化可能？肝多发囊肿；肝右叶下缘包膜下小片信号异常，肿瘤性病变？肝门区及后腹膜多发淋巴结增大，腹腔少量积液；胆囊炎、胆囊结石；脾大（图 7-1）。

头颅 MRI：阴性。

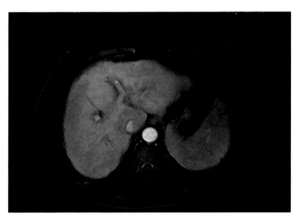

图 7-1　患者 2018-08 起病时上腹部 MRI 增强图像

入院后诊疗经过及随访

因患者血铜蓝蛋白下降、尿铜升高、K-F 环阳性,考虑肝豆状核变性(Wilson 病)不能排除,入院后立即送检致病基因检测,同时予以锌剂联合青霉胺驱铜治疗,但因胃肠道反应明显停用青霉胺;同时辅以保肝、纠正凝血功能异常等药物治疗。经保肝、驱铜等治疗后,2018-08-13 复查肝功能较前进展:谷丙转氨酶 103 U/L(↑),总胆红素 232.5 μmol/L(↑),直接胆红素 159.5 μmol/L(↑),国际标准化比值 1.94。考虑到患者入院后免疫球蛋白 G 升高及抗核抗体、F-actin 抗体阳性、MRI 提示肝硬化表现,亦支持自身免疫性肝炎相关肝硬化可能,故于 2018-08-14 起泼尼松龙 30 mg/d 治疗,后逐渐减量。患者激素减至 20 mg/d 时因合并肺部感染,予以泼尼松龙减量至 10 mg/d 并积极抗感染治疗。此时,送检 *ATP7B* 基因检测回报未检测到病理性变异,排除 Wilson 病诊断。待感染好转后,将泼尼松龙加至 15 mg/d。09-04 复查肝功能:谷丙转氨酶 88 U/L(↑),总胆红素 161.7 μmol/L(↑),直接胆红素 93.4 μmol/L(↑),IgG 28.3 g/L,予以联用吗替麦考酚酯(0.5 g/d)治疗。之后复查肝功能较前持续下降,凝血功能好转出院。出院诊断为:慢加急性肝衰竭、自身免疫性肝炎相关肝硬化。出院 1 个月后门诊随访出凝血功能恢复正常,但 IgG 仍较高(32.9 g/L),故予以甲泼尼龙 4 mg/d 维持治疗,同时将吗替麦考酚酯(MMF)剂量加至 1.0 g/d。出院 4 个月后门诊随访肝功能指标恢复正常。随访至 2021-09,患者肝功能仍正常且保持平稳,IgG 从 32.9 g/L 下降至 19.8 g/L(图 7-2)。

临床关键问题及处理

· **关键问题 1**　肝豆状核变性与自身免疫性肝炎如何鉴别?

少数自身免疫性肝炎(AIH)和约 5% 肝豆状核变性患者可以急性肝功能衰竭或急性重症肝炎为首发表现。血清氨基转移酶升高、血清自身抗体 ANA 阳性和 IgG 升高为 AIH 常见特

日 期	ALT (U/L)	AST (U/L)	AKP (U/L)	GGT (U/L)	TB (μmol/L)	DB (μmol/L)	PT (s)	INR	IgG (g/L)	
入院前	130	175	97	75	159	138	23	2.1	—	
2018-08-02	131	169	114	74.6	145.8	112.7	22	1.94	25.7	
2018-08-13	103	200	135	57	232.5	159.5	21.8	1.94	29.9	← 泼尼松龙30 mg/d，逐渐减量
2018-09-04	88	131	149	37	161.7	93.4	21.2	1.93	28.3	← 泼尼松龙 15 mg/d ＋ MMF 0.25 g，每日2次
2018-09-13	52	63	198	30.6	127.4	106.1	18.9	1.62	25.2	
门诊										
2018-10-09	59	60	233	31.5	80.8	66.4	15.2	1.31	32.9	← 甲泼尼龙 8 mg/d ＋ MMF 0.5 g，每日2次
2018-11-08	63	45	244	39.6	43	30.5	12.5	1.08	25.6	
2019-02-28	40	35	248	47	17.7	8	12.2	1.1	21.1	
2019-09-16	24	25	145	46	10	3.8	—	—	18	← 甲泼尼龙 4 mg/d ＋ MMF 0.25 g，每日2次
2020-03-27	27	24	122	42	14.9	5	—	—	17.5	
2020-07-28	22	20	102	34	13.2	4.7	—	—	16.5	

图 7 - 2　治疗方案和随访生化、免疫指标变化

ALT:谷丙转氨酶；AST:谷草转氨酶；AKP:碱性磷酸酶；GGT:γ-谷氨酰转肽酶；TB:总胆红素；DB:直接胆红素；PT:凝血酶原时间；INR:国际标准化比值；IgG:免疫球蛋白 G；MMF:吗替麦考酚酯

征，但并非特异性表现。而肝豆状核变性（Wilson 病）是一种由于 *ATP7B* 基因突变（编码铜转运 P 型 ATP 酶）导致铜蓝蛋白合成减少和铜离子在肝、脑、肾、角膜等处沉积的遗传性疾病。对怀疑肝豆状核变性患者进行 *ATP7B* 基因检测具有重要诊断价值，但对于急性重症肝炎起病的患者，由于疾病进展迅速和基因检测周期的限制性，临床实践时通常根据铜蓝蛋白、眼 K-F 环、尿铜进行筛选。然而这些标志物的诊断价值有限，如部分肝豆状核变性患者铜蓝蛋白正常甚至轻度升高，而铜蓝蛋白下降、尿铜增加亦可见于其他病因的慢性肝病患者；部分黄疸患者可以出现眼 K-F 环假阳性等。为了提高诊断率，国外研究者发现在不明原因肝衰竭患者中（伴或不伴有溶血），若碱性磷酸酶/总胆红素＜4 且谷草转氨酶/谷丙转氨酶＞2.2，高度怀疑肝豆状核变性（敏感性 86%，特异性 100%）。在部分不典型病例中，AIH 和肝豆状核变性的鉴别诊断十分困难，原因是二者都缺乏特异的快速诊断标志物。肝豆状核变性患者亦可出现血清抗核抗体阳性和血免疫球蛋白 G 升高，在组织学上也可以呈现为类自身免疫性肝炎样表现。这些原因导致了本例患者在入院之初被误诊为肝豆状核变性。但是经过短暂的试验性治疗无效及基因检查结果阴性后考虑为自身免疫性肝炎。

· 关键问题 2　肝衰竭患者激素使用的时机和推荐剂量如何？

糖皮质激素在肝衰竭治疗中的应用目前尚存在争议。根据 2018 年《肝衰竭诊治指南》推荐意见，在非病毒感染性肝衰竭中，如自身免疫性肝炎及重症酒精性肝炎等，可考虑激素治疗 1.0～1.5 mg/(kg·d)。治疗中应密切监测，并及时评估疗效和并发症。其他原因所致的肝衰竭前期或早期，若病情进展迅速且无严重感染、出血等并发症，可酌情短期使用。对于本病例患者，入院后相关检查提示无病毒感染性肝炎依据，原发病考虑为肝豆状核变性或自身免疫

性肝炎可能性大。考虑肝豆状核变性进展迅速,在送检相关致病基因检测同时予以积极驱铜治疗但疗效欠佳。遂排除现症感染后行泼尼松龙治疗(30 mg/d),同时密切监测肝功能并积极处理感染等并发症,最终获得良好预后。

背景知识介绍

自身免疫性肝炎(AIH)患者的临床特点包括血清氨基转移酶水平升高、高免疫球蛋白 G 血症、血清自身抗体阳性,肝组织学上存在中重度界面性肝炎等特征。从病理学表现看,AIH 以肝细胞损伤为主要表现,出现界面性肝炎、淋巴-浆细胞浸润、"玫瑰花环样"结构、淋巴细胞穿入现象等支持 AIH 诊断,慢加急性 AIH 肝衰竭患者可出现中央静脉炎伴周边坏死(3 区坏死)、桥接坏死伴小叶内炎症细胞浸润,甚至出现多灶融合坏死、亚大块或大块坏死。AIH 简化积分系统可用于我国 AIH 患者的诊断,AIH 综合评分系统可用于非典型、复杂病例的诊断。根据 2021 年我国《自身免疫性肝炎诊断和治疗指南》,急性重症 AIH 患者可在排除感染或败血症的基础上进行糖皮质激素治疗,并同期进行肝移植术前评估,注意监测和预防感染,特别是肺部感染的发生。急性重症 AIH 患者在糖皮质激素治疗 1~2 周实验室检查无改善或临床症状恶化者,应考虑停用糖皮质激素治疗,并进行肝移植术。

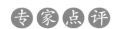

专家点评

对于原因不明的肝病,当出现铜蓝蛋白显著降低、24 小时尿铜升高、眼 K-F 环阳性时,需警惕肝豆状核变性的可能。对于急性起病的黄疸型自身免疫性肝炎,或以急性肝衰竭起病的自身免疫性肝炎,在恰当的时间窗给予及时的激素治疗对于提高患者预后、挽救患者具有重要意义。

(连 敏 蔡美洪 盛 黎 马 雄 上海交通大学医学院附属仁济医院)

参·考·文·献

[1] Wendon J, Cordoba J, Dhawan A, et al. EASL Clinical Practical Guidelines on the management of acute (fulminant) liver failure [J]. Journal of Hepatology, 2017,66(5):1047-1081.

[2] Reuben A, Tillman H, Fontana RJ, et al. Outcomes in adults with acute liver failure between 1998 and 2013: an observational cohort study [J]. Ann Intern Med, 2016,164(11):724-732.

[3] Mack CL, Adams D, Assis DN, et al. Diagnosis and management of autoimmune hepatitis in adults and children: 2019 practice guidance and guidelines from the american association for the study of liver diseases [J]. Hepatology, 2020,72(2):671-722.

[4] 中华医学会肝病学分会. 自身免疫性肝炎诊断和治疗指南(2021)[J]. 中华内科杂志,2021,60(12):1038-1049.

8

肝移植术后新发自身免疫性肝炎

　　肝移植术后新发自身免疫性肝炎(de novo AIH，DAIH)是一种罕见的肝移植相关疾病，其本质是一种排斥反应，因和自身免疫性肝炎有着诸多相似之处故得名。在DAIH病例中，约半数病例伴有血清和组织内IgG4明显升高，其中机制尚未得到揭示。在此分享该病例的临床特征和诊治经过，并探讨肝移植术后肝损伤的鉴别诊断和处理。

病史摘要

入院病史

患者，女性，56岁，上海人，于2020-08-06收住入院。

主诉

肝移植术后13年，乏力、纳差1个月。

现病史

患者13年前因"乙型肝炎后肝硬化，原发性肝细胞癌"行原位肝移植术，术后常规行抗排异治疗和恩替卡韦抗病毒治疗，恢复顺利。术后于门诊每3个月规律随访肝生化指标，均在正常范围。本次发病前抗排异方案为他克莫司(1 mg/d)＋麦考酚钠(720 mg/d)，他克莫司血药浓度为4.4 ng/mL。患者1个月前无明显诱因下出现乏力、纳差，2020-08-04于门诊就诊，查肝生化：谷丙转氨酶593 U/L，谷草转氨酶413 U/L，碱性磷酸酶410 U/L，γ-谷氨酰转肽酶528 U/L，总胆红素25.5 μmol/L，直接胆红素12.6 μmol/L，白蛋白47.5 g/L，为进一步评估肝损伤原因收住入院。

既往史

高血压10年余，服用络活喜治疗，血压控制良好。糖尿病10年余，胰岛素控制血糖良好。

个人史

出生于原籍。否认特殊用药史,否认冶游史、吸烟史及饮酒史。无疫区久居史、毒物接触史、食物及药物过敏史、外伤史。否认家族慢性肝病、遗传病史。除 2006 - 12 - 14 行原位肝移植术外,无其他手术史。

入院查体

生命体征正常。身高 1.63 m,体重 63 kg,BMI 23.7 kg/m²。神志清,查体配合,皮肤、巩膜无黄染。心肺听诊无异常。腹部平坦,可见陈旧性手术瘢痕。腹部无压痛,肋下未触及肝、脾。移动性浊音阴性。肠鸣音 3 次/分。

入院诊断

肝移植术后肝损伤;原发性高血压;2 型糖尿病。

实验室检查

血常规:白细胞 6.43×10^9/L,中性粒细胞 60.6%,血红蛋白 131 g/L,血小板 271×10^9/L。

血生化:谷丙转氨酶 487 U/L,谷草转氨酶 287 U/L,碱性磷酸酶 374 U/L,γ-谷氨酰转肽酶 493 U/L,总胆红素 31.2 μmol/L,直接胆红素 16.1 μmol/L,白蛋白 43.8 g/L,尿素 5 mmol/L,肌酐 73 μmol/L,尿酸 362 μmol/L。

肝炎病毒标志物:HBsAg(-),HBsAb(+),HBcAb(-),HBeAg(-),HBeAb(+),HBV - DNA <20 U/mL。

EB 病毒、巨细胞病毒:EBV - DNA、CMV - DNA 均为阴性。

自身抗体:ANA、AMA、ASMA、抗 LKM - 1、抗 SLA、抗 gp210、抗 sp100 均为阴性。

免疫球蛋白(2020 - 08 - 07):IgG 25 g/L(7~16 g/L)(↑),IgA 3.69 g/L,IgM 0.71 g/L,IgG4 11.2 g/L(0.03~1.4 g/L)(↑)。

他克莫司血药浓度(2020 - 08 - 07):6.1 ng/mL。

辅助检查

腹部超声:肝脂肪浸润。肝移植术后,肝内外胆管未见扩张,肝血管未见异常。

入院后诊疗经过及随访

患者此次发病前他克莫司正在减量中,因此考虑肝损伤为排斥反应可能大。门诊即予以增加他克莫司剂量至 4 mg/d;麦考酚钠 720 mg/d。入院第 1 天行肝穿刺活检,活检后立即予以甲泼尼龙 500 mg、240 mg 分别静脉冲击治疗 2 天后,每天递减 40 mg(累计甲泼尼龙 1340 mg)。同时予以恩替卡韦抗病毒及保肝、护胃等对症支持治疗。上述治疗后,患者肝功能逐渐好转(图 8-1)。

入院第 7 天肝穿刺活检病理结果回报,提示汇管区中度炎症伴有界面炎,部分汇管区扩大,胆小管减少,见可疑胆管炎。肝细胞中度变性,少量脂肪变性,未见淤胆。因患者血清 IgG4 水平明显升高,故加做了 IgG4 免疫组化染色,每个高倍镜视野下可见 15~30 个阳性细胞(图 8-2)。

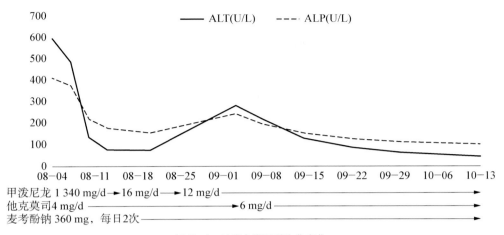

图 8-1 治疗方案及肝生化变化

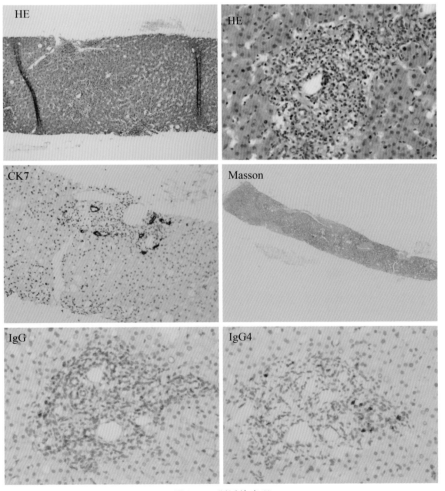

图 8-2 肝活检病理

依据生化、免疫和病理表现,诊断为IgG4相关新发自身免疫性肝炎(IgG4 associated de novo AIH),从入院第8天调整为口服甲泼尼龙16 mg/d,并继续他克莫司(4 mg/d)+麦考酚钠(720 mg/d)免疫抑制及恩替卡韦抗病毒治疗。出院1周后复查各项肝功能指标均趋于正常,甲泼尼龙减量至12 mg/d。1个月后门诊随访发现转氨酶指标出现波动,遂将他克莫司加量至6 mg/d。上述疗程持续治疗5个月后肝生化指标稳定,甲泼尼龙减量为6 mg/d,他克莫司减量至5 mg/d,麦考酚钠720 mg/d维持治疗。随访至2021 - 01,患者肝功能恢复正常且保持平稳,IgG从25 g/L下降至17.8 g/L,IgG4从11.2 g/L下降至4.1 g/L。

临床关键问题及处理

- **关键问题1** 肝移植术后肝损伤的鉴别诊断有哪些?

肝移植术后,几乎每个患者的肝生化指标都会出现异常。在确定可能的原因时,发现肝生化异常的时间、幅度和背景疾病是重要的考虑因素。肝移植后肝损伤的常见病因包括:手术并发症、排斥反应、原疾病复发、感染、药物性肝损伤等(表8-1)。

表8-1 肝移植术后肝损伤的鉴别诊断

类 别	病 因	发生的时间段
手术相关	肝动脉血管血栓形成 胆道并发症	常见于术后早期 术后任何时间
感染	病毒、真菌、细菌等	常见于术后数月
排异	急性排斥反应 慢性排斥反应	大部分在术后3个月内 术后数月至数年
原疾病复发	病毒性肝炎、自身免疫性肝炎、原发性胆汁性胆管炎、原发性硬化性胆管炎、酒精性肝病等	通常在1年以后,病毒性肝炎复发可发生在任何时间
药物性肝损伤	抗真菌药物、他克莫司等	通常在术后1年内

在肝移植术后早期,肝血管血栓形成或阻塞发生在约5%的患者中,可能表现为各种类型的肝生化检查异常,较常见的是转氨酶显著升高。肝脏和门静脉血管的多普勒检查是重要的初步检查手段,当高度怀疑肝动脉血管血栓形成时需要立即进行血管造影或手术探查。5%~25%的患者术后发生胆道并发症。胆汁泄漏最常发生在移植后的第一个月。表现从无症状到伴随胆红素升高和其他肝生化异常的严重腹痛不等。临床上显著的胆汁渗漏通常会产生腹水、败血症。疑似胆漏应通过CT、胆管造影等进行评估。约10%的患者在术后会出现一定程度的胆道狭窄。诊断依靠胆管造影,分为吻合口狭窄和非吻合口狭窄。非吻合口狭窄可为局灶性或弥漫性,类似于原发性硬化性胆管炎,通常是供体灌注不足的结果或原发病为原发性硬

化性胆管炎的患者。

供体和/或受者的潜伏或慢性感染的激活和恶化可以在术后的任何时间发生。细菌感染最常发生在移植后的短期内。真菌感染发生率高达 10%，它们与严重的慢性病和病死率有关。念珠菌属是最常见的真菌感染源，常见于移植后的前 6 周。不太常见的感染包括曲霉菌病、隐球菌病和局部真菌病。病毒感染在移植后半年内的患者中很常见，常见的感染是巨细胞病毒、单纯疱疹病毒、水痘-带状疱疹病毒和 EB 病毒。

肝移植前的肝脏原发疾病可以在移植术后复发，如乙型和丙型肝炎、原发性胆汁性胆管炎、原发性硬化性胆管炎、自身免疫性肝炎、酒精性肝病、非酒精性脂肪性肝炎等。复发的时间变化很大，诊断标准与非移植患者大致相似。

排斥反应的诊断需要依靠组织病理学检查。大约 1/4 的患者会发生严重的急性细胞型排斥反应而需要治疗。最常见的是发生在移植术后 90 天内的早期急性排斥反应，不会对移植物或患者存活产生不利影响。慢性排斥反应通常与低体液免疫抑制水平有关，并与移植物存活率降低相关。急性和慢性排斥常呈现胆汁淤积的生化特征，但也可以表现为任何模式的生化异常。血清生化特征和免疫抑制药物水平都不能用于预测排斥反应的存在或严重程度，而主要依靠组织病理学检查。急性排斥反应的病理特征包括汇管区炎症（主要是活化的淋巴细胞、中性粒细胞和嗜酸性粒细胞）、胆管损伤和门静脉或终末肝小静脉内皮炎。慢性排斥的组织学特征是肝小动脉闭塞和胆管消失。肝移植病理中还有一类少见的特殊类型的浆细胞丰富的排斥反应（又称新发自身免疫性肝炎，DAIH），是指在肝移植前没有自身免疫性肝炎的患者在肝移植术后出现自身免疫性肝炎样疾病。新发自身免疫性肝炎通常表现为伴有淋巴细胞和浆细胞丰富的门管区和门管周围炎，并常伴有自身抗体阳性和显著升高的 IgG 水平。在新发自身免疫性肝炎患者中，有约 50% 患者血清和组织内 IgG4 明显升高，称为 IgG4 相关新发自身免疫性肝炎。

本病例的肝损伤发生于移植术后 13 年，影像学表现不支持术后胆管并发症。乙型肝炎病原学检查不支持原疾病复发。患者无感染相关症状及体征，亦不考虑感染相关肝损伤。患者无新增药物及肝损伤药物服用史，药物性肝损伤依据不足。根据病史和辅助检查，首先考虑排异反应相关肝损伤。排异反应的诊断需依赖病理活检，在静脉使用大剂量糖皮质激素冲击治疗之前先获得肝穿刺病理至关重要。血清 IgG4 明显升高引领我们进一步加做了肝组织 IgG4 免疫组化，并最终得到了 IgG4 相关新发自身免疫性肝炎（又名浆细胞丰富的细胞排斥反应）的诊断。

· **关键问题 2** 肝移植后排斥反应如何治疗？

在考虑急性排斥反应后，治疗方案首先是优化免疫抑制方案。可以通过增加钙调磷酸酶抑制剂的剂量，还可以加入其他未服用的免疫抑制剂，如吗替麦考酚酯、硫唑嘌呤和西罗莫司等。如果急性排斥反应对这些治疗方案不敏感，可以静脉给予高剂量的甾体类药物治疗。对于慢性排斥，也应首选通过肝穿刺活检确诊。慢性排斥反应对糖皮质激素的治疗应答较差，通常认为他克莫司可以降低和缓解慢性排斥反应的发生。如果原本是以环孢素为基础的维持治疗可以调整为以他克莫司为基础的维持治疗；如果是基于他克莫司的治疗则考虑增加剂量。新发自身免疫性肝炎的治疗与经典 AIH 类似，大部分患者对糖皮质激素治疗应答良好。以往文献报道，低剂量糖皮质激素的维持治疗对于减少新发自身免疫性肝炎相关肝硬化、再次肝移植需求或死亡的发生率十分重要。

该患者入院后给予糖皮质激素治疗后肝生化改善。在肝穿刺病理明确诊断后，逐渐调整为小剂量糖皮质激素与免疫抑制剂联合治疗，肝生化持续改善，IgG 和 IgG4 水平逐渐回落。

背景知识介绍

肝移植后新发自身免疫性肝炎（DAIH）是一种特殊的肝移植术后的排异反应，根据其病理特征又命名为浆细胞丰富的排斥反应，发生于 5%～10% 的儿童和 1%～2% 的成人肝移植受者。DAIH 本不属于自身免疫疾病，而应归类于同种异体免疫反应，但因为其临床表现与经典 AIH 有许多相似之处，故得名。大多数 DAIH 患者有血清 IgG 水平升高，以及抗核抗体、抗平滑肌抗体阳性。伴有淋巴细胞和浆细胞的门管区和门管周围炎是 DAIH 的主要组织学特征，也可见静脉周围炎、小叶性肝炎、门静脉纤维化、带状坏死和小叶中心坏死。DAIH 的诊断需要排除血管或胆管并发症、其他排斥反应、感染或药物相关肝损伤。

在治疗方面，DAIH 同样对糖皮质激素治疗应答良好。泼尼松（龙）是主要治疗药物，与其他免疫抑制剂联合治疗方案也较常见。在成人中，推荐使用泼尼松或泼尼松龙（30 mg/d）联合硫唑嘌呤（1～2 mg/kg）。在儿童中，推荐泼尼松或泼尼松龙 1～2 mg/kg 与硫唑嘌呤联合使用。泼尼松或泼尼松龙的剂量应在 4～8 周减少至维持剂量（5～10 mg/d）。

一项研究表明，约 50% 的富含浆细胞排斥反应（DAIH）的同种异体移植肝组织中有大量 IgG4 阳性浆细胞浸润（IgG4 阳性细胞数＞25/高倍镜）。在经典成人 AIH 或患有富含浆细胞排斥的肾同种异体移植受者中并未检测到相同的 IgG4 阳性频率。虽然 IgG4 阳性 DAIH 的肝组织炎症和纤维化程度较 IgG4 阴性的患者更重，但是 IgG4 阳性的患者转氨酶水平较 IgG4 阴性的患者更低，而且也显示出对免疫抑制治疗的良好应答。迄今 IgG4 在 DAIH 中的作用尚不明确。

目前肝移植后新发自身免疫性肝炎的发病机制尚不清楚。一项比较了 DAIH 和经典 AIH 之间的人口学、组织病理学和浆细胞表型差异的研究认为，DAIH 的发病过程可能有同种异体免疫和自身免疫两种机制的参与。还需要更多细胞或抗体介导的针对同种异体抗原和自身抗原的免疫攻击证据来更好地理解这一疾病的发生机制。

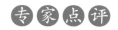

专家点评

肝移植后新发自身免疫性肝炎（DAIH），是因为其病理表现与自身免疫性肝炎表现非常类似而得名,由于供体肝来自基因背景完全不同的个体,其本质并不是自身免疫性疾病。2016 年,Banff 工作组会议上,将该疾病命名为富浆细胞排斥反应(Plasma cell rich rejection)。应用 newCAST(computer-assisted system technology)技术分析 DAIH 浸润的炎症细胞构成,T 淋巴细胞占 36.6%,浆细胞占 28.8%,其中 17% IgG4 阳性,B 细胞占 14.9%,巨噬细胞占 19.7%。浸润炎症细胞构成与慢性排斥反应有本质不同,说明 DAIH 的临床本质是急性排斥反应,这也是 DAIH 对抗排斥治疗敏感的原因。

IgG4 相关性疾病是一种炎症纤维化病症,可以影响几乎每一个器官系统。该疾病常常呈现多器官受累,经常但不一定有血清 IgG4 的升高。IgG4 分子具有独特的化学性质使其不同于其他亚类型的免疫球蛋白,对补体 C1q 和 Fcγ 受体的结合力弱,具有减弱激活经典补体途径和参与抗体依赖性细胞介导的细胞毒性的作用,其作用是下调炎症而不是诱发炎症。IgG4 在 DAIH 中的作用目前也没有一致的认识。

总之,在肝移植后出现移植肝损伤时,应考虑到 DAIH 的可能性。病理能明确诊断,及时加强抗排斥治疗能收到良好的疗效。

（肖　潇　蒲熙婷　奚志峰　苗　琪　陈小松　马　雄　上海交通大学医学院附属仁济医院）

参·考·文·献

[1] Stirnimann G, Ebadi M, Czaja AJ, et al. Recurrent and de novo autoimmune hepatitis [J]. Liver Transplantation, 2019,25(1): 152 - 166.

[2] Castillo-Rama1 M, Sebagh M, Sasatomi E, et al. "Plasma cell hepatitis" in liver allografts: identification and characterization of an IgG4-rich cohort [J]. American Journal of Transplantation, 2013,13(11):2966 - 2977.

[3] Aguilera I, Aguado-Dominguez E, Sousa JM, et al. Rethinking de novo immune hepatitis, an old concept for liver allograft rejection: relevance of glutathione S-transferase T1 mismatch [J]. World Journal of Gastroenterology, 2018,24(29):3239 - 3249.

9

发热伴淋巴结肿大、肝酶异常

题记

　　患者,年轻女性,因发热、淋巴结肿大、转氨酶升高、三系下降就诊。淋巴结活检病理提示组织细胞坏死性淋巴结炎(Kikuchi-Fujimoto disease,KD)。排除病原感染后给予地塞米松 10 mg/d 联合丙种球蛋白 15 g/d 治疗后仍有反复高热,转氨酶亦无好转,并新发癫痫发作、面部蝶形红斑和口腔溃疡,最终明确诊断为系统性红斑狼疮(SLE)。经过生物制剂和糖皮质激素联合治疗后患者顺利康复。组织细胞坏死性淋巴结炎是一种罕见的炎症性疾病,据文献报道 KD 与 SLE 直接关系密切。成人 Still 病、SLE、KD 等风湿免疫和炎症性疾病都可以伴发肝功能异常。在这些疾病没有确诊之前,患者常常因为发热和转氨酶升高而就诊于感染科或肝病科。在此分享这例罕见的 KD 合并 SLE 和肝损伤的患者的临床特征,希望为临床医师拓展思路。

病史摘要

入院病史
患者,女性,38 岁,江苏人,已婚,于 2020-09-18 收住入院。

主诉
咽痛 2 周,发热 5 天,右颈淋巴结肿大 1 天。

现病史
　　患者于 2020-09-04 无明显诱因下出现咽痛,09-13 出现发热,最高体温 38.5 ℃,伴咳嗽,咳少量白痰,当地医院查胸部 CT 未见明显异常。血常规提示白细胞 1.89×10^9/L,血红蛋白 93 g/L,血小板 107×10^9/L,C 反应蛋白<0.5 mg/L。09-15 至某三甲医院急诊,复查白细胞 2.17×10^9/L,中性粒细胞 85.3%,血红蛋白 100 g/L,血小板 98×10^9/L,C 反应蛋白<10 mg/L,降钙素原 0.15 ng/mL。肝功能提示谷丙转氨酶 140 U/L,谷草转氨酶 248 U/L。

支原体 IgM 阴性。予以单磷酸阿糖腺苷治疗 4 天,泰诺口服 3 天,咽痛、咳嗽症状缓解,但仍有发热。09-17 自觉右颈部肿大,伴有疼痛、发热,体温波动在 38~39 ℃,复查血常规白细胞 $1.71 \times 10^9/L$,血红蛋白 97 g/L,血小板 $80 \times 10^9/L$,C 反应蛋白 <10 mg/L。谷丙转氨酶 141 U/L,谷草转氨酶 237 U/L,碱性磷酸酶 60 U/L,γ-谷氨酰转肽酶 36 U/L。患者自起病以来,胃纳可,夜眠可,大小便正常,体重无明显变化。

既往史

体健。否认高血压、糖尿病、冠心病、慢性支气管炎等慢性病史。否认肝炎、结核等传染病史。

个人史

出生于原籍。否认特殊用药史,否认冶游史、吸烟史及饮酒史。无疫区久居史、毒物接触史、食物过敏史、手术外伤史。否认家族慢性肝病、遗传病史。对青霉素、庆大霉素过敏。

入院查体

体温 38.3 ℃,脉搏 94 次/分,呼吸 20 次/分,血压 102/64 mmHg(右上臂)。神志清,精神可,急性病容,毛发略显稀疏,全身皮肤及巩膜无黄染、皮疹,无瘀斑、瘀点,右侧颈部肿胀,表面皮温正常,可触及肿大淋巴结约 3 cm×2 cm,压痛明显,拒按,质地韧,活动度欠佳。两侧腋下、锁骨上窝、腹股沟均触及黄豆大小肿大淋巴结,活动度可,无压痛,双肺呼吸音清,未及明显干湿啰音,心律齐,未及明显病理性杂音,腹软,无压痛、反跳痛,肝、脾肋下未及,无肝区叩痛,移动性浊音阴性,双下肢无水肿。

入院诊断

发热原因待查;淋巴结炎? 肝生化异常;三系下降。

实验室检查

血常规、炎症指标和转氨酶见表 9-1。

表 9-1 血常规、炎症指标和转氨酶

日 期	WBC ($\times 10^9/L$)	N(%)	L(%)	M(%)	Hb (g/L)	PLT ($\times 10^9/L$)	CRP (mg/L)	PCT (ng/mL)	ESR (mm/h)	ALT (U/L)	AST (U/L)
09-18	2.0	83.4	12.6	3.5	84	62	<0.5	0.13	—	163	279
09-21	1.5	84.8	10.6	4.6	88	52	1.02	0.15	36	235	367
09-24	1.3	70.4	20.8	8.0	87	58	<0.5	0.18	20	243	255
09-28	1.0	74.3	14	9.3	76	55	2.48	0.95	15	263	370

注:WBC,白细胞;N,中性粒细胞;L,单核细胞;M,巨噬细胞;Hb,血红蛋白;PLT,血小板;CRP,C 反应蛋白;PCT,降钙素原;ESR,红细胞沉降率;ALT,谷丙转氨酶;AST,谷草转氨酶。

凝血功能:D-二聚体 2.45 mg/L(↑),余正常。

血生化:白蛋白 27 g/L,球蛋白 34 g/L,谷丙转氨酶 163 U/L,谷草转氨酶 279 U/L,钠 135 mmol/L,钾 3.4 mmol/L,氯 103 mmol/L,钙 1.88 mmol/L,肾功能、血脂均正常。

心肌酶谱:高敏肌钙蛋白 0.076 ng/mL(↑),肌钙蛋白 0.04 ng/mL(↑),肌红蛋白

137.6 ng/mL（↑），肌酸激酶同工酶 6.2 ng/mL，B型钠尿肽 11 pg/mL。

尿、粪常规：正常。

血培养：阴性。

HIV、RPR、TPPA：均阴性；肝炎病毒全套：均阴性。

CMV、EBV：IgG 阳性，IgM 阴性；EBV-DNA、CMV-DNA：均阴性。

G 脂多糖试验、1-3-β-D 葡聚糖试验：阴性。

免疫球蛋白：IgG 9.36 g/L，IgM 0.34 g/L（↓），IgA 1.33 g/L，IgE ＞292.0 U/mL（↑）。

酸溶血试验、蔗糖溶血试验：阴性。

铁代谢：未饱和铁结合力 22.99 μmol/L（↓），总铁结合力 27.9 μmol/L（↓），铁饱和度 17.74%（↓），促红细胞生成素 27.78 mU/mL（↑），内因子抗体阴性，可溶性转铁蛋白受体 8.82 nmol/L（↓）。

叶酸、维生素 B_{12}：维生素 B_{12} 946.70 pg/mL（↑），叶酸正常。

肿瘤标志物全套：铁蛋白＞2 000.00 ng/mL（↑），余均阴性。

甲状腺功能：游离三碘甲状腺原氨酸（FT_3）2.73 pmol/L（↓），余均正常。

血培养：阴性。

辅助检查

胸部 CT：右肺下叶微小结节。两侧腋窝淋巴结增大。

腹部 B 超：肝、胆、胰、脾、双肾未见明显异常。

甲状腺及颈部 B 超：①甲状腺未见明显异常；②右侧颈部淋巴结肿大，建议超声引导下粗针穿刺活检，较大一个约 31 mm×20 mm，位于颌下区；③左侧颈部淋巴结显示，较大一个约 19 mm×6 mm，位于Ⅱ区。

浅表淋巴结 B 超：两侧腋下淋巴结肿大，右侧较大一个 31 mm×10 mm，左侧较大一个约 23 mm×10 mm，右侧锁骨上窝淋巴结肿大，较大者约 13.5 mm×7.6 mm，两侧腹股沟淋巴结显示，右侧较大一个约 14 mm×4 mm，左侧较大一个约 14 mm×5 mm。

腮腺 B 超：①两侧腮腺弥漫性病变，考虑干燥综合征可能，请结合临床；②两侧腮腺淋巴结肿大。

颈部 MRI 增强：两侧颈部多发肿大淋巴结，右侧为著伴周围软组织肿胀、水肿，考虑为感染性病变可能，结核性可能，建议穿刺组织学检查。

诊疗经过

第一阶段：患者入院后予以头孢曲松钠、左氧氟沙星静脉滴注抗感染治疗，09-21 完善骨髓穿刺及右颈部淋巴结活检后，09-22 予以地塞米松 10 mg/d 联合丙种球蛋白 15 g/d 治疗，右颈部肿大淋巴结缩小，但仍反复发热，最高体温 40.3℃。09-27 19 时许（入院第 10 天）患者出现痫样发作，意识丧失、四肢抽搐，持续约 5 分钟后自行恢复意识，但认知力、定向力障碍，继续予以地西泮、苯巴比妥抗癫痫治疗（图 9-1）。次日完善腰椎穿刺。09-28 加用阿米卡星 0.6 g 每天 1 次抗感染、阿昔洛韦 250 mg q8h 抗病毒治疗，甲泼尼龙调整为 80 mg q12h 抗炎 6

天,80 mg 每天 1 次治疗 3 天,体温曾降至正常,后再次出现体温升高,基本维持在 37～38 ℃,患者仍有轻度的精神亢奋,未再出现癫痫发作。

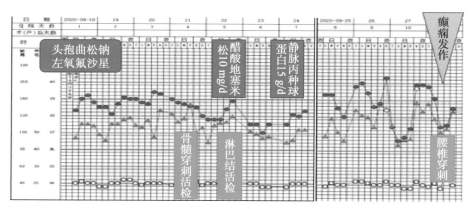

图 9-1　体温变化及诊疗过程

本阶段完善的特殊检查结果如下:

头颅 CT 平扫(2020-09-28):未见明显异常。

脑脊液常规+生化(2020-09-28):压力 130 mmH$_2$O,无色,透明,隐血阴性,红细胞 6×10^6/L,白细胞 2×10^6/L,蛋白质定量 0.36 g/L,脑脊液葡萄糖 2.7 mmol/L,脑脊液乳酸脱氢酶 17 U/L,脑脊液总蛋白 36.69 mg/dL,氯化物 118 mmol/L(↓)。

脑脊液二代基因测序:未找到病原体。

生化(2020-09-28):白蛋白 26 g/L,球蛋白 33 g/L,谷丙转氨酶 246 U/L,谷草转氨酶 341 U/L,γ-谷氨酰转肽酶 103 U/L,碱性磷酸酶 71 U/L,钠 134 mmol/L,钾 2.87 mmol/L,钙 1.9 mmol/L,肾功能、血糖、血脂均正常。

PPD:阴性。

结核感染 T 细胞检测:阴性。

炎症因子:IL-1β 5.14 pg/mL(↑), IL-2R 1 729.00 U/mL(↑), IL-6 8.41 pg/mL (↑), IL-8 29.80 pg/mL, TNF-α 26.30 pg/mL(↑), IL-10 28.70 pg/mL(↑)。

骨髓涂片(2020-09-29):骨髓增生低下,粒红比明显升高。粒系增生相对活跃,AKP 积分升高,红细胞、巨细胞二系增生低下,血小板散在可见。

骨髓流式细胞:未检测到明显急性白血病、NHL 及高危 MDS 相关免疫表型异常。

骨髓 EBV-DNA 定量、CMV-DNA 定性、B19-DNA 定性:阴性。

骨髓活检:结合免疫组化,骨髓增生减低,未见淋巴细胞增多和聚集。

淋巴结活检病理(2020-09-29):肉眼所见,(颈部淋巴结)灰白组织一块,大小 2.5 cm×2.2 cm×0.5 cm,切面灰白质中。镜下所见,(颈部淋巴结)淋巴组织增生性病变,结合免疫组化标记结果,符合组织细胞坏死性淋巴结炎(Kikuchi 淋巴结炎)。分子病理结果:EBER(一)。免疫组化结果:CD3(T 细胞$^+$)、CD20(B 细胞$^+$)、CD21(生发中心 FDC$^+$)、CD123(浆细胞样树突细胞$^+$)、CD4(T 细胞$^+$)、CD10(生发中心$^+$)、Bcl-2(生发中心外$^+$)、Bcl-6(生发中心$^+$)、Ki-67(10%$^+$)、MPO(部分$^+$)、CD68(组织细胞$^+$)、CD38(浆细胞$^+$)、CD163(组织细胞$^+$)、Pax-5(B 细胞$^+$)、CD30(散在活化淋巴细胞$^+$)(图 9-2)。

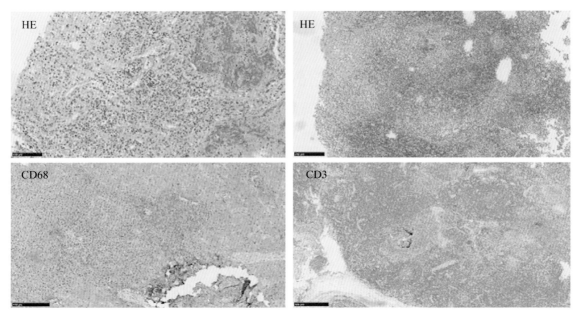

图 9-2　淋巴结活检病理

抗核抗体谱(2020-09-29):抗核抗体均质型 1∶1 000,抗核抗体胞质颗粒型 1∶100,SS-A/Ro60 阳性,SS-A/Ro52 阳性,抗核糖体 P 蛋白抗体弱阳性,抗核小体抗体弱阳性,抗双链 DNA 弱阳性,余均阴性。

抗 β_2 糖蛋白 I 抗体、抗心磷脂抗体:IgG、IgM 均阴性。

脑脊液涂片及培养(2020-09-29):未查见抗酸杆菌、新型隐球菌、真菌,培养阴性。

淋巴细胞亚群(2020-10-01):CD3$^+$ ABS CNT 234/μL(↓),CD3$^+$CD4$^+$ ABS CNT 58/μL(↓),CD3$^+$CD8$^+$ ABS CNT 175/μL(↓),CD16$^+$CD56$^+$ ABS CNT 14/μL(↓),CD19$^+$ ABS CNT B 细胞 8/μL(↓)。

ANCA:抗中性粒细胞胞质抗体-核周型(+),余阴性,抗肾小球基底膜抗体、抗髓性过氧化物酶抗体、抗蛋白酶 3 抗体均阴性。

自身免疫性肝病抗体:抗线粒体 M2 抗体(±),余均阴性。

生化(2020-10-02):白蛋白 32 g/L,球蛋白 29 g/L,谷丙转氨酶 295 U/L(↑),谷草转氨酶 221 U/L(↑),γ-谷氨酰转肽酶 145 U/L(↑),碱性磷酸酶 83 U/L,尿素氮 4.1 mmol/L,肌酐 35 μmol/L,尿酸 135 μmol/L,血糖、电解质正常,甘油三酯 3.51 mmol/L(↑),胆固醇 6.16 mmol/L(↑)。

铁蛋白(2020-10-05):2 828.56 ng/mL(↑)。

CH50 补体经典途径溶血活性：19.91 U/mL(↓)。

补体：C3 0.39 g/L(↓)，C4 0.08 g/L(↓)，C1q 106 mg/L(↓)。

抗 dsDNA 抗体：104.85 U/mL(↑)。

心脏超声：静息状态下各节段收缩活动未见明显异常，左心室收缩功能未见明显异常(心室率快)，心包腔积液(少量)EF：56%。

胸腔积液 B 超：双侧胸腔积液(10 mm)。

第二阶段：患者脑脊液穿刺检查未提示中枢神经系统感染性疾病，骨髓细胞学检查及骨髓病理未提示血液系统恶性疾病。患者入院第 11 天淋巴结活检病理符合组织细胞坏死性淋巴结炎(KD)，诊断组织细胞坏死性淋巴结炎明确，但常规激素治疗、丙种球蛋白冲击治疗无效，且无法解释患者出现中枢神经系统症状。病程中患者出现全身皮肤点状出血点，血常规提示血小板和血红蛋白进行性下降、血脂升高、铁蛋白升高，考虑合并噬血综合征。同时患者开始出现口腔溃疡，晒太阳后出现颜面部典型的"蝶形红斑"(图 9-3)，脱发症状明显。结合抗核抗体高滴度阳性，抗 dsDNA 及多个自身抗体阳性，根据 2019 年欧洲抗风湿病联盟/美国风湿病学会共同发布的分类标准，评分 39 分，系统性红斑狼疮诊断明确。

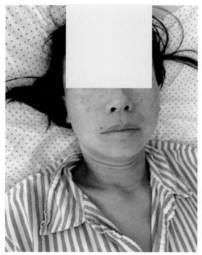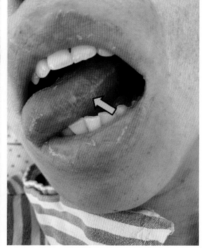

图 9-3　面部蝶形红斑及口腔溃疡

诊断

系统性红斑狼疮(重度，SLEDAI-2000 评分 31 分)；组织细胞坏死性淋巴结炎；噬血细胞综合征。

治疗及随访

风湿免疫科行利妥昔单抗 500 mg/d＋糖皮质激素 250 mg/d 治疗后，逐步激素减量维持。

临床关键问题及处理

·关键问题 该患者淋巴结病理提示组织细胞坏死性淋巴结炎,与最终诊断系统性红斑狼疮有何联系?

组织细胞坏死性淋巴结炎(KD)和系统性红斑狼疮(SLE)在临床上都不属于常见病或多发病。但这两种疾病都可以累及肝,出现肝功能异常。所以当临床上出现多脏器多系统累及的发热伴肝功能异常,往往提示需要更进一步考虑深层的原因,甚至无法用一元论解释的疾病,就要考虑能否用二元论来解释。正如此次病例中,KD不能解释患者病程中出现的神经系统症状,随后引出的SLE的诊断。但是这两个疾病之间又有着千丝万缕的联系。SLE患者在病程中会发生淋巴结病,但大多数病例并未活检,因此组织学诊断仍不明确。一篇关于与SLE相关的淋巴结活检的文章报道,20%的病例显示出组织学和超微结构方面的发现与KD没有区别。KD和SLE不仅在临床表现,病理组织学上也有很多相似点。30%的KD患者诊断时抗核抗体(ANA)阳性。一些KD患者的长期随访表明,许多KD患者随着时间的延长而发展为SLE。此外,治疗KD的药物如糖皮质激素、羟氯喹、丙种球蛋白,对于重症患者使用利妥昔单抗,同样适用于SLE的治疗。大多数学者认为,这两种疾病之间的联系如此紧密,不能单纯以偶然来解释。有学者认为这两种疾病可以共存,也有学者认为组织细胞坏死性淋巴结炎在SLE患者可能是狼疮性淋巴结炎或者KD模拟SLE。在一个系统评估的研究中,一共纳入了83项研究,KD-SLE 113例,KD 507例,SLE 4 176例。KD-SLE患者相对于单纯KD患者,更容易发生高热、皮疹、关节炎、噬血细胞综合征及复发。20%左右的KD-SLE患者会出现狼疮性肾炎,其中一半是亚洲人,45.1%的SLE会累及肾。KD-SLE患者比单纯SLE更容易出现中枢神经系统症状、发热、血管炎、全血细胞减少及腺体的累及。16% KD-SLE患者可有血管炎的表现:皮肤、颅内、视网膜,但仅累及一个部位,目前尚未有系统性血管炎累及多部位、多器官的报道。14.2% KD-SLE患者会累及中枢神经系统,可表现为无菌性脑膜炎、癫痫、精神异常、中枢神经系统血管炎、周围或颅神经病、横断性脊髓炎。18%的患者在诊断SLE之前被诊断为KD,51%的患者KD和SLE同时诊断,31%的患者在诊断SLE之后被诊断为KD。同时诊断SLE-KD患者更常出现盘状红斑、口腔溃疡、浆膜炎及复发的KD。

背景知识介绍

组织细胞坏死性淋巴结炎(KD)是一种罕见的良性自限性疾病,临床特征为发热伴亚急性坏死性淋巴结炎。KD最初由Kikuchi和Fujimoto等人在日本报道,在亚洲患者中发病率更高。它通常影响40岁以下人群,可以发生在任何年龄组。大多数研究显示女性居多,但来自亚洲国家的一些研究表明,男性与女性的比例接近1:1。患者以颈后淋巴结炎最为常见(60%~90%的病例),常伴有累及腋窝和/或锁骨上淋巴结,受累淋巴结有压痛,全身性淋巴结炎很少报道(1%～22%的病例)。淋巴结炎最常表现为发热(35%～77%的病例),其他不常见的症状包括体重减轻、恶心和呕吐、乏力、头痛、关节痛、盗汗、上呼吸道症状、皮肤红斑。其病因仍不明确,但许多病毒被认为是 KFD 的可能的致病因子,包括 EB 病毒、单纯疱疹病毒、水痘-带状疱疹病毒、人类疱疹病毒(6 型、7 型和 8 型)、细小病毒 B19、副黏病毒、副流感病毒、风疹、巨细胞病毒、乙型肝炎病毒、人类免疫缺陷病毒、人嗜 T 淋巴细胞病毒 1 型和登革热病毒。KD 需要与以下疾病进行鉴别诊断(表 9-2)。KD 的诊断还是有赖于病理组织学检查,但病理上有时与 SLE 等疾病较难区分。KD 的治疗主要以缓解症状为主(休息、解热镇痛药),对于复发或重症患者可皮质类固醇治疗。

表 9-2　亚急性坏死性淋巴结炎的鉴别诊断

感染	自身免疫性疾病
肺结核	系统性红斑狼疮
组织胞浆菌病	**淋巴瘤**
麻风病	B 细胞非霍奇金淋巴瘤(如弥漫大 B 细胞淋巴瘤)
猫抓病	T 细胞非霍奇金淋巴瘤(如外周 T 细胞淋巴瘤、间变性大细胞淋巴瘤)
梅毒	经典型霍奇金淋巴瘤
肠结肠炎耶尔森菌淋巴结炎	**髓样肉瘤**
细菌性淋巴结炎	
单纯疱疹淋巴结炎	
传染性单核细胞增多症	

系统性红斑狼疮(SLE)是一种系统性自身免疫病,以全身多系统多器官受累、反复的复发与缓解、体内存在大量自身抗体为主要临床特点,如不及时治疗,会造成受累器官的不可逆损害,最终导致患者死亡。SLE 病因复杂,与遗传、性激素、环境(如病毒和细菌感染)等多种因素有关。SLE 患病率的地区差异较大,目前全球 SLE 患病率为 0～241/10 万,中国大陆地区 SLE 患病率为 70/10 万～300/10 万,男女患病比为 1∶10～1∶126。目前国内 SLE 的诊断仍然根据 2019 年 EULAR/ACR 制定的 SLE 分类标准对疑似 SLE 患者进行诊断,如评分≥10分,即可诊断为系统性红斑狼疮。对于 SLE 患者,根据 SLE 疾病活动指数(SLEDAI-2000)评分标准,可分为轻度活动≤6 分,中度活动 7～12 分,重度活动>12 分。SLE 的治疗有糖皮质激素、羟氯喹、免疫抑制剂(环磷酰胺、甲氨蝶呤、环孢素、他克莫司、硫唑嘌呤、霉酚酸酯)、生物制剂(利妥昔单抗、贝利尤单抗)。对于重度或难治性 SLE,可考虑血浆置换或者免疫吸附治疗,难治性或合并感染是 SLE 患者,可加用静脉注射丙种球蛋白。

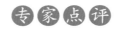

专家点评

　　系统性红斑狼疮在临床上诊断一向是一个非常困难的问题。"lupus can do everything",意思是狼疮可以有各种各样的表现。这个病例开始表现为发热伴肝功能异常到最后抽丝剥茧诊断为狼疮重症,也再一次印证了这一点。这个病例中有两点非常值得我们在以后的工作中借鉴,一个就是多学科团队合作的重要性,包括院内外的;另外就是对于这种相对比较难以诊断的疾病,要抽丝剥茧,不放过任何可疑的点,一追到底,才会使患者的利益最大化。

（袁小凌　鲍素霞　白玉盘　许　洁　上海交通大学医学院附属第九人民医院）

参·考·文·献

[1] Dumas G, Prendki V, Haroche J, et al. Kikuchi-Fujimoto disease retrospective study of 91 cases and review of the literature [J]. Medicine (Baltimore), 2014,93:372-382.

[2] Mercado U. On Kikuchi's disease and lupus [J]. Lupus, 2010,19:1004.

[3] Kim S, Kang M, Yoon B, et al. Histiocytic necrotizing lymphadenitis in the context of systemic lupus erythematosus (SLE):is histiocytic necrotizing lymphadenitis in SLE associated with skin lesions? [J]. Lupus, 2011,20:809-819.

[4] Perry A, Choi S. Kikuchi-Fujimoto disease: a review [J]. Arch Pathol Lab Med, 2018,142:1341-1346.

第三章

遗传代谢性疾病

10

青少年重度脂肪肝、肌无力：
多种酰基辅酶 A 脱氢酶缺乏症

青少年军事训练后出现肌无力和转氨酶升高，身材矮小、消瘦却发现有重度脂肪肝，经过严密的临床思维和精准的诊疗最终患者肌力恢复如常，脂肪肝完全缓解。

病史摘要

入院病史

患者，女性，18 岁，大学生，福建三明人。

主诉

乏力、纳差、呕吐、行走困难 1 个月。

现病史

患者 1 个月前参加新生入学军事训练后出现全身乏力、纳差、食欲减退，伴恶心、呕吐，进食后呕吐加重，食量明显减少，体重减轻。就诊于校医院，考虑"消化不良"，予以中药（大枣 9 g、干姜 5 g、姜半夏 9 g、旋覆花 12 g、炒麦芽 15 g、茯苓 12 g、陈皮 9 g、连翘 9 g、焦六神曲 15 g、焦山楂 10 g、煅赭石 20 g）治疗约 1 周，上述症状无改善，并逐渐出现体力不支，下肢酸软，行走困难。转诊至某大学附属医院，查血生化：谷丙转氨酶 307 U/L，谷草转氨酶 279 U/L，总胆红素 12 μmol/L，白蛋白 43 g/L，谷氨酰转肽酶 30 U/L，碱性磷酸酶 61 U/L，肌酐 47 μmol/L，尿酸 471 μmol/L，肌酸激酶 429 U/L，肌酸激酶同工酶 25.9 U/L，乳酸脱氢酶 805 U/L。血常规、凝血筛查、D-二聚体、葡萄糖-6-磷酸脱氢酶（G-6-PD）、甲状腺功能、粪常规、尿常规未见明显异常。甲型肝炎、乙型肝炎、丙型肝炎、戊型肝炎抗体，自身免疫性肝病抗体谱，抗核抗体均阴性。上腹部 MRI：重度脂肪肝。头颅 MRI：颅脑未见明显异常。肌电图：双尺神经部分损害（肘上-下，运动、感觉纤维均累及）；重复神经电刺激右尺神经低频、高频刺激未见递减、递增，右副神经、腓总神经低频刺激未见递减。给予"兰索拉唑护胃、多烯磷脂酰胆碱、双环醇保肝,静脉滴注葡萄糖、氨基酸、脂肪乳等营养支持"治疗,患者症状未见好转,恶心、呕吐进一步加重,体重进行性下降。由于病因未明,治疗效果欠佳,遂转入联勤保障部队第九〇〇医院进一步诊治。

既往史

平素体弱、消瘦,体力欠佳,但对生活和学习无明显影响。无肝炎、结核及其他传染病病史,无肝豆状核变性、糖原累积病、血色病等遗传肝病史。无糖尿病、慢性腹泻、贫血等慢性疾病史。

个人史

发病前参加新生入学军事训练。无地方病和传染病疫区居住生活史,否认特殊用药史和毒物接触史,无吸烟及饮酒史。

家族史

父母非近亲结婚,无明确遗传性肝病及其他遗传病家族史。

入院查体

体温 36.5 ℃,心率 108 次/分,呼吸 16 次/分,血压 115/87 mmHg。身高 150 cm,体重 35 kg,BMI 15.6 kg/m²。神志清,精神萎靡,消瘦貌,全身皮肤黏膜正常,无黄染。眼球活动自如,伸舌居中,吞咽正常。四肢肌力减弱,双下肢活动受限,可床边站立,但难以行走,肌力Ⅳ级,肌张力正常,双侧膝腱反射正常,病理征(一)。心肺检查未见异常;肝大,肋下 2 横指,质软,无压痛,脾肋下未触及。四肢肌肉无萎缩、无水肿。

入院诊断

恶心、呕吐原因待查;重度脂肪肝;肝生化异常;肌力减退。

实验室检查

血常规:白细胞 5.4×10⁹/L,中性粒细胞 51.9%,血红蛋白 124 g/L,血小板 332×10⁹/L。

肝功能及其他生化指标:尿素 4 mmol/L、肌酐 41 μmol/L、尿酸 332 μmol/L、葡萄糖 2.96 mmol/L、总蛋白 62 g/L、白蛋白 41 g/L、球蛋白 21 g/L、谷丙转氨酶 97 U/L、谷草转氨酶 166 U/L、碱性磷酸酶 54 U/L、谷氨酰转肽酶 43 U/L、胆碱酯酶 4 973 U/L、总胆红素 10.8 μmol/L、直接胆红素 7.8 μmol/L、总胆汁酸 11 μmol/L、肌酸磷酸激酶 123 U/L、肌酸激酶同工酶 18 U/L、乳酸脱氢酶 630 U/L、胆固醇 3.82 mmol/L、甘油三酯 0.81 mmol/L、钾 4.2 mmol/L、钠 138.7 mmol/L、氯 104.1 mmol/L、钙 2.34 mmol/L、镁 0.88 mmol/L、磷 1.4 mmol/L;糖化血红蛋白 5.1%。

肝炎病毒标志物:HBsAg(一)、HBsAb(+)、HBeAg(一)、HBeAb(一)、HBcAb(一),抗 HCV(一);EBV-DNA、CMV-DNA 均为阴性。

自身抗体:抗核抗体谱、抗核抗体滴度、dsDNA、抗肝自身抗原均为阴性。

免疫球蛋白:IgG 9.81 g/L,IgM 1.19 g/L,IgA 5.06 g/L。

肝病相关特异性蛋白:铜蓝蛋白 232 mg/L;α-抗胰蛋白酶阴性;铁蛋白 35 μg/L;

G－6－PD 活性正常。

肿瘤标志物：癌胚抗原、甲胎蛋白、CA19－9、CA125 均正常。

辅助检查

胸部 CT：右上肺可见一肺气囊，扫及肝重度脂肪肝。

上腹部 MRI：肝体积增大，重度脂肪肝。

头颅 MRI：颅脑未见明显异常；左侧下鼻甲肥厚信号增高，考虑炎性增生性改变，鼻中隔偏曲。

肌电图：双尺神经部分损害，重度神经电刺激右尺神经低频，高频刺激未见递减，递增，右侧副神经，腓总神经低频刺激未见递减，余周围神经未见异常。

入院后诊疗经过及随访

患者以消化道症状和肌无力为主诉入院，针对军事训练后出现恶心、呕吐、食欲减退等消化道症状，首先需要排除急慢性消化道疾病，如果能确定患者是消化道疾病的话，那么乏力、消瘦、低钠血症、低钾血症和低血糖就有可能是其继发的临床表现和并发症。因此，在常规实验室和影像学检查后，进一步完善电子胃镜和消化道造影，胃镜提示"非萎缩性胃炎，伴胆汁反流"，由于患者体质虚弱，恶心、呕吐明显，清洁肠道有一定困难，暂缓肠镜检查，予以全消化道钡餐造影检查，提示"慢性胃炎；胃肠蠕动减弱"，粪常规化验未见异常，通过上述检查提示消化道疾病所致严重营养不良、脂肪肝和电解质紊乱等可能性较小。其次考虑到患者平素体弱、身材矮小，入院检查发现重度脂肪肝，但患者否认脂肪肝病史，其是否可能存在未知的原发性疾病，经训练刺激后，体力消耗较大，进一步诱发"急诊脂肪肝"呢？于是，我们将诊断的方向转移到排查遗传代谢性疾病。按照"从简到繁，从易到难"的策略。首先检测了与生长发育相关的生长激素、泌乳素、促肾上腺皮质激素、促甲状腺素等垂体前叶激素和血清皮质醇、皮质酮、甲状腺素等内分泌激素，结果均正常，常见内分泌疾病可以排除；其次，患者的铜蓝蛋白、血清铁蛋白、α-抗胰蛋白酶、G－6－PD 均未见异常，排除 Wilson 病、血色病、蚕豆病、α-抗胰蛋白酶缺乏症等青少年常见的遗传代谢性疾病。另外，患者有重度脂肪肝，肝活检是发现病因线索的重要诊断手段，遂予以完善肝穿刺活检术，病理结果显示：大泡和微泡混合型重度脂肪肝（图10－1），余无其他特殊发现。

常规临床检查没有发现病因诊断线索。考虑到患者为青少年，重度脂肪肝伴肌无力，肝功能、肌细胞酶谱均有明显升高，肝和肌细胞均为线粒体丰富的器官和组织，遗传代谢性肝病和肌病的可能性较大。而对于该类疾病，基因检测十分必要。遂完善全外显子基因测序及线粒体基因检测。治疗上予以留置鼻空肠管，给予肠内联合肠外营养治疗，大量补充肠内外营养物质，患者虽然仍有反复恶心、呕吐，肝功能异常，但精神状态有所好转。

基因检测：检出 1 个与患者临床表型相吻合的致病性 *ETFDH* 基因突变（表 10－1、图 10－2）。该基因突变可引起"多种酰基辅酶 A 脱氢酶缺乏"，引起脂肪酸 β 氧化障碍及支链氨基酸、赖氨酸、色氨酸代谢障碍，导致三磷酸腺苷的生物合成受损、各器官过多的脂质积累和糖异生不足，诱发脂肪肝和肌肉细胞损伤。

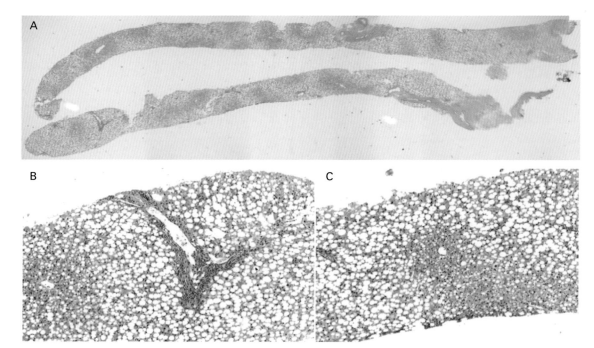

图 10-1　肝活检病理表现

A～C. 大泡和微泡混合型重度脂肪肝

表 10-1　高通量基因测序结果

全外显子组测序									
检测方法	高通量测序								
测序质量	覆盖 20 000 多个基因；涵盖 85% 以上的人类疾病；检测范围包括 SNV、INDEL 等								
高通量测序结果	与临床相关的突变基因	位染色体置	Rs 编号	变异类型	人群频率	蛋白预测	基因型	ACMG 致病性评级	遗传方式
	ETFDH	Chr4：159603421	NM-00128737：exon2：G109A：p.37T	错义突变	0.0017	Revel：0.886	纯合	致病性的	AR
家系验证结果									
基因	突变位点		患者		患者之父			患者之母	
ETFDH	c.250G>A		纯合突变		杂合突变			杂合突变	

最终诊断：多种酰基辅酶 A 脱氢酶缺乏症（迟发型）（multiple acyl-CoA dehydrogenase deficiency，MADD）。

确诊当天立即给予：维生素 B_2（核黄素）100 mg，每天 1 次，口服；左卡尼汀 10 mg，每天 2 次，口服；以及低蛋白、低脂肪、高碳水化合物饮食。此方案治疗第 5 天，患者恶心、呕吐症状明显改善。2 周后患者拔除鼻空肠管，可自行行走，转氨酶及肌酸磷酸肌酶恢复正常。出院后 1 个

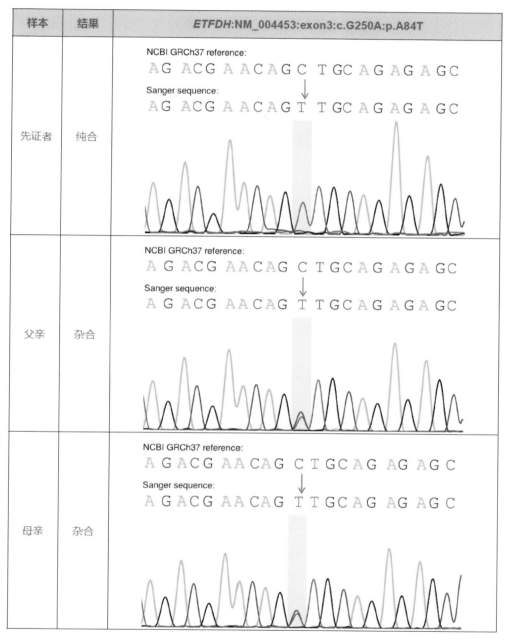

图 10 - 2　一代测序验证结果

月余复查,转氨酶及肌酶均正常。腹部影像学提示脂肪肝明显改善,肝体积恢复正常。患者持续"维生素 B₂ 100 mg,每天 1 次,口服;左卡尼汀 10 mg,每天 2 次,口服"治疗,并坚持低蛋白质、低脂肪、高碳水化合物饮食。半年后随访,患者肝功能、肌酶正常且保持平稳,腹部 CT 提示脂肪肝完全缓解,治疗前后肝平均循环数阈值(Ct 值)从 18 升至 67(图 10 - 3)。

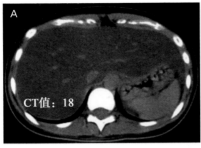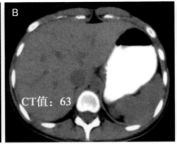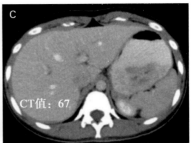

图 10 - 3 治疗前后肝变化

A. 治疗前;B. 治疗后 2 个月;C. 治疗后 8 个月

临床关键问题及处理

· **关键问题 1** 如何诊断没有见过的罕见病?

(1)正确的临床思维:患者入院后首先考虑临床常见病,根据其恶心、呕吐、食欲减退、消瘦等消化系统表现,完善胃镜和消化道钡餐检查,重点排查胃肠道疾病。当围绕胃肠道疾病进行相关检查,但没有找到有力的病因诊断依据。进而抓住临床要点患者为青少年,肝体积明显增大,CT 检查密度明显降低,提示重度"脂肪肝"再结合患者有肌无力和肌酶升高等明显肌肉损伤表现,从"一元论"的角度将两者联系到一起思考,寻找能用一种病因解释上述两种现象,即肝和肌肉两个方面临床表现的病因,从而考虑到了"脂质贮积病"。这类病可以出现内脏和肌肉共同受累,因此围绕脂质贮积病,开展相关检查,最终得以正确诊断。

(2)有的放矢的检查:在疑难疾病诊断中辅助检查应带有明确的目的性,努力发现直接证据,在检查过程中临床医师要主动与辅助检查科室沟通,提供详细的病史,并提出重点要观察的部位和想要发现的问题。在本例患者的诊断中,肝活检没有发现有利的证据,但能排除糖原贮积症、肝淀粉样变性、Wilson 病、戈谢病等具有脂质贮积现象的疾病。缩小了病因诊断的思考范围。

(3)精准诊断技术的应用:绝大多数的罕见病由基因或基因组变异所致。此外,感染、环境等非遗传因素也可导致罕见病。在临床工作中,首先应综合考虑患者的临床表型、家族史、生长发育史、孕产史、生活环境等因素,以鉴别患者是否为遗传性疾病。对于由遗传因素导致的罕见病,基因诊断是其确诊不可或缺的方法。通过对患者的核酸进行分析,可以判断患者是否有基因或基因组异常,在分子水平揭示病因。人类基因组变异包括单个核苷酸变异、拷贝数变异及染色体结构变异等。针对不同的变异类型有不同的检测技术,如高通量测序、Sanger 测序、基因芯片、染色体核型分析、荧光原位杂交、多重连接探针扩增等。其中,高通量测序技术由于具有通量大、精度高、能同时分析拷贝数变异等优点,在罕见病诊断中的应用日益广泛。通过高通量测序技术,越来越多的罕见病找到了病因。本例患者就是通过全外显子基因测序确诊的。

• **关键问题 2** 对于一时难以明确诊断的重症患者，病因未明前该如何处置？

对于少见病和罕见病临床确诊比较困难，对于这类的重症患者，如果不进行有效的干预治疗，患者的健康和生命安全就会受到严重的威胁。只有积极有效的干预才能为确诊赢得更多时间，为患者带来新的希望。

（1）针对病理生理过程进行干预：虽然针对病因治疗是治疗的关键，但针对病理生理过程进行干预和治疗是临床上更加常用的治疗策略。因为有不少疾病无法明确病因，也有的疾病虽然能明确病因，但是没有有效的针对病因治疗的方法，这时针对病理生理过程进行干预就显得极其重要，如不明原因的全身炎症反应综合征、休克、弥散性血管内凝血等，这些临床综合征都是根据病理生理过程命名的，在病因未明的情况下，均可以先对这些临床综合征进行治疗。该患者的主要病理改变是脂肪肝，同时又有严重的消化道症状，因此在病因诊断未明确以前，我们就已经针对脂肪肝进行了治疗，严格限制了脂肪乳等有可能加重肝脂肪变性的药物的使用。

（2）对症和营养支持治疗：对症治疗是病因未明确患者最常采取的治疗策略。这一点在该例患者的救治过程中显得尤为重要，由于患者具有严重的消化道症状，长时间恶心、呕吐、不能进食，如果不进行有效补充营养和热量，患者就会发生严重的营养不良、电解质紊乱，甚至危及患者的生命，给患者及时置入鼻空肠管恢复肠内营养物质和电解质，为患者后来的病因治疗赢得了宝贵的时间。

• **关键问题 3** 大剂量维生素 B_2 可以使患者恢复健康吗？

MADD 虽然是一个基因病，但迟发型 MADD 对维生素 B_2 治疗一般是敏感的。因为 MADD 是由电子转移黄素蛋白(ETF)或电子转移黄素蛋白-泛醌氧化还原酶(ETFDH)缺陷所致。ETFDH 是线粒体内膜中 64 kDa 单体蛋白，包含三个功能域：FAD 功能域、4Fe4S 功能域和辅酶 Q10 功能域。MADD 患者的蛋白质早期折叠时，携带严重缺陷的 ETFDH 多肽将被线粒体蛋白酶识别并降解。FAD 作为 ETFDH 蛋白的化学伴侣，可以在 ETFDH 的折叠早期促进次要元件的折叠，促进黄素酶的寡聚化或构象稳定化。因此，临床上可以通过给予补充 FAD(核黄素腺嘌呤核苷酸)前体蛋白核黄素来稳定 ETF/ETFDH 的构象，改善临床症状。另外，MADD 常合并肉碱的缺乏，给予补充左卡尼汀可以将血液游离肉碱浓度维持在正常范围，有助于辅助脂肪酸的代谢。对于基因突变于 ETFDH 蛋白的 4Fe4S 功能域的患者，往往预后较差，婴儿发病，且对维生素 B_2 治疗不敏感，部分患者给予苯扎贝特 10～20 mg/(kg·d)、辅酶 Q10 及 3-羟基丁酸钠获益，今后可进一步考虑基因工程的手段进行治疗。

本例患者为迟发型 MADD，诊断明确后，给予维生素 B_2、左卡尼汀及维持低脂、高碳水化合物控制饮食后，患者生化指标、消化道症状、神经系统症状及肝脂肪变性明显改善。嘱咐患者避免发热、疲劳、特殊药物、饥饿等情况，持续临床随访。患者生化指标稳定，影像学表现稳定，已重返校园。

背景知识介绍

多种酰基辅酶 A 脱氢酶缺乏症（multiple acyl-CoA dehydrogenase deficiency，MADD）又被称为戊二酸血症Ⅱ型，是一种脂肪酸 β 氧化代谢障碍性常染色体隐性遗传病，由电子转移黄素蛋白（ETF）或电子转移黄素蛋白-泛醌氧化还原酶（ETFDH）缺陷所致。目前的发病率尚无明确报道。临床症状根据分型不同，临床表现轻重不一，并可出现组织器官为首发的病变，易被误诊，新生儿发病病情凶险，早期不易被发现，常可导致猝死，成人迟发型早期诊断和合理治疗可明显改善预后。

MADD 临床表现高度异质，根据发病年龄可分为三类：Ⅰ型，伴有先天性畸形的新生儿型；Ⅱ型，新生儿起病，不伴有先天畸形；Ⅲ型，起病晚，症状多样，迟发型。根据治疗的效果又可以分为：维生素 B_2 治疗反应型、维生素 B_2 治疗无反应型。新生儿诊断此病主要依靠足跟血液脂酰肉碱及尿中有机酸含量增加，但这些生化指标的改变可在发病间歇期不明显。因此，MADD 的病因学基因诊断尤为重要。

在治疗方面，MADD 根据临床分型不同反应不同。早期发病患儿多为维生素 B_2 无反应型，药物治疗效果欠佳，病情危重，易出现非酮症性低血糖和代谢性酸中毒，常在新生儿期至婴儿期死亡。轻型和迟发型多为维生素 B_2 反应型，口服维生素 B_2（100～300 mg/d）、左卡尼汀、低脂、低蛋白质、高碳水化合物饮食治疗效果较好。

目前实验室早期诊断 MADD 及明确基因突变类型对于患者的治疗是非常重要的，对 MADD 基因突变位点的研究有利于 MADD 的早期诊断与治疗。但实际治疗中依然存在发病机制的多样性，除了维生素 B_2 反应型 MADD，还存在对维生素 B_2 反应较差或者无反应的患者，发病机制和治疗方法都需要在基因水平上做进一步的研究。

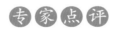

专 家 点 评

该病例展现了医师缜密的临床思维、有的放矢的检查、精准的分子诊断和立竿见影的治疗效果，是 1 例非常成功的罕见病诊治案例。对于任何不明原因的肝病，尤其是发病时间早伴有生长发育迟缓，应注意排查遗传性疾病。而在遗传性肝病中，如肝组织病理呈现脂肪变性的表现，应重点排查 Wilson 病、线粒体或糖代谢障碍。该患者的另一突出症状是肌力减退，结合重度脂肪肝、肌酸激酶和乳酸升高、肌电图表现应重点考虑代谢性肌病。代谢性肌病主要包括脂肪酸氧化障碍（FAOD）、糖原贮积症和线粒体肌病三种类型。不同年龄发病的代谢性疾病临床表现各异。新生儿和婴儿通常表现为肌张力减退和多系统累及，而迟发型通常表现为运动不耐受，伴或不伴进行性肌无力和肌红蛋白尿。其中，糖原贮积症主要表现为高强度运动不耐受，而 FAOD 和线粒体肌病主要在耐力型活动或禁食等应激条件下发病。早期诊断、生活方式干预、营养和辅助治疗可以预防或延迟肌无力的发生,避免肝肾功能衰竭等危及生命的并发症。

（周晓玲　李东良　联勤保障部队第九〇〇医院）

参·考·文·献

［1］ Xi J，Wen B，Lin J，et al. Clinical features and ETFDH mutation spectrum in a cohort of 90 Chinese patients with late-onset multiple acyl-CoA dehydrogenase deficiency ［J］. J Inherit Metab Dis，2014,37(3):399 - 404.

［2］ Fu HX, Liu XY, Wang ZQ, et al. Significant clinical heterogeneity with similar ETFDH genotype in three Chinese patients with late-onset multiple acyl-CoA dehydrogenase deficiency ［J］. Neurol Sci, 2016,37(7):1099 - 1105.

［3］ Henriques BJ, Rodrigues JV, Olsen RK, et al. Role of flavinylation in a mild variant of multiple acyl-coA dehydrogenation deficiency: a molecular rationale for the effects of riboflavin supplementation ［J］. J Biol Chem, 2009,284(7):4222 - 4229.

11

NOTCH2 基因突变相关的 Alagille 综合征

Alagille 综合征(Alagille syndrome，ALGS)是一种罕见的可导致胆汁淤积性肝硬化的遗传性疾病。近 97% 的病例由 *JAG1* 基因突变引起，仅约 3% 的病例由 *NOTCH2* 基因突变引起，呈常染色体显性遗传。本病例患者存在 *NOTCH2* 基因突变和 ALGS 相关的多系统临床表现，但也同时合并铜蓝蛋白水平降低和 *ATP7B* 基因杂合突变，颇为复杂。在此分享该病例的诊治经过，并重点讨论 ALGS 与肝豆状核变性两种遗传性肝病的鉴别和诊断。

病史摘要

入院病史

患者，女性，16 岁，安徽人，于 2018 - 08 - 17 收住入院。

主诉

反复皮肤、巩膜黄染 16 年。

现病史

患者出生 2 周后即出现严重皮肤黄染，肝功能提示总胆红素升高(具体不详)，腹部 B 超提示肝脾大，考虑为"新生儿病理性黄疸、肝损伤"，予以保肝及中药治疗后黄疸下降。此后患者未定期复查，生长发育无明显异常。4 年前患者因明显皮肤、巩膜黄染伴尿黄就诊，查肝功能：总胆红素 80.6 μmol/L，直接胆红素 58.5 μmol/L，谷丙转氨酶 123 U/L，谷草转氨酶 166 U/L，碱性磷酸酶 691 U/L，γ-谷氨酰转肽酶 226 U/L，总胆汁酸 78.2 μmol/L；血常规：白细胞 3.7×10⁹/L，中性粒细胞 54.2%，血红蛋白 122 g/L，血小板 52×10¹²/L；凝血酶原时间 18.2 秒，国际标准化比值 1.6；甲胎蛋白 2.9 ng/mL；病毒肝炎标志物系列及自身抗体指标均阴性；铜蓝蛋白 0.16 g/L。腹部 B 超：肝硬化，脾大。给予护肝降酶、利胆退黄等治疗后，患者黄疸改善但未复常。近 4 年来，患者仍有轻度皮肤、巩膜黄染，间歇性服用保肝利胆药物。现为进一步明确肝硬化、黄疸病因，收住入院。

个人史

出生于原籍，长期居住于杭州。否认特殊用药史，否认冶游史、吸烟史及饮酒史。否认手术史。无疫区久居史、毒物接触史、食物及药物过敏史、外伤史。否认家族慢性肝病、遗传病史。父亲车祸去世，母亲及一弟弟体健。

入院查体

特殊面容，宽额头、球形鼻、尖下巴（图 11 - 1A）。生命体征正常。身高 167 cm，体重 53 kg。神志清，查体配合，皮肤、巩膜轻度黄染。心肺听诊无异常。腹部平坦，腹部无压痛，肝肋下未及，脾肋下 5 cm 可及，质中，无压痛。移动性浊音阴性。肠鸣音 3 次/分。双下肢无水肿。

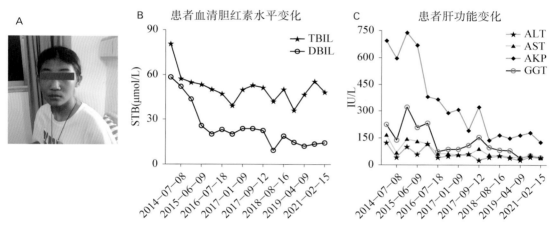

图 11 - 1 患者面容（A）及肝功能变化（B、C）

入院诊断

黄疸；肝硬化原因待查；脾大；脾功能亢进。

实验室检查

血常规：白细胞 1.57×10⁹/L，中性粒细胞 40%，中性粒细胞绝对值 0.63×10⁹/L，红细胞 3.64×10¹²/L，血红蛋白 117 g/L，血小板 36×10⁹/L。

肝肾功能：谷丙转氨酶 57 U/L，谷草转氨酶 68 U/L，碱性磷酸酶 161 U/L，γ-谷氨酰转肽酶 66 U/L，总胆红素 34.7 μmol/L，直接胆红素 12.5 μmol/L，白蛋白 27.9 g/L，总胆汁酸 70.2 μmol/L。

凝血功能：凝血酶原时间 16.9 秒，国际标准化比值 1.57，活化部分凝血活酶时间 58.5 秒，凝血酶时间 19.5 秒，纤维蛋白原 1.1 g/L。

自身抗体：抗核抗体 1∶100 阳性，抗线粒体抗体、抗平滑肌抗体、抗肝肾微粒体抗体 1、抗可溶性肝抗原抗体、抗 gp210、抗 sp100 抗体均为阴性。

体液免疫：IgG 16.5 g/L，IgA 3.61 g/L，IgM 3.61 g/L。

铁代谢：血清铁 16.1 μmol/L，总铁结合力 26.0 μmol/L，铁蛋白 178.5 ng/mL。

铜蓝蛋白 0.12 g/L(↓)(0.22~0.58)。

24 小时尿铜含量:23 μg/24 h(第 1 次);39 μg/24 h(第 2 次)。

辅助检查

腹部 B 超:肝硬化,胆囊壁毛糙增厚,脾大。

上腹部增强 MRI:肝硬化,肝内弥漫性增生结节(部分不典型增生不除外),脾大,脾门多发迂曲增宽血管影,食管下端静脉曲张(图 11 - 2A、B)。

MRCP:肝内胆管形态失常,肝内外胆管部分显示不清(图 11 - 2C)。

眼科会诊:K-F 环(一)。

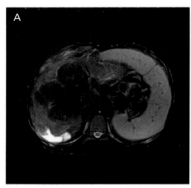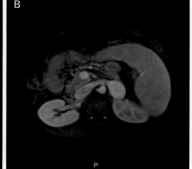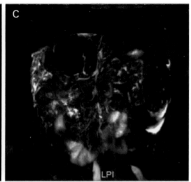

图 11 - 2　腹部影像学检查

A、B. 上腹部增强 MRI;C. MRCP

入院后诊疗经过及随访

患者因反复肝功能异常 10 年余、肝硬化原因待查入院。外院及入院后检查均提示铜蓝蛋白水平下降(0.12 g/L),故进一步完善肝豆状核变性相关检查:24 小时尿铜含量测定无异常升高(第 1 次 23 μg/24 h、第 2 次 39 μg/24 h),眼科会诊 K-F 环阴性,患者无神经系统症状,无溶血的实验室证据。在缺少肝脏病理和基因检测的情况下,根据肝豆状核变性 Leipzig 诊断评分系统评分总分为 1 分(表 11 - 1),肝豆状核变性诊断依据暂不充分,需进一步完善检查。

考虑到患者发病年龄较早,肝硬化原因不明,肝豆状核变性可能,其他遗传性肝病亦不能除外,基因检测作为精准诊断工具十分必要。于是予以完善全外显子基因测序。在等待基因检测结果的同时,完善肝脏病理检查。因患者凝血功能差、血小板减少,故未行经皮肝穿刺而是选择经颈静脉肝活检病理检查。肝穿刺病理结果示:肝小叶结构紊乱,部分纤维化,肝细胞缺失(部分区域肝细胞标志 CK8/18 染色阴性),小叶内散在点灶性坏死。汇管区扩大,少量淋巴细胞浸润,轻度界面炎,肝细胞气球样变性伴 Mallory 小体形成(HE ×20)。CK7 免疫组化提示小叶间胆管存在伴细胆管反应,肝细胞毛细胆管面表达 CD10(图 11 - 3)。特殊染色:地

表 11-1 肝豆状核变性 Leipzig 诊断评分系统

临床症状与体征	评分	其他检查	评分
K-F环		肝组织铜定量（无胆汁淤积的情况下）	
阳性	2分	正常<50 μg(0.8 μmol)/g	−1分
阴性	0分	50～249 μg(0.8～4 μmol)/g	1分
		>250 μg(4 μmol)/g	2分
存在神经系统症状和/或头颅 MRI 异常		罗丹宁染色阳性颗粒*	1分
严重损伤	2分	尿铜定量（无急性肝炎的情况下）	
轻微损伤	1分	正常	0分
无异常	0分	(1～2)×ULN	1分
		>2×ULN	2分
		正常但青霉胺继发试验>5×ULN	2分
铜蓝蛋白		基因检测	
正常(>0.2 g/L)	0分	2 条染色体均检测到突变	4分
0.1～0.2 g/L	1分	仅 1 条染色体检测到突变	1分
<0.1 g/L	2分	未检测到突变	0分
Coombs 阴性溶血性贫血			
有	1分		
无	0分		

注：总分≥4 分可以确诊；总分 3 分为疑似诊断，需进一步检查；总分≤2 分基本不考虑诊断。

* 如不能进行肝铜定量时采用；ULN，正常值上限。

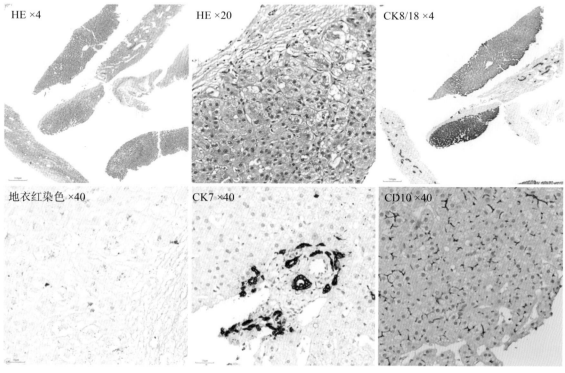

图 11-3 肝活检病理

衣红染色阳性提示铜沉积可能，但罗丹宁染色呈阴性。诊断：慢性肝炎，G2S3 - 4。后续全外显子测序结果回报：ATP7B(NM_000053.4)Exon11：c. 5857C＞T(p. R1953C)杂合突变；NOTCH2(NM_024408.4)Exon32：c. 5857C＞T(p. R1953C)杂合突变(图 11 - 4A)。完善肝脏病理和基因检测后，根据肝豆状核变性 Leipzig 诊断评分系统评分总分为 2 分(铜蓝蛋白 1分，基因检测 1 分)，不考虑肝豆状核变性诊断。

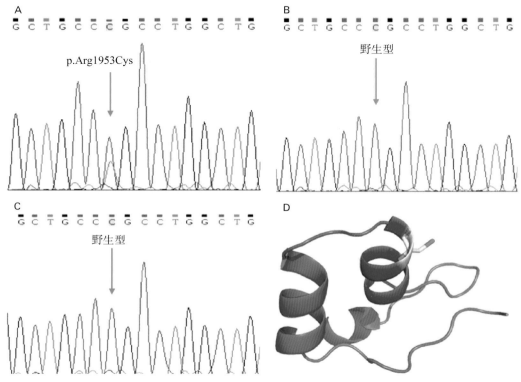

图 11 - 4　A～D. 基因检测相关结果

　　在基因检测结果中，发现了的 NOTCH2 基因突变。该基因与 Alagille 综合征高度相关。我们对改突变进行了功能分析和结构预测。用 polyphen2 及 SIFT 在线工具对 p. Arg1953Cys行突变功能分析，均提示有害；行三维结构预测(图 11 - 4D)，提示半胱氨酸替代精氨酸后，侧链体积减少，提示可能有害。对患者直系家属行该基因的 Sanger 测序，结果提示患者母亲及弟弟该位点均为野生型(图 11 - 4B、C)。患者父亲 10 年前因车祸去世，据患者家属叙述其父亲既往体健。除肝受累外，Alagille 综合征可累及心脏、骨骼、眼睛和颜面等多系统和器官。我们注意到患者存在 Alagille 综合征相关的特殊面部特征，包括宽额头、球形鼻、尖下巴，整体呈倒三角形面容(图 11 - 1A)。进一步完善骨骼检查提示蝴蝶椎(图 11 - 5A、B)，腰椎多发"许莫结节"(图 11 - 5C)，眼部检查、超声心动图未见明显异常。结合患者的临床表现和基因检测结果，最终诊断为 Alagille 综合征。

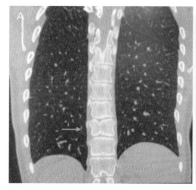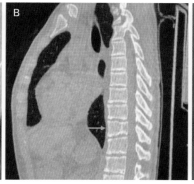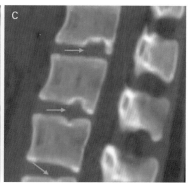

图 11 - 5　胸腰椎影像学检查

A、B. 蝴蝶椎;C. 许莫结节

　　治疗上给予长期熊去氧胆酸口服改善胆汁淤积,定期输注人血白蛋白改善低蛋白血症等。目前患者一般情况稳定,肝功能较前好转(图 11 - 1B、C)。

临床关键问题及处理

　　· **关键问题 1**　患者铜蓝蛋白水平降低,且检出 ATP7B p. Ala874Val 杂合突变,肝豆状核变性(WD)的诊断是否能排除?

　　患者多次检测铜蓝蛋白水平降低(最低为 0.12 g/L)。虽然铜蓝蛋白水平是最常用的 WD 诊断筛查指标,但其特异性并不高。铜蓝蛋白降低亦可见于其他病因的慢性肝炎、重症肝炎、严重低白蛋白血症、先天性低铜蓝蛋白血症等。当铜蓝蛋白低于 0.1 g/L 诊断价值较高。该患者的肝脏病理提示肝细胞气球样变性伴 Mallory 小体形成,地衣红染色阳性,可符合 WD 肝损害的病理特征。但地衣红铜染色特异性不高,亦可见于慢性胆汁淤积,而且采用 Leipzig 诊断标准中推荐的罗丹宁染色为阴性。此外,患者无神经系统损害的症状及体征,多次查 24 小时尿铜均正常范围,K - F 环阴性,基因检测仅为单个位点杂合突变。采用 2012 年欧洲肝脏病学会推荐的 Leipzig 诊断标准,患者综合评分仅为 2 分,未能达到满足 4 分及以上的确诊标准,故考虑肝豆状核变性诊断不成立。

　　· **关键问题 2**　虽然该患者存在 NOTCH2 基因突变、特殊面容及骨骼相关临床表现,但肝穿刺病理未提示胆管缺失,Alagille 综合征诊断是否成立?

　　ALGS 为多系统受累疾病,目前认为经典的诊断标准为肝组织活检有肝内小叶间胆管数量减少或缺如,并具有至少包括慢性胆汁淤积、心脏杂音、蝴蝶椎骨、角膜后胚胎环和特殊面容 5 个主要临床表现的其中 3 个,并排除其他可能原因。如果已知有基因突变或家族阳性史时,2 个主要标准通常即可确诊。在本例病例中,患者存在慢性胆汁淤积的生化表现、骨骼异常及特殊面容,结合 NOTCH2 基因突变,患者 ALGS 诊断明确。

以往认为肝活检病理发现小叶间胆管减少或缺乏是 ALGS 最重要的特征。然而,近年研究发现有些 ALGS 的患者在早期可无小叶间胆管消失甚至出现胆小管的增生,有些 ALGS 的肝脏病理表现为汇管区的减少。此外,肝活检病理特征的描述主要基于 *JAG1* 突变相关病例的总结,*NOTCH2* 突变的 ALGS 仅约占所有病例的 3%,其基因型与表型之间的关系有待进一步研究。该患者肝脏病理中有大面积肝细胞缺失,部分肝细胞气球样变性伴 Mallory 小体形成,这在 ALGS 患者中并不常见。结合本例患者在出生后不久即有严重的新生儿黄疸,推测该病理改变可能为严重肝损伤、胆汁淤积损伤修复后的表现。

背景知识介绍

Alagille 综合征是一种累及肝、心脏、骨骼、眼睛和颜面等多系统或器官的常染色体显性遗传性疾病。其发病率约为 1/30 000,近 97% 的病例由 *JAG1* 基因突变引起,仅约 3% 的病例由 *NOTCH2* 基因突变引起。约 40% 的 ALGS 的基因突变是遗传自其父亲或母亲的,约 60% 的患者是自发突变。

肝是 ALGS 典型的受累器官,绝大多数患者因为胆汁淤积的临床表现而就诊。黄疸是该病最主要的表现,常发生在新生儿期或出生后 3 个月内,约半数患儿黄疸持续整个婴儿期,部分患儿黄疸可能逐渐有所缓解。绝大部分 ALGS 患者出现肝,包括婴儿期患儿。脾在早期少见,随病情进展亦可见于大部分的患者。胆汁淤积可以导致剧烈瘙痒、严重的高脂血症、黄瘤病和脂溶性维生素缺乏。肝病严重程度是影响 Alagille 综合征患者预后的主要原因。严重的胆汁淤积可能导致肝功能衰竭,从而需要进行肝移植治疗。

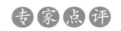

专家点评

ALGS 与肝豆状核变性的治疗差异大,当病理表现不典型,基因检测同时检出多种突变时,如何鉴别诊断及治疗对患者的后续转归起关键作用。该病例通过医师详细的病史问询,仔细地甄别,深入地探究基因型与表型之间的关系,最终明确诊断。目前,遗传性肝病发病率低、病因复杂、种类繁多、个体差异显著,是不明原因肝病领域临床诊断过程中的难点。随着基因测序技术的发展和基因测序成本的下降,高通量二代测序技术逐渐走入临床,传统的 Sanger 测序逐渐被肝病相关多基因靶向测序替代,成为临床医师诊断遗传性肝病不可或缺的工具。临床表型与基因型的关系一直是一个饶有兴趣的话题,临床医师时常碰到表型与基因型不全符合的复杂局面,需要临床医师掌握扎实的临床、影像学、病理及遗传等多方面的综合知识,才能做出相对比较准确的判断。由于遗传性疾病的发病率、表型、致病基因及基因突变谱存在种族特异性,临床上仍有许多高度可疑遗传性肝病病例,目前仍存在许多未知领域待开拓,更多的致病基因亟待发现。同时,中国人群的遗传病数据库也期待据此进一步完善。

（龚　玲　申屠奕灵　马晓洁　芈肖肖　唐　栋　杨文君

兰迪翔　陈公英　施军平　杭州师范大学附属医院）

参·考·文·献

[1] Mitchell E，Gilbert M，Loomes KM. Alagille syndrome [J]. Clin Liver Dis, 2018,22(4):625 - 641.

[2] Hannoush ZC，Puerta H，Bauer MS，et al. New JAG1 mutation causing Alagille syndrome presenting with severe hypercholesterolemia：case report with emphasis on genetics and lipid abnormalities [J]. J Clin Endocrinol Metab, 2017,102(2): 350 - 353.

[3] Sanchez P，Farkhondeh A，Pavlinov I，et al. Therapeutics development for Alagille syndrome [J]. Front Pharmacol, 2021, 12:704586.

[4] Gilbert MA，Bauer RC，Rajagopalan R，et al. Alagille syndrome mutation update：Comprehensive overview of JAG1 and NOTCH2 mutation frequencies and insight into missense variant classification [J]. Hum Mutat, 2019,40(12):2197 - 2220.

[5] Gonzales E，Hardikar W，Stormon M，et al. Efficacy and safety of maralixibat treatment in patients with Alagille syndrome and cholestatic pruritus (ICONIC)：a randomised phase 2 study [J]. The Lancet, 2021,398(10311):1581 - 1592.

12

"黑肝"探因：血红蛋白 H 病

题记

　　铁超载在超声检查和 CT 检查中缺乏特征性改变，但 MRI 检查是检测及量化肝铁超载的有效方法，可有特异性信号改变，表现为 T1WI、T2WI 肝信号明显减弱，俗称"黑肝症"。本例病例以黑肝、巨脾、黄疸为表现，最终明确病因为血红蛋白 H 病（HbH），继发性血色病。HbH 是存活的 α-地中海贫血中最严重的一种。该病临床表型不一，可出现轻至中度贫血、黄疸、肝脾大等。HbH 患者的红细胞在脾遭到破坏。患者因贫血而反复输血及肠道代偿性铁吸收增加导致铁超载。机体内过多的铁可能沉积至肝、心脏等部位并出现不同的临床症状。虽然属于血液系统疾病，但患者通常在肝病等科室首诊。如能提高肝病医师对此类疾病的认识，可以减少漏诊和误诊。

病史摘要

入院病史

患者，男性，47 岁，江西人，工人，于 2019-07-08 收住入院。

主诉

脾大伴胆红素升高 10 年余。

现病史

患者于 2008 年至当地医院体检，行腹部 B 超：脾（170 mm×58 mm）。肝生化：谷丙转氨酶 32 U/L，谷草转氨酶 35 U/L，碱性磷酸酶 134 U/L，γ-谷氨酰转肽酶 17 U/L，总胆红素 45.1 μmol/L，间接胆红素 33 μmol/L。白细胞、血小板计数均在正常范围内。患者自觉无腹痛、腹胀等不适，未进一步诊治。后定期复查腹部 B 超，结果同前。2017 年患者再次复诊，腹部 B 超（2017-09-26）：胆囊结石、胆囊息肉、脾大（210 mm×65 mm）。实验室检查（2017-10-06）：谷丙转氨酶 16 U/L，谷草转氨酶 21 U/L，碱性磷酸酶 101 U/L，γ-谷氨酰转肽酶 18 U/L，总胆红素 72.2 μmol/L,间接胆红素 62.8 μmol/L,白蛋白 52.4 g/L;白细胞 4.03×10⁹/L,红细胞 5.47×10¹²/L,血红蛋白 105 g/L,血小板 252×10⁹/L。腹部 MRI(2017 - 10 - 09)平扫:①肝信号普遍性降低,提示铁质沉积可能;②脾大。因患者存在贫血、脾大,进一步完善溶血相关检查:直接抗人球蛋白试验(一),糖水溶血试验(一),酸溶血试验(一)。2017 - 10 行肝穿刺活检:肝组织正常结构尚存,肝细胞内弥漫性含铁血黄素沉积,汇管区无明显纤维组织增生,伴少量慢性炎细胞浸润,考虑存在铁累积性疾病。结合患者肝穿刺结果,考虑血色病可能,予以完善血色病基因检测:遗传性血色病相关基因均未见异常(*HFE*、*HFE2*、*HAMP*、*TFR2*、*SLC40A1*)。此次入院前患者再次复查肝生化、血常规、腹部 B 超(2019 - 07 - 01):谷丙转氨酶 24 U/L,谷草转氨酶 25 U/L,碱性磷酸酶 70 U/L,γ-谷氨酰转肽酶 18 U/L,间接胆红素 68.3 μmol/L,直接胆红素 10 μmol/L,白蛋白 45.4 g/L;铁蛋白 604.9 ng/mL(↑);白细胞 5.07×10⁹/L,中性粒细胞 72.3%,红细胞 4.99×10¹²/L,血红蛋白 94 g/L,血小板 40×10⁹/L。现为求进一步诊疗,门诊拟"脾大、黄疸原因待查"收入院。

患者自发病以来精神可,胃纳可,夜眠可,小便发黄,大便正常,体重未见明显下降。

既往史

否认肝炎、结核、伤寒等传染病史。否认青霉素、链霉素等药物过敏史。否认食物过敏史。按规定完成预防接种。否认手术史、外伤史、输血史。

个人史

出生于原籍。否认特殊用药史,否认疫水、疫区接触史。工作无工业毒物、粉尘、放射性物质接触史。吸烟 20 年余,平均 20 支/天。否认饮酒史。无麻醉药品或毒品应用史。无危险性行为。否认家族慢性肝病、遗传病史。

入院查体

生命体征正常。身高 173 cm,体重 70 kg。神志清,查体配合,皮肤、巩膜中度黄染。心肺听诊无异常。腹平软,无压痛、反跳痛、无肌卫,未及包块,肝肋下未及,脾达盆腔,腹部鼓音区正常,移动性浊音(一),肝区无叩击痛,肾区无叩击痛。肠鸣音正常,3 次/分。双下肢水肿(一)。

入院诊断

脾大、黄疸原因待查。

实验室检查

血常规:白细胞 4×10⁹/L,中性粒细胞 67.4%,淋巴细胞 24.20%,红细胞 5.11×10¹²/L,血红蛋白 97 g/L(↓),红细胞压积 32.50%(↓),平均红细胞体积 63.6 fL(↓),平均血红蛋白量 18.9 pg(↓),平均血红蛋白浓度 297 g/L(↓),血小板 61×10⁹/L(↓)。

外周血涂片:可见散在血小板,易见大血小板,外周血成熟红细胞大小不一,异常细胞未找见,中央淡染区扩大,可见棘形红细胞和大红细胞。

凝血功能检查正常。

生化:谷丙转氨酶 13 U/L,谷草转氨酶 22 U/L,碱性磷酸酶 85 U/L,γ-谷氨酰转肽酶 15 U/L,总胆红素 85.2 μmol/L,直接胆红素 10.0 μmol/L,总蛋白 74.9 g/L,球蛋白 24 g/L,白

蛋白 50.9 g/L,尿素氮 4.1 mmol/L,肌酐 56 μmol/L,尿酸 366 μmol/L,乳酸脱氢酶 268 U/L。

甲状腺功能正常。

红细胞沉降率:2 mm/h。

肝炎病毒学相关检测:阴性。

Coombs 试验:直接抗人球蛋白试验阴性,抗 IgG 阴性,抗 C3 阴性,抗体筛选阴性。

自身免疫性肝病标志物:阴性。

免疫球蛋白正常;补体 C3、C4(—)。

血液铁代谢相关指标:不饱和铁结合力 25.1 μmol/L,血清铁 31 μmol/L,总铁结合力 46.1 μmol/L,转铁蛋白 1.48 g/L(↓),铁蛋白 750 μg/L(↑),转铁蛋白饱和度 67.2%。

肿瘤指标:AFP、CA19 - 9、CEA 均在正常范围。

铜蓝蛋白 0.22 g/L(—)。

叶酸:7.74 nmol/L(—),维生素 B_{12}:213 pmol/L(—)。

结合珠蛋白<0.08 g/L(↓)(0.5~2.0 g/L)。

辅助检查

腹部 MRI 增强:巨脾,脾上极偏良性结节可能,门静脉及其分支增粗;肝含铁血黄素沉着改变;胆囊小结石,双肾小囊肿(图 12 - 1)。

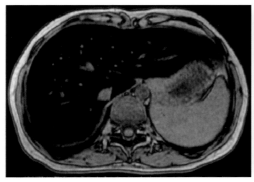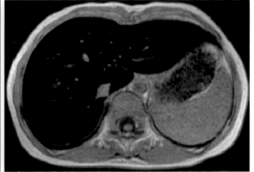

图 12 - 1　腹部 MRI

上腹部 CT 增强:肝右叶微小囊肿,肝内胆管稍扩张,巨脾;脾上极病灶;脾静脉迂曲增粗。

入院后诊疗经过及随访

首先分析该患者病史特点:①中年男性,以"脾大伴胆红素升高 10 年余"主诉就诊;无其他特殊典型的阳性症状。②查体:可见黄染,脾达盆腔。③辅助检查:胆红素升高,以间接胆红素为主,轻度贫血,铁蛋白、转铁蛋白饱和度升高。腹部 MRI 提示:巨脾,肝含铁血黄素沉着改变(图 12 - 1)。④基因检测:遗传性血色病相关基因均未见异常。⑤肝活检:肝组织正常结构尚存,肝细胞内弥漫性含铁血黄素沉积,汇管区无明显纤维组织增生,伴少量慢性炎细胞浸润,诊断倾向为铁累积性疾病(图 12 - 2)。

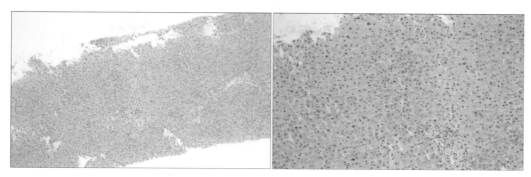

图 12-2　肝活检病理（HE 染色）

　　根据病史、临床症状、查体及辅助检查结果，特别是铁蛋白水平、转铁蛋白饱和度、肝磁共振表现及肝活检结果，均提示患者存在肝铁超载，考虑肝血色病诊断明确，而肝血色病可分为原发性和继发性。前者又称为遗传性血色病，属于常染色体隐性遗传性疾病，其特点为过量铁沉积于肝、胰腺、心脏、关节、皮肤及生殖系统，导致相应组织器官损伤，该疾病的诊断需要基因检测以明确。该患者既往基因检测结果并未发现遗传性血色病相关基因异常。故该患者需要考虑继发性血色病，而继发性血色病病因通常包括：反复多次输血、红细胞异常、骨髓无效造血、慢性丙型肝炎、酒精性肝病、非酒精性脂肪肝、代谢不良铁过量综合征等。结合该患者的症状、病史及辅助检查结果，该患者存在黄疸（以间接胆红素升高为主）、贫血、脾大，提示可能存在血液系统疾病。进一步完善外周血检查提示：红细胞渗透脆性 44%，血红蛋白电泳 H 快带，血红蛋白定量 HbA 92.0(96.5～97.5)%，HbA$_2$ 1.8(2.5～3.5)%，HbF 6.2(<2)%，红细胞形态提示体积大小不一，染色提示极度浅染并存深染细胞，异常形态易见靶形、小浓染、泪滴形、不规则异形、棒状细胞，异丙醇试验（＋），MCV/RBC 11，MCV 65.6 fL；相关基因检测结果提示：SEA 和 α3.7 双重缺失。结合检查结果，考虑诊断血红蛋白 H 病，继发性血色病。

　　出院后于 2019-12 行脾切除术，2021-03-11 随访血常规：白细胞 9.6×10^9/L，红细胞 6.61×10^{12}/L，血红蛋白 121 g/L，红细胞压积 40.8%（↓），平均红细胞体积 61.7 fL（↓），平均血红蛋白量 18.3 pg（↓），血小板 214×10^9/L。肝功能：谷丙转氨酶 26 U/L，谷草转氨酶 24 U/L，碱性磷酸酶 115 U/L，γ-谷氨酰转肽酶 39 U/L，总胆红素 38.12 μmol/L，直接胆红素 7.77 μmol/L。

临床关键问题及处理

· 关键问题 1　肝铁超载的疾病诊断与鉴别诊断有哪些？

　　肝铁超载为肝铁过度沉积，又称肝血色病。这是一种罕见的因铁代谢异常及肠道代偿性过度吸收铁导致体内铁过量，进而沉积至肝等脏器的疾病。肝铁超载患者实验室检查一般可发现血清铁、铁蛋白、转铁蛋白饱和度明显升高，铁蛋白水平在一定程度上可以反映肝的铁负荷,与肝的铁含量呈正相关。大部分患者肝超声检查和 CT 检查缺乏特征性改变,但 MRI 检查是检测及量化内脏铁超载的有效方法,可有特异性信号改变,表现为 T1WI、T2WI 肝信号明显减弱,俗称"黑肝症"。肝活检至今仍然是肝铁超载的金标准,不仅可以进行肝铁含量的定量,同时还可以发现其他肝病变,包括脂肪变性、炎症及纤维化甚至肝硬化,进而评估疾病的严重程度和预后。本例患者因"胆红素升高、脾大"就诊,就诊期间铁蛋白持续升高,但无明显皮肤色素沉着及其他脏器损伤表现,反复腹部超声和 CT 并未发现特殊肝异常。在我科住院期间行 MRI 检查发现典型"黑肝症",提示"肝含铁血黄素沉着改变"。进一步结果该患者外院肝脏病理结果,考虑肝血色病诊断明确。

肝血色病按病因分原发性血色病和继发性血色病,原发性血色病是一种常染色体隐性遗传病,该诊断需要进一步完善基因检测以明确,在我国发病率极低。而继发性血色病相对常见,病因通常包括:反复多次输血、红细胞异常、骨髓无效造血、慢性丙型肝炎、酒精性肝病、非酒精性脂肪肝、代谢不良铁过量综合征等。本例患者在当地医院已行基因检测排除遗传性血色病。结合该患者的症状、病史及辅助检查结果(同时存在间接胆红素升高、贫血、脾大),提示可能存在血液系统疾病,故进一步完善外周血检查及相关基因检测。结合检查结果,考虑诊断血红蛋白 H 病,继发性血色病。

· **关键问题 2**　肝铁超载的治疗有哪些选择?

肝过度的铁沉积会影响肝的正常功能,甚至出现脏器功能障碍甚至衰竭,所以一旦诊断,需进行及时有效的治疗干预,便能显著提高患者的生活质量,并延长其寿命。目前肝铁超载有效的治疗主要仍是针对具体病因及减少铁沉积,包括饮食治疗、放血治疗、铁螯合剂驱铁治疗、脾切除治疗。

饮食治疗在治疗过程中仅作为一种辅助疗法。建议避免饮酒,减少饮食中含铁食物摄入。间歇静脉放血治疗既往被认为是一种有效的去铁手段,但肝铁超载患者很多存在贫血,这一治疗方案对于该类贫血患者不适用,而且放血疗法很难被患者接受及有效实施。有效的铁螯合剂治疗可以使体内铁超载减轻,使血清铁蛋白维持在相对较低水平,从而减少脏器铁超载引起的并发症。肝铁超载患者大部分因原发疾病导致脾大,而脾大反过来又会导致患者的贫血症状加重,巨脾的患者脾破裂的风险较高,脾切除可以通过减少红细胞破坏,进而延长红细胞的寿命,从而改善贫血并减少输血需求。值得注意的是,脾切除术存在一定的并发症,包括深静脉血栓形成等。部分患者脾切除术后铁负荷可能加重,可能原因在于机体过量铁大部分在肝、脾中,脾也是机体重要的储铁场所,而切脾后铁蛋白增加可能提示机体铁负荷重新分布。所以,务必把握脾切除术的手术指征,切除脾后需密切随访,注意铁超载的变化情况,必要时给予相应的处理。

背景知识介绍

血红蛋白 H(hemoglobin H,HbH)病属于 α-地中海贫血的一种类型,又称为中间型 α-

地中海贫血。α-地中海贫血是所有遗传性血红蛋白病中最重要的类型，是我国长江以南地区最常见的单基因遗传病。该疾病是由于 α 珠蛋白链合成障碍导致红细胞无效生成和外周循环溶血。珠蛋白基因位于 16 号染色体，共有 4 个 α 珠蛋白基因。当仅有 1 个 α 珠蛋白基因缺失或突变时，这类患者一般无明显的症状；2 个 α 珠蛋白基因缺失或突变时，可能患者会出现轻度的小细胞低色素贫血；3 个 α 珠蛋白基因缺失或突变时，即为 HbH 病；而如果 4 个基因完全缺失或突变，即会导致重度 α-地中海贫血，又称为 Hb Bart's 胎儿水肿综合征。该类型胎儿由于严重贫血、缺氧等多死于宫内或出生后短期内死亡。

HbH 是存活的 α-地中海贫血中最严重的一种。该病临床表型不一，可出现轻至中度贫血、黄疸、肝脾大等，贫血严重时需要输血。HbH 存在无效造血和溶血，机体红细胞主要在脾遭到破坏，患者因贫血而反复输血及肠道代偿性铁吸收增加导致铁超载，机体内过多的铁可能沉积至肝、心脏等部位并出现不同的临床症状。所以铁超载是 HbH 患者常见的并发症。本病通过基因检测可以确诊，早诊断有利于疾病的管理、治疗及改善预后，同时为了避免出现重型 α-地中海贫血患儿，对 HbH 患者的后代及育龄期地中海贫血的基因携带者夫妻双方进行相关基因检测和遗传咨询，必要时借助产前诊断，从而预防重症 α-地中海贫血儿的出生。

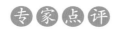

专 家 点 评

α-地中海贫血是所有遗传性血红蛋白病中最重要的类型，是我国长江以南地区最常见的单基因遗传病，而血红蛋白 H 病属于 α-地中海贫血的一种类型，又称为中间型 α-地中海贫血。这一类疾病属于血液系统疾病，如果直接就诊血液专科可能会早期发现。但因这类患者存在无效造血和溶血，机体红细胞主要在脾遭到破坏，故同时存在胆红素增高和脾大；部分因贫血而反复输血及肠道代偿性铁吸收增加导致铁超载，体内过多的铁会沉积至肝、心脏等多个部位并出现不同的临床症状。所以其中部分患者可能会因为脾大、胆红素增高、黑肝症等至消化内科或感染肝病科就诊，就诊时务必注意区分原发性血色病和继发性血色病。如果将该患者的诊断范围聚焦在间接胆红素增高的鉴别诊断上，则会第一时间明确溶血的诊断，从而进一步去查原因，有可能会缩短漏诊时间。临床上，对于间接胆红素反复增高、脾大、胆石症，不管有无肝铁负荷过重，都需要第一时间证实或排除溶血。我们科室根据这个思路，近年来已确诊多例在院外长期误诊的遗传性球形红细胞增多症和地中海贫血等病例。

（曾　静　范建高　上海交通大学医学院附属新华医院）

参·考·文·献

［1］ Powell LW，Seckington RC，Deugnier Y. Haemochromatosis［J］. Lancet，2016，388(10045)：706－716.

［2］ Al Qasem MA，Hanna F，Vithanarachchi US，et al. Inherited haemochromatosis with C282Y mutation in a patient with alpha-thalassaemia：a treatment dilemma［J］. BMJ Case Rep，2018，2018：bcr2017222700.

［3］ Li B，Han X，Ma J，et al. Mutation spectrum and erythrocyte indices characterisation of α-thalassaemia and β-thalassaemia in Sichuan women in China：a thalassaemia screening survey of 42 155 women［J］. J Clin Pathol，2021，74(3)：182－186.

［4］ 赵锦涵,常江,李洛华,等. 肝血色病1例报道并文献复习[J].胃肠病学和肝病学杂志,2020,29(3):359－360.

［5］ 王丽,曾丽红,张新华.关注血红蛋白H病的预防与治疗[J].中国临床新医学,2020,13(10):964－968.

［6］ 张丹瑛,朱新宇,翁书强,等.肝血色病1例报道[J].中华肝病杂志,2014,22(2):148－149.

［7］ 李菲菲,韩国庆,主余华.肝硬化合并肝血色病诊治体会及经验[J].中华肝脏病杂志,2017,25(4):302－304.

［8］ 农雪娟,许桂丹,李佳,等.桂西地区遗传性血红蛋白H病基因变异类型及其血液学特征的研究[J].中华医学遗传学杂志,2020,37(12):1326－1330.

［9］ 张素粉,肖奇志,陈斌焕,等.血红蛋白H病基因型与血液学表型分析[J].中华检验医学杂志,2020,43(12):1232－1236.

13

反复不明原因转氨酶升高：遗传性血色病

遗传性血色病是一种以铁沉积为病理特征的遗传病。典型症状包括肝硬化、糖尿病和皮肤色素沉着等。与高加索人群不同的是，亚洲人群经典的 *HFE* 基因突变导致的遗传血色病发病率极低。遗传性血色病大多数亚型治疗效果良好，尤其是在疾病早期，因此精准分子诊断尤为重要。在此分享 1 例反复乏力伴转氨酶升高 10 年，伴 *HFE* 基因突变，并最终成功施以救治的遗传性血色病病例，以促进临床医师对这类罕见病的认识。

病史摘要

入院病史

患者，男性，45 岁，江苏人，公司职员，于 2017 - 07 - 18 入院。

主诉

反复乏力、转氨酶升高 10 年余。

现病史

患者 10 年前曾因乏力、转氨酶升高在当地医院就诊，予以保肝降酶治疗，指标改善后出院。之后每逢劳累后患者出现乏力症状，多次在外院门诊就诊，复查转氨酶轻度升高，肝炎病毒标志物均阴性，间歇性口服甘草酸二铵胶囊可恢复正常。此次入院 1 个月前患者再次因劳累后乏力就诊，复查肝酶再次升高（谷丙转氨酶 323 U/L，谷草转氨酶 146 U/L），口服双环醇、水飞蓟宾葡甲胺片治疗。患者自觉症状无改善，1 周前乏力加重，复查谷丙转氨酶 541 U/L，谷草转氨酶 715 U/L，总胆红素 32.3 μmol/L，直接胆红素 15.5 μmol/L，遂予以收治入院。患者病程中无长期发热、皮疹、关节痛，无口干、眼干、口腔溃疡，无呕血、黑便，精神、饮食、睡眠可，大小便正常，体重近期无明显变化。

既往史

否认肝炎、结核病史及密切接触史。否认高血压、糖尿病等慢性疾病史。否认外伤、手术、输血史及食物药物过敏史。

个人史

无血吸虫病疫水接触史，无地方病或传染病流行区居住史，无毒物、粉尘及放射性物质接触史，无吸烟史，无饮酒史。否认慢性肝病家族史。

入院查体

体温 36.8 ℃、脉搏 70 次/分、呼吸 15 次/分、血压 120/80 mmHg。神志清，精神可。全身皮肤、巩膜轻度黄染，无肝掌，无蜘蛛痣，面色不晦，全身浅表淋巴结无肿大。双肺呼吸音清，未闻及干湿啰音。心律齐，各瓣膜听诊区未及杂音。腹平坦，腹壁未见腹壁静脉曲张，无压痛及反跳痛。肝肋下未触及、脾肋下 4 cm，质韧，无触痛，移动性浊音阴性，肠鸣音正常。双下肢无水肿。

入院诊断

肝损伤原因待查。

实验室检查

血生化：谷丙转氨酶 541 U/L，谷草转氨酶 715 U/L，碱性磷酸酶 215 U/L，谷酰转肽酶 204 U/L，总胆固醇 3.4 mmol/L，甘油三酯 1.11 mmol/L，葡萄糖 5.1 mmol/L，总胆红素 32.3 μmol/L，直接胆红素 15.5 μmol/L，白蛋白 41.9 g/L，白蛋白/球蛋白 1.3，尿酸 395 μmol/L，尿素氮 5.5 mmol/L，肌酐 78 μmol/L。

血常规：白细胞 5.03×10^9/L，中性粒细胞 62.5%，红细胞 5.16×10^{12}/L，血红蛋白 156 g/L，血小板 162×10^9/L。

凝血功能：正常。

肝炎病毒标志物：HBeAb 阳性、HBcAb 阳性，余乙型肝炎标志物均阴性；HAVAb IgM 阴性；HCVAb 阴性；HDVAb IgM、IgG 阴性；HEVAb IgM、IgG 阴性。

EBV - DNA、CMV - DNA：阴性。

结核感染 T 细胞检测：阴性。

抗核抗体、抗平滑肌抗体、抗线粒体抗体、抗中性粒细胞胞质抗体、抗中性粒细胞核周抗体阴性。

免疫球蛋白：IgG、IgM、IgG4 均正常范围。

铜蓝蛋白：正常。

血清铁 33.7 μg/dL（12～245 μg/dL），总铁结合力 44.8 μmol/L（↓）（48～68 μmol/L），铁蛋白 6 742 ng/mL（↑）（22～322 ng/mL），转铁蛋白饱和度 75.2%（↑）。

肿瘤标志物：AFP、CEA、CA19 - 9、CA125、CA153、NSE 未见异常。

辅助检查

超声：肝内回声增粗；胆囊炎性改变；脾大；胰腺、双肾未见明显异常；门静脉血流量属正常范围。

胸部 CT 平扫：未见明显活动性改变。

腹部 MRI 平扫＋增强＋MRCP：肝脾信号减低，考虑铁质异常沉积可能（图 13-1）。

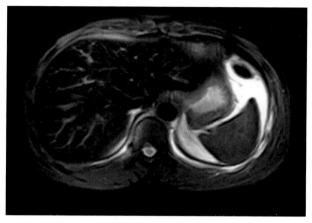

图 13-1　腹部 MRI T2WI：肝、脾信号减低，考虑铁质异常沉积可能

入院后诊疗经过及随访

为进一步明确肝损伤原因，行肝穿刺活检术。病理结果：肝组织内见较多铁沉积（图 13-2）。患者反复肝损伤 10 年，腹部 MRI 提示肝、脾铁质异常沉积，血清转铁蛋白饱和度明显升高（大于 45%），血清铁蛋白显著升高，肝穿刺活检病理提示肝组织内可见较多铁沉积，因此高度怀疑血色病。该患者没有长期大量输血史，亦无血红蛋白病、溶血性贫血、慢性病毒性肝炎、酒精性肝病等导致铁沉积的疾病史。在排除继发性血色病后，进一步完善遗传性血色病相关基因检测。报告提示 *HFE* 基因存在 c. 187 C＞G(p. H63D)杂合错义突变。结合其临床表现及铁代谢相关检查结果，诊断遗传性血色病 1 型。患者无法接受放血疗法，故予以地拉罗司分散片 1 250 mg/d 口服治疗，治疗 6 个月后复查肝生化指标完全恢复正常，18 个月后血清铁蛋白逐渐下降至正常范围。患者乏力症状亦消失，现病情稳定。

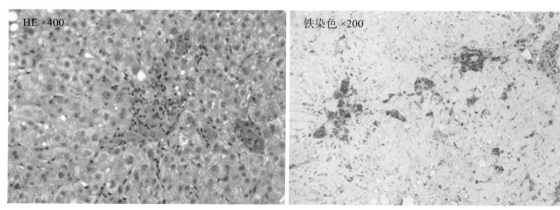

图 13-2　肝穿刺病理：肝组织内见较多铁沉积，并见铁结节

临床关键问题及处理

·关键问题 1 血色病如何诊断？

血色病是一种慢性铁负荷过多的疾病。铁异常沉积于肝、心脏和胰腺等实质性细胞中，导致组织器官弥漫性纤维化和功能失常。临床上主要有肝硬化、糖尿病、皮肤色素沉着、扩张型心肌病及性腺萎缩等表现。血色病可分为遗传性和继发性，后者在血液、肝等系统疾病基础上发生，包括输血、外源铁摄入过量、血红蛋白病、溶血性贫血、长期血液透析、慢性病毒性肝炎、脂肪性肝病等。遗传性血色病根据不同的突变基因分为 1～4 型。1 型主要涉及 *HFE* 基因突变，是最为常见的血色病类型，又称为经典血色病。铁蛋白及转铁蛋白饱和度用于诊断筛查，肝组织铁染色及基因检测有助于明确诊断(图 13 - 3)。

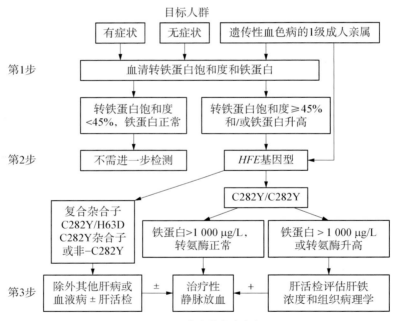

图 13 - 3 血色病临床诊治流程

本例患者反复转氨酶升高 10 年，腹部 MRI 提示肝、脾铁质异常沉积可能。血清转铁蛋白饱和度、铁蛋白显著升高，肝穿刺活检病理提示肝组织内可见较多铁沉积，高度提示血色病。排除继发性因素后，予以完善基因检测，结果提示存在 *HFE* 基因 c. 187C＞G(p. H63D)杂合错义突变。*HFE* 基因突变影响铁调素信号通路，导致铁调素分泌减少，循环铁池铁吸收持续增加，最终导致铁过量。来自高加索人群的数据显示 *HFE* 遗传性血色病患者呈常染色体隐性方式遗传，近 90％患者为纯合 C282Y 突变，少数为 C282Y/H63D 杂合子。该基因的 2 个主要致病位点纯合突变在高加索患者中检出率非常高，约每 330 个人中就有 1 人携带致病纯合子。但即使存在 C282Y 或 H63D 纯合突变的个体也不一定有临床表现，提示该基因存在外显率不全,可能影响因素包括调节基因、诊断方法的敏感性差异、环境因素等。然而,*HFE* 突变在亚洲人群中携带率极低,我国也有 *HFE* 基因 H63D 杂合突变携带者出现铁代谢异常的报道,这与在高加索人群中观察到的突变频率和外显率不同。由此推测遗传性血色病的基因突变类型和遗传方式在不同人群中可能存在较大差异。因该病例患者的父母不在本地,无法进一步查证家系的基因型及临床表型。综合其患者临床表现及铁代谢异常,最终明确诊断为遗传性血色病 1 型。

・**关键问题 2**　诊断血色病后如何治疗?

《2011 年美国肝病学会血色病诊疗指南》对血色病的治疗给予了建议。

遗传性血色病大多数治疗效果良好,尤其是早期诊断。*HFE* 相关血色病推荐静脉放血疗法,每周或每 2 周 1 次,每次放血 500 mL;每次放血前检测血细胞比容/血红蛋白,使血细胞比容/血红蛋白下降不超过治疗前的 20%;每放血 10～12 次,检测血清铁蛋白水平;当血清铁蛋白水平达到 50～100 ng/mL 时,停止频繁放血;间歇性放血使血清铁蛋白维持在 50～100 ng/mL;避免补充维生素 C。

异常红系造血相关继发性铁超载应服用铁螯合剂治疗:去铁胺每次 20～40 mg/(kg・d),静脉注射或滴注、肌内注射;地拉罗司(口服铁螯合剂);随访肝活组织检查患者以明确铁是否充分清除;避免补充维生素 C。

背景知识介绍

血色病是一种以铁代谢异常的疾病。铁主要来自外源性小肠吸收和内源性巨噬细胞对衰老红细胞的吞噬。铁水平受到运铁素和铁调素的调节。运铁素和铁调素均由肝分泌。运铁素负责将铁从各储铁部位向外周血转运;铁调素是分泌性蛋白,直接抑制运铁素。当循环中铁水平升高时,铁调素分泌相应增多,作用于细胞膜上的运铁素,阻碍内源性、外源性铁向循环铁池中流动。遗传性血色病根据不同的突变基因分为 1～4 型,各型遗传性血色病致病机制均与铁调素异常有关。1 型血色病与 *HFE* 基因突变相关,在欧美地区最为常见,也是研究史最悠久的类型。其他类型(*HJV*、*HAMP*、*TFR2* 及 *SLC4A01*)较少见。目前欧美的血色病指南也主要针对 *HFE* 相关血色病。亚太地区因为发病率极低,致病分子谱、外显率、遗传方式与欧美存在显著不同。由于亚太地区的发病情况及遗传特点尚不明确,缺乏系统性研究,至今没有发表血色病指南。国内学者的研究表明,我国人群的主要致病基因是 *HFE2* 和 *SLC4A01*。在治疗方面,尽管不同的基因突变导致血色病的病理生理过程相似,但这些基因对铁调素生理功能的影响各不相同,各亚型的治疗侧重点也不同,有的反而需要补铁。因此,在排除继发性因素后,结合发病年龄、家族史、铁沉积部位、疾病严重程度、主要伴发症状等,进行基因精准诊断非常必要。在确诊患者的一级亲属中开展基因筛查,有助于监测血色病的患病风险。高加索人携带 *HFE* C282Y 突变率很高,但只有少部分出现血色病的临床表现,提示血色病的发生可能是遗传因素、环境因素和生活方式相互作用的结果。对血色病患者进行生活饮食指导,及时给予放血或铁螯合剂治疗可明显减少并发症和降低病死率。

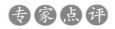

这是 1 例精准诊断并成功治疗的罕见的遗传性血色病病例。虽然该疾病在我国的发病率极低,但是早期早治可以显著延长生存期,提高患者生活质量。在临床中如遇到血清铁蛋白显著升高的患者,应联想到血色病,并仔细筛查继发因素。血清转铁蛋白饱和度、肝磁共振、肝穿刺活检病理和基因检测是诊断和分型的重要工具。

（汪　铮　居朝霞　严志涵　无锡市第五人民医院）

参·考·文·献

［1］韩悦,张欣欣.遗传性血色病的基因诊断［J］.临床肝胆病杂志,2019,35(8):1673-1679.
［2］金晶兰,赵旭,李光明,等.美国肝病学会血色病诊治指南要点［J］.临床肝胆病杂志,2013,29(5):403-405.
［3］ADAMS PC. Epidemiology and diagnostic testing for hemochromatosis and iron overload［J］. Int J Lab Hematol, 2015,37(suppl 1):25-30.

14

儿童急性肝衰竭伴严重溶血性贫血

题记

以急性肝衰竭起病的肝豆状核变性进展迅速、预后差、病死率高。基因检查往往耗时较久,通过临床特征早期识别和诊断极为关键。本例患儿因急性肝衰竭合并严重溶血性贫血入院,快速初步诊断为肝豆状核变性后,立即予以血液净化和驱铜治疗。患儿病情得到稳定,避免了肝移植,继以葡萄糖酸锌和青霉胺口服治疗原发病,病情得以好转和恢复,是内科非肝移植治疗肝豆状核变性急性肝衰竭的成功案例。在此分享该患儿的诊治经验,并讨论肝豆状核变性急性肝衰竭(acute liver failure due to Wilson's disease,WD-ALF)的鉴别诊断和处理方法。

病史摘要

入院病史
患者,男孩,8岁,江西籍,于2016-07-29收住入院。

主诉
皮肤、巩膜黄染4天,酱油色尿1天。

现病史
患儿5天前在外地旅游途中,非喷射性呕吐2次,为胃内容物,伴有低热,热峰37.8℃;4天前发现巩膜黄染,迅速波及全身,包括颜面部、躯干及双下肢;1天前至当地医院就诊,就诊途中出现酱油色、暗红色尿1次。查血常规示白细胞17.57×10^9/L,中性粒细胞74.6%,血红蛋白39g/L,网织红细胞10.69%,血小板273×10^9/L;凝血功能示凝血酶时间36.9秒,活化部分凝血活酶时间121.0秒,国际标准化比值2.13,纤维蛋白原1.07g/L,D-二聚体0.45mg/L,肝肾功能示谷丙转氨酶(ALT)7U/L,谷草转氨酶(AST)176U/L,碱性磷酸酶(ALP)25U/L,γ-谷氨酰转肽酶(γ-GT)143U/L,总胆红素(TB)719.7μmol/L,直接胆红素329.6μmol/L,

白蛋白 27 g/L,尿素 13.73 mmol/L,肌酐 79 μmol/L,尿酸 52.6 μmol/L;予以输悬浮红细胞、凝血酶原复合物、水化等治疗。后为求进一步治疗,遂转至复旦大学附属儿科医院,急诊拟"急性肝衰竭,溶血性贫血"收至儿童 ICU。

患儿发病以来,精神差,食欲减退,睡眠正常,粪便黄色软便,尿呈暗红色,尿量尚可。

既往史

3 岁、6 岁分别曾行鞘膜积液手术,家属诉当时肝肾功能、血常规未见异常,报告均未能提供。

个人史

出生史、喂养史、生长发育史、预防接种史均无殊。起病时上小学一年级,生长发育、运动发育、智力发育均佳,学习成绩好。

家族史

母亲贫血病史,具体类型及病因不详,父母否认近亲结婚,无遗传性疾病家族史,家族内无类似疾病病史。

入院查体

体温 36.4℃,心率 91 次/分,呼吸频率 21 次/分,血压 118/76 mmHg,体重 23 kg。神志清,反应可,全身皮肤、巩膜黄染,无瘀点、瘀斑,未见蜘蛛痣及肝掌,浅表淋巴结未触及肿大,心肺听诊无异常,腹部平坦,全腹无压痛,肝肋下 1 cm,剑突下 4 cm,质地偏韧,脾肋下未及,移动性浊音阴性,肠鸣音 5 次/分,神经系统查体未见异常。

入院诊断

溶血性贫血;急性肝衰竭。

实验室检查

凝血功能:凝血酶时间 24.2 秒(↑),活化部分凝血活酶时间 64.1 秒(↑),凝血酶原时间 27.5 秒(↑),国际标准化比值 2.63(↑),纤维蛋白原 1.75 g/L(↓),D-二聚体 1.14 mg/L(↑)。

血常规:白细胞 21.9×10⁹/L(↑),中性粒细胞 83.6%(↑),红细胞 2.96×10¹²/L(↓),血红蛋白 93.2 g/L(↓)(外院已输注悬浮红细胞),血小板 271×10⁹/L;异常细胞计数偶见,网织红细胞 7.8%。

炎症指标:C 反应蛋白 17 mg/L(↑);降钙素原 2.74 ng/mL(↑)。

血细胞涂片:未见异常。

直接/间接抗人球蛋白试验阴性(Coombs 试验):阴性。

葡萄糖-6-磷酸脱氢酶活性检测:＞2.6 U/gHb。

生化:谷丙转氨酶 8 U/L,谷草转氨酶 111 U/L(↑),碱性磷酸酶 9 U/L,γ-谷氨酰转肽酶 117 U/L(↑),总胆红素 874.3 μmol/L(↑),直接胆红素 540 μmol/L(↑),总胆汁酸 26.9 μmol/L(↑),白蛋白 27.2 g/L(↓),球蛋白 16.4 g/L,尿素 8 mmol/L,肌酐 37 μmol/L,尿酸 53 μmol/L,胱抑素 1.51 mg/L,钠 130 mmol/L(↓),钾 2.7 mmol/L(↓),氯 94 mmol/L(↓),镁 0.9 mmol/L,

钙 1.99 mmol/L（↓），磷 1.01 mmol/L，血氨 78 μmol/L（↑）；乳酸 2.8 mmol/L（↑）。

甲型、乙型、丙型、戊型肝炎病毒抗体：均阴性。

EBV-DNA、CMV-DNA 均阴性，微小病毒 B19、单纯疱疹病毒Ⅰ/Ⅱ型抗体 IgM 均阴性。

自身抗体全套（包括 ANA、AMA、ASMA、抗 LKM 等）：均阴性。

免疫球蛋白：IgG 12.17 g/L（6.09～12.85），IgA 2.64 g/L（↑）（0.52～2.16），IgM 3.48 g/L（↑）（0.67～2.01），总 IgE 65.1 kU/L（<100）。

铜蓝蛋白 0.134 g/L（↓），血铜 18.4 μmol/L（9～39.3），24 小时尿铜 1593 μg（↑）。

辅助检查

腹部超声：肝轻度肿大，质地欠佳，大量腹水，胆囊内絮状占位（胆泥可能），双肾结构欠清，脾、胰腺未见异常。

脑电图：慢波背景活动慢，弥漫性慢波。

头颅 MRI：未见显著异常。

眼科会诊：K-F 环阳性。

入院后诊疗经过及随访

该患儿既往体健，无明显诱因下急性起病，且进行性加重，表现为低热、皮肤及巩膜黄染、酱油色尿；血常规提示重度贫血，呈网织红细胞比例显著升高且 Coombs 试验阴性的溶血性重度贫血；凝血功能显著异常，凝血酶原时间大于 20 秒，国际标准化比值大于 2.0，不能被维生素 K_1 纠正，考虑存在儿童急性肝衰竭。肝功能提示总胆红素、直接胆红素、间接胆红素均显著增加，但转氨酶增加不显著，其中 AST/ALT>2.2，ALP/TB（mg/dL）<4，铜蓝蛋白水平较低，眼科会诊提示 K-F 环阳性，因此考虑该患儿诊断为肝豆状核变性的可能性大。

该患儿由于病情重，从急诊初诊时直接收治儿童 ICU，入院后积极实时评估病情，维持内环境稳定，营养支持，抗生素抗感染，并予以相应的对症治疗，包括精氨酸、乳果糖、氢氯噻嗪、螺内酯、悬浮红细胞、冷沉淀、白蛋白、丙种球蛋白输注等。同时完善初步检查，综合病情及辅助检查结果初步考虑原发病为肝豆状核变性时，予以行血浆置换（PE）、连续性静脉-静脉血液透析滤过（CVVHDF）、锌剂、小剂量青霉胺治疗，之后青霉胺逐步加量。经上述治疗，患儿病情逐步好转（图 14-1～图 14-4），转入普通肝病病房，继续调整青霉胺剂量后，病情平稳予以出院随访。出院后规律服用葡萄糖酸锌及青霉胺，规律随访；出院后 1 个月，血红蛋白维持在 120 g/L 以上，凝血功能、胆红素恢复正常范围，仍有转氨酶异常，继续葡萄糖酸锌及青霉胺口服治疗（图 14-1～图 14-4）。

随访期间患儿基因检查结果回报提示 ATP7B 基因 2 个变异，NM_000053.4，c.994G>T，p.Glu332X；c.1529T>C p.Leu510Pro，均为已知致病变异。该患儿确诊为肝豆状核变性，以较为少见但较危重的急性肝衰竭和溶血性贫血起病。急性肝衰竭发作时，该患儿铜蓝蛋白水平为 0.134 g/L，病情稳定时复查铜蓝蛋白为 0.06 g/L。

1 年后患儿肝功能（包括胆红素、转氨酶、白蛋白）、凝血功能、血常规均正常范围且稳定，

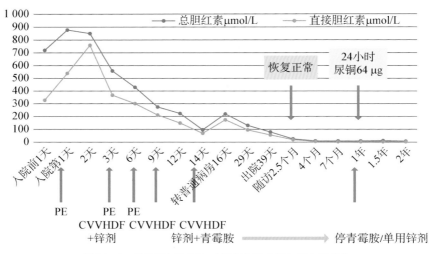

图 14 - 1　患儿第 1 次入院、出院及随访的胆红素水平变化

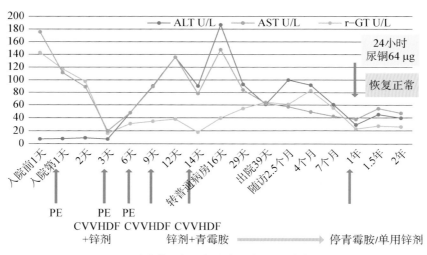

图 14 - 2　患儿第 1 次入院、出院及随访的肝酶水平变化

24 小时尿铜 64 μg,予以停用青霉胺,单用葡萄糖酸锌片口服,继续随访半年,病情平稳,上述检查均在正常范围(图 14 - 1～图 14 - 4)。

　　各项指标复常后家属自觉患儿病情平稳,未继续随访。自行不规律口服葡萄糖酸锌片治疗,失访 2～3 年。2020 - 10(距离上次发病 4 年 3 个月)开始出现胃纳不佳,活动量下降,行走后疲倦,家长仍未予以重视。3 周后再次皮肤及巩膜黄染再次就诊,查肝功能、血常规、凝血功能均显著异常,表现为溶血性贫血、凝血功能障碍及胆红素升高,异常特点同 4 年前初诊时(表 14 - 1),考虑患儿肝豆状核变性治疗不规律,病情进展,再次急性发作。考虑本次病情较上次轻,尚无急性肝衰竭,再次加用青霉胺联合葡萄糖酸锌口服治疗,病情好转。

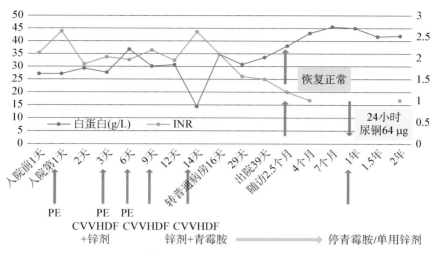

图 14-3 患儿第 1 次入院、出院及随访的白蛋白和 INR 变化

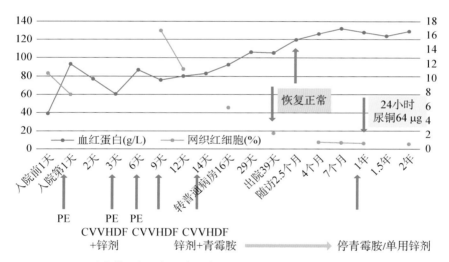

图 14-4 患儿第 1 次入院、出院及随访的血红蛋白水平及网织红细胞比例变化

表 14-1　再次起病和第 1 次起病肝功能、凝血功能、血常规、血氨水平比较

日　期	肝功能							凝血功能		血常规				血氨
	TB (μmol/L)	DB (μmol/L)	ALT (U/L)	AST (U/L)	GGT (U/L)	ALB (g/L)	ALP (U/L)	PT (S)	INR	Hb (g/L)	RET (%)	WBC (×10⁹/L)	PLT (×10⁹/L)	
2016-07-28 第 1 次入院	874	540	8	111	117	27.2	9	27.5	2.63	39	10.6	17.57	273	8
2020-11-19 第 2 次入院	88	35	183	25	116	31.1	38	16.9	1.35	77	9.2	5.3	202	25

注:TB,总胆红素;DB,直接胆红素;ALT,谷丙转氨酶;AST,谷草转氨酶;GGT,γ-谷氨酰转肽酶;ALB,白蛋白;ALP,碱性磷酸酶;PT,凝血酶原时间;INR,国际标准化比值;Hb,血红蛋白;RET,网织红细胞;WBC,白细胞;PLT,血小板。

本次入院后予以肝穿刺检查,肝脏病理结果回报:肝小叶结构较紊乱;肝细胞气球样变,部分肝细胞内见大小不一的空泡、小泡性为主;汇管区纤维组织增生并分隔肝小叶,可见桥接样纤维化假小叶形成;Masson 染色示汇管区纤维组织增生并分隔肝小叶,可见桥接样纤维化及假小叶形成;网状纤维染色示状支架结构存在、部分塌陷、排列紊乱。结论:考虑肝硬化伴肝细胞轻度脂肪变性(小泡性为主),符合肝豆状核变性组织学改变(图 14-5)。

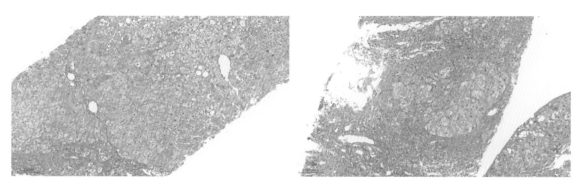

图 14-5 肝组织 Masson 染色结果

临床关键问题及处理

· **关键问题 1** 以急性肝衰竭起病的儿童肝豆状核变性的诊断和鉴别诊断有哪些?

以急性肝衰竭(acute liver failure,ALF)起病的儿童肝豆状核变性(Wilson's disease,WD)进展迅速、预后差,早期识别、诊断对后续的治疗极为关键。目前表现为 ALF 的 WD 尚无单一的快速诊断指标,也无指标能特异性诊断 WD-ALF,经典的 WD 评分诊断方法也不能简单地用于 WD-ALF 的诊断:如儿童 WD K-F 环阳性率低,部分 WD-ALF 患儿 K-F 环阴性;血清铜蓝蛋白和 24 小时尿铜水平可在 WD-ALF 和非 WD-ALF 中存在重叠;ALF 合并肝性脑病时神经系统症状可为非特异性;ALF 显著凝血功能障碍限制肝脏病理的获取;*ATP7B* 基因检查耗时过久限制早期诊断等。

已有成人 WD-ALF 研究提示 ALP/TB <4、AST/ALT >2.2 是 WD-ALF 的实验室特征之一,可用于早期、快速诊断 WD-ALF。然而上述比值在多个儿童 WD-ALF 研究中并未获得满意结果,特异度均较低,可能和 AST 和 ALP 受年龄因素影响有关。2020 年 Güngör 等在 1 项包含 24 例儿童 WD-ALF 和 120 例儿童非 WD-ALF 的研究中提示组合多项实验室检查结果可快速诊断儿童 WD-ALF,采用 14 个检查指标(血红蛋白、血小板、白蛋白、胆固醇、低密度脂蛋白、尿酸、直接胆红素、γ-谷氨酰转肽酶、ALT、AST、TB、ALP、AST/ALT、ALP/TB)再计算获得的新变量≥4.5 时,敏感度和特异度为 88.9% 和 87.9%;采用 6 个检查指标(血红蛋白、尿酸、ALT、AST、ALP、AST/ALT)再计算获得的变量值≥2.5 时,敏感度和特异度为 87.5% 和 86.7%。但上述方法尚未得到其他中心进一步验证。

儿童 ALF 出现 WD-ALF 典型的临床和生化特征时,不难诊断,尤其是 ALF 以 Coombs

试验阴性溶血性贫血起病或合并该类型贫血、K-F环阳性时,需首先考虑WD诊断;但不典型的病例或WD合并其他肝损伤因素时,诊断相对困难,特别需要与自身免疫性肝炎以ALF起病鉴别。对所有不明原因的儿童ALF均应警惕WD-ALF可能,需其进行系统检查和评估,力求通过家族史、发病年龄、临床特征、实验室检查、铜代谢检查等进行综合判断,并建议完善*ATP7B*基因检测,必要时行肝组织检查。

该例患儿以ALF合并严重溶血性贫血起病,Coombs试验阴性,K-F环阳性,故WD诊断不难。但值得注意的是该患儿ALF发作时铜蓝蛋白水平为0.134 g/L,病情平稳时0.06 g/L,故在ALF情况下铜蓝蛋白水平可能较平时增高;2020年Güngör等研究中14例儿童WD-ALF的铜蓝蛋白为11.04 ± 4.78 mg/dL,非WD-ALF儿童为24.86 ± 7.81 mg/dL,两组存在显著差异,并建议铜蓝蛋白在儿童ALF中用于鉴别WD和非WD病因的阈值是19.5 mg/dL,可获得81.4%的敏感性和100%的特异性,但该阈值尚未得到更多数据的证实。

· **关键问题2**　以急性肝衰竭起病的儿童肝豆状核变性该如何治疗?

既往认为WD-ALF预后很差,病死率高,若不行紧急肝移植,病死率可达95%~100%。肝移植是目前治疗严重WD-ALF较为公认的方法。WD肝移植存活率在80%~90%或以上,WD-ALF占所有ALF肝移植的6%~12%。因此,临床一旦怀疑WD-ALF时建议转诊至具备肝移植条件的肝病中心。

既往认为血液净化是WD-ALF行肝移植前的桥梁,为WD-ALF肝移植争取时间。然而随着重症监护临床水平的提高,世界各地陆续有WD-ALF采用血液净化和/或铜螯合剂治疗获得存活、恢复而避免肝移植的报道,总体病死率较前显著下降。根据新的病例数最大的儿童WD-ALF IPD meta分析显示,儿童WD-ALF自肝缓解率在11%~31%。

WD-ALF非肝移植内科治疗包括血液净化和铜螯合剂;血液净化是快速降低血清铜水平较为有效的一个方法,包括血浆置换、白蛋白透析联合持续静脉静脉血液滤过、分子吸附再循环系统等多种方法。已报道使用较多的是血浆置换;相比其他血液净化方式,血浆置换不仅将更多的血清铜快速排出体外,还能清除大分子毒素、支持肝的合成功能,且较容易获得和实施。

降低体内铜的常用螯合剂包括D-青霉胺、曲恩汀和2,3-二巯基-1-丙磺酸等。其中D-青霉胺最为常用,曲恩汀目前国内尚未能获得;部分WD-ALF也有报道同时联合锌剂口服治疗,少数部分WD-ALF也可通过单用螯合剂治疗获得缓解。

目前对于WD-ALF的血液净化和铜螯合剂、锌剂治疗数据来自回顾性病例研究,尚缺乏高质量的前瞻性对照研究,其适用指征、疗效及副作用仍需进一步研究;但WD-ALF发病率低、病情变化迅速,病死率高等因素影响,对其获取高质量的循证数据充满了较大的挑战。但相对于肝移植,WD-ALF的内科治疗手段较容易获得,是WD-ALF早期重要的治疗策略,部分WD-ALF可获得非移植存活,避免肝移植治疗。

该ALF患儿得到早期识别、快速初步诊断为肝豆状核变性后,急性期较快予以PE联合CVVHDF治疗,较快清除血循环中铜,病情得到稳定,避免了肝移植,继以葡萄糖酸锌和青霉胺口服治疗原发病,病情得以好转和恢复,是内科非肝移植成功治疗以ALF起病的儿童WD

的成功案例之一。但该患儿及家属无继续随访、不规律服药后,可导致病情再次发作,仍强调肝豆状核变性需终身治疗。

背景知识介绍

WD 的致病基因为 *ATP7B*,该基因变异可导致编码的铜转运 P 型 ATP 酶功能减退或丧失,影响铜跨膜转运,继而导致铜蓝蛋白合成减少和胆道铜排泄障碍,使过量的铜沉积在肝、大脑、肾脏、角膜等组织器官中,出现相应的临床表现。

WD 的肝受损可从无症状的转氨酶轻度升高到 ALF 等不同程度的表现,其中 ALF 是其较为特殊的一种临床表现形式,相对罕见但极为严重。已知 4%～36.5% 儿童 WD 可以 ALF 为首发表现,其发生的平均年龄为 13.4～15.5 岁(最小 4 岁);一般女孩多于男孩(2.3∶1～4∶1)。各个阶段的 WD 均有可能发生 ALF,多数以首次起病方式出现,也可见于成功治疗后突然停药的患儿。WD - ALF 的发病机制目前尚未完全明确,通常认为是慢性肝病基础上的肝急性坏死,大量的铜从坏死的肝细胞释放到血液循环中,血中铜显著增加进一步引起肝广泛受损。

儿童 WD - ALF 临床表现与其他原因引起的 ALF 表现类似,起病急骤,进展迅速,常在几天或几周内迅速恶化。前驱期临床表现个体差异大且无特异性,易被忽略,包括低热、疲劳乏力、食欲不振、恶心、呕吐、腹痛等;后病情迅速进展并出现重症肝炎的典型表现:黄疸进行性加重、凝血功能显著障碍、腹胀、腹水等。多数 WD - ALF 患儿伴有不同程度的溶血性贫血,比例高达 58.3%～92%;部分可出现溶血危象,血红蛋白低至 30～40 g/L;溶血性贫血还可加重 WD - ALF 的黄疸。病初 WD - ALF 可不伴有肝性脑病,快速进展可在数天内出现不同程度(Ⅰ、Ⅱ、Ⅲ、Ⅳ)的肝性脑病(50%～100%);一旦出现肝性脑病提示预后差。近 40% WD - ALF 可合并快速进展性急性肾衰竭;部分患儿还可并发自发性腹膜炎、出血倾向(如消化道出血、鼻出血)等。WD - ALF 多数无 WD 相关的神经系统症状。

尽管 WD - ALF 起病突然,大部分 WD - ALF 发生在慢性肝病或肝硬化基础上,体格检查也可发现慢性肝病表现,包括肝大、脾大、腹水、双下肢水肿、肝掌、蜘蛛痣等,部分有颜面皮肤黝黑、皮肤瘀斑、出血点等。14%～88%(平均 40%)儿童 WD 中可出现 K - F 环,在儿童 WD - ALF 中阳性率约为 75%,高于其他肝表现 WD 儿童。

以 ALF 起病的 WD 实验室检查特征为总胆红素、间接胆红素、直接胆红素水平均显著上升;转氨酶正常范围或轻度至中度增加,AST 水平常高于 ALT;肝合成功能丧失,白蛋白水平降低,凝血功能显著恶化,PT 显著延长且不能被维生素 K_1 纠正。伴发溶血时,血红蛋白可轻度、中度或重度降低,红细胞代偿性增生加速,网织红细胞增高,急性溶血发作时网织红细胞比例可高达 30% 以上,Coombs 试验结果均阴性。Coombs 试验阴性的溶血性贫血在 WD - ALF 中相对特异,通常被认为是血管内溶血,可出现血中或尿中游离血红蛋白升高,尿色呈茶色或酱油色。

目前儿童 WD 的诊断也采用国际上通用的 Leipzig 评分,但值得注意的是,以 ALF 起病时,铜蓝蛋白水平、24 小时尿铜含量、神经系统症状、头颅影像学检查对 WD 诊断的特异性和敏感性均不是最佳的。在 ALF 中无论是 WD 还是其他病因,铜蓝蛋白波动均较大,其水平从低于正常到显著增加均有可能,已有多个研究提示在 WD‑ALF 和非 WD‑ALF 之间,铜蓝蛋白水平不存在显著差异;血清铜不能反映铜在组织中的水平,且在不同病因 ALF、慢性胆汁淤积和铜中毒时其水平均增加,因此血清铜在 WD 诊断中并不可靠;尿铜显著增加是 WD‑ALF 的一个重要特征,不同研究中均提示儿童 WD‑ALF 24 小时尿铜含量均显著升高,但值得注意的是在以大量肝细胞坏死为特征的其他相关肝脏疾病中 24 小时尿铜也会显著增加,在 WD‑ALF 和其他病因 ALF 中可能存在较大范围的重叠,另外 WD‑ALF 有较大可能合并肾功能受损,尿量减少可影响尿液的收集和尿铜的测定。D‑青霉胺激发试验在 WD 诊断中可发挥重要作用,但 D‑青霉胺可能导致血清铜水平进一步升高,故在 ALF 中不推荐行青霉胺激发试验。WD‑ALF 凝血功能显著异常,肝穿刺操作风险高,急性期临床上一般不行肝穿刺活检,大多数 WD‑ALF 肝脏标本是在恢复期、肝移植废弃肝或尸体解剖时获得。肝铜含量在 WD‑ALF 诊断中并不作为首选,一般在 WD 不能确诊时才考虑测定。目前基因检查仍较耗时,尚不能较好用于 WD‑ALF 的早期快速识别和诊断。因此,目前表现为 ALF 的 WD 尚无单一的快速诊断指标,也无指标能较好地特异性诊断 WD‑ALF。

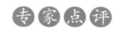

专 家 点 评

肝豆状核变性可以急性肝衰竭起病,进展迅速,病死率高,早期诊断及时治疗极为关键。病因不明的儿童急性肝衰竭时均应想到 WD 可能,尤其是伴有 Coombs 试验阴性的溶血性贫血的急性肝衰竭需首先考虑 WD。目前尚无表现为急性肝衰竭的 WD 的单一快速诊断指标,早期诊断需结合临床特征和实验室检查结果综合评估。血液净化和/或铜螯合剂可使部分 WD‑ALF 获得缓解。考虑 WD‑ALF 时应该及时开始驱铜治疗,同时需对 WD‑ALF 进行积极肝移植动态评估,必要时肝移植治疗。

(方微园　陆　怡　王建设　复旦大学附属儿科医院)

参·考·文·献

[1] Gungor S, Selimoglu MA, Bag H, et al. Is it possible to diagnose fulminant Wilson's disease with simple laboratory tests? [J]. Liver Int, 2020,40(1):155-162.

[2] Vandriel SM, Ayoub MD, Ricciuto A, et al. Pediatric Wilson disease presenting as acute liver failure: an individual patient data meta-analysis [J]. J Pediatr Gastroenterol Nutr, 2020,71(3):e90-e96.

[3] Socha P, Janczyk W, Dhawan A, et al. Wilson's disease in children: a position paper by the Hepatology Committee of the European Society for paediatric gastroenterology, hepatology and nutrition [J]. J Pediatr Gastroenterol Nutr, 2018,66(2):334-344.

[4] Sanchez-Monteagudo A, Ripolles E, Berenguer M, et al. Wilson's disease: facing the challenge of diagnosing a rare disease [J]. Biomedicines, 2021,9(9):1100.

转氨酶升高伴免疫球蛋白 G 升高、自身抗体阳性：AIH 还是 ABCB4

ABCB4 缺陷病临床表型多样，多表现为 γ-谷氨酰转肽酶升高的肝内胆汁淤积症。而自身免疫性肝炎是一种免疫介导的肝实质慢性进行性炎症性疾病，常表现为转氨酶升高、免疫球蛋白 G 升高和自身抗体阳性。这两种疾病均为罕见病，较难诊断，但干预方式截然不同。本文将分享 1 例以转氨酶升高伴免疫球蛋白 G 升高、自身抗体阳性为表现，最终确诊为 ABCB4 缺陷病的临床特征及诊治经过。

病史摘要

入院病史

患儿，男性，13 岁，安徽人，于 2019 - 07 - 30 收住入院。

主诉

发现转氨酶升高 4 年余。

现病史

患儿于 2014 - 12 因呼吸道感染就诊于当地医院，检查发现转氨酶升高（谷丙转氨酶 60 U/L），给予保肝治疗，复查肝功能未见好转。2015 年患儿在当地医院住院治疗，复查肝功能示谷丙转氨酶 79 U/L，谷草转氨酶 48 U/L，胆红素正常，凝血功能正常，甲型、乙型、丙型、戊型肝炎病毒活动性指标阴性，铜蓝蛋白正常，眼科检查未见 K－F 环。抗核抗体弱阳性（1：100），抗线粒体抗体阴性。超声检查未见明显异常，予以保肝治疗。此后 3 年余，患儿间歇性口服联苯双酯、水飞蓟宾胶囊等治疗，多次复查谷丙转氨酶波动于 44～161 U/L，谷草转氨酶波动于 47～85 U/L。为求进一步诊治，患儿转诊至我科。

既往史

既往体健，无外伤、手术及输血史；否认肝炎、结核等传染病接触史。

个人史

G2P2,足月剖宫产,出生体重 4 000 g,出生时无窒息抢救史。生长发育同正常同龄儿,按时按序接种疫苗,无不良反应。本次患病后未再接种疫苗。

家族史

父母体健,非近亲,姐姐体健,否认家族遗传性病史。

入院查体

生命体征平稳,身高 155 cm(P75～P90),体重 37 kg(P25～P50),BMI 15.4 kg/m²,全身皮肤及巩膜无黄染,无特殊面容。未见皮疹及出血点。腹部平软,腹壁静脉未见显露,肝、脾肋下未触及,移动性浊音(－)。

入院诊断

肝生化检查异常原因待查。

实验室检查

血常规:白细胞 5.7×10⁹/L,血红蛋白 137 g/L,红细胞 5.18×10¹²/L,中性粒细胞绝对值 2.37×10⁹/L,中性粒细胞 41.5%(↓),淋巴细胞 47.1%(↑),单核细胞 8.1%,嗜酸性细胞 2.8%,血小板 234×10⁹/L。

尿常规:阴性。

粪便常规＋隐血:阴性。

肝肾功能:谷丙转氨酶 151 U/L(↑),谷草转氨酶 95 U/L(↑),碱性磷酸酶 296 U/L,γ-谷氨酰转肽酶 35.1 U/L,总胆红素 14.7 μmol/L,直接胆红素 5.3 μmol/L,总胆汁酸 1.0 μmol/L,总蛋白 78.7 g/L,白蛋白 43.4 g/L,尿素 4.0 mmol/L,肌酐 48 μmol/L,尿酸 256 μmol/L,葡萄糖 4.38 mmol/L,甘油三酯 0.6 mmol/L,总胆固醇 4.58 mmol/L,乳酸 2.1 mmol/L。

肌酶:磷酸肌酸激酶 97.0 U/L,肌酸激酶同工酶 26.4 U/L,乳酸脱氢酶 270.0 U/L。

血氨:34 μmol/L。

凝血功能:国际标准化比值 0.92,活化部分凝血活酶时间 36.0 秒,凝血酶时间 19.6 秒,凝血酶原活动度 110.0%,凝血酶原时间 12.7 秒,纤维蛋白原 2.14 g/L。

肝炎病毒标志物:HBsAg(－),HBsAb(－),HBcAb(－),HBeAg(－),HBeAb(－),HCVAb(－),抗 HAVIgM(－),抗 HEVIgM(－)。

HIV、梅毒、结核:HIV 抗体(－),梅毒抗体(－),T-SPOT(－)。

血浆 EB 病毒、巨细胞病毒:EBV-DNA(－),CMV-DNA(－),HSV-Ⅰ-DNA(－),HSV-Ⅱ-DNA(－)。

免疫球蛋白:IgG 14.4 g/L(6.09～12.85 g/L)(↑),IgA 1.17 g/L,IgM 1.68 g/L,总 IgE 61.88 g/L。

自身抗体:抗核抗体 1∶100(＋),抗平滑肌抗体(＋),抗肝肾微粒体抗体(－),抗线粒体抗体(－)。

铜蓝蛋白:0.21 g/L。

甲状腺功能:游离三碘甲状腺原氨酸(FT$_3$) 6.57 pmol/L,游离甲状腺素(FT$_4$) 11.01 pmol/L,高灵敏促甲状腺激素 2.93 mU/L,三碘甲状腺原氨酸(T$_3$) 2.1 nmol/L,甲状腺激素(T$_4$) 97.37 nmol/L。

血串联质谱:血脯氨酸低于正常范围。

尿串联质谱:未见异常。

肿瘤标志物:甲胎蛋白 1.25 ng/mL。

辅助检查

腹部 B 超:肝、胆、胰、脾未见明显异常。

肝穿刺病理(图 15 - 1):肝细胞肿胀,少许点状坏死,汇管区纤维组织增生并分隔肝小叶,部分区桥接样纤维化形成,汇管区纤维组织增生并分隔肝小叶,少量炎症细胞浸润,未见明显界面炎,铜染色阴性,符合 CH - G1～2S2～3。

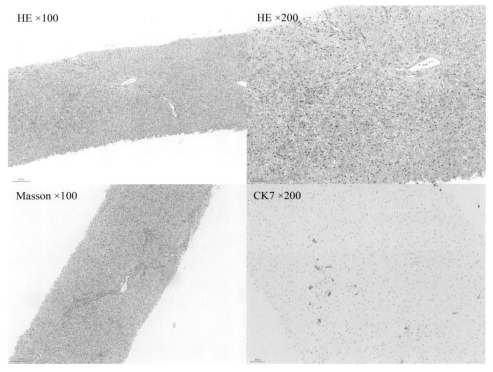

图 15 - 1　肝穿刺病理

入院后诊疗经过及随访

患儿肝生化异常长达 5 年,病因不明。入院后予以完善生化、免疫、感染等标志物及肝穿刺病理等检查后鉴别诊断如下:①患儿嗜肝和非嗜肝病毒病原学指标检测阴性,不支持病毒性肝损伤;②患儿入院时 11 岁,体重 37 kg(P25～P50),BMI 15.4 kg/m^2,体型匀称,不支持非酒精性脂肪性肝炎;③该患儿至少两次检测铜蓝蛋白正常范围内,既往检测 K - F 环(一),血清铜未见明显异常,虽 24 小时尿铜稍高,但诊断肝豆状核变性依据不足;④自身免疫性肝炎,该患儿肝生化异常以转氨酶升高为主,抗核抗体、抗平滑肌抗体弱阳性,IgG 高于 1.1 倍正常范围,肝穿刺病理未见典型自身免疫性肝炎的表现,除外病毒性肝炎、非酒精性脂肪肝及肝豆状核变性,自身免疫性肝炎简化评分 6 分,考虑自身免疫性肝炎可能。故自 2019 - 08 起予以甲泼尼龙 24 mg,每天 1 次,口服,之后逐渐减量,监测肝功能及免疫球蛋白指标好转。2019 - 11 甲泼尼龙减至 4 mg,每天 1 次时,转氨酶水平波动于 30~40 U/L,但免疫球蛋白水平较前上升,遂将甲泼尼龙加量至 8 mg,每天 1 次。2 周后复查谷丙转氨酶较前上升,2019 - 12 予以甲泼尼龙片减至 4 mg,每天 1 次,加用硫唑嘌呤片 17 mg,每天 1 次,口服,2 周后再次复查,转氨酶较前明显升高(谷丙转氨酶/谷草转氨酶 119.5/84.1 U/L),免疫球蛋白水平较前略有升高,予以甲泼尼龙片加量至 24 mg,每天 1 次,硫唑嘌呤片加量至 25 mg,每天 1 次,治疗 2 周后复查,谷丙转氨酶进一步升高,同时胆红素逐渐升高(总胆红素 23.3 μmol/L)。此时决定予以完善家系全外显子组测序检测。治疗方案上予以硫唑嘌呤片加量至 50 mg/d,甲泼尼龙逐渐减量,其间随访肝功能(2020 - 01 至 2020 - 04),谷丙转氨酶波动于 41~98 U/L,谷草转氨酶波动于 35~56 U/L,总胆红素波动于 18.6~31.3 μmol/L。2020 - 03 基因检测报告示 ABCB4 (NM_000443)c.2362C>T/p. R788W,het(母源),c.2177C>T/p. P726L,het(父源),提示 ABCB4 缺陷病。予以加用熊去氧胆酸(250 mg,每天 2 次)治疗,3 周后复查谷丙转氨酶、谷草转氨酶下降至正常范围,胆红素较前下降,遂停用硫唑嘌呤,甲泼尼龙片逐渐减停(治疗药物与肝生化及免疫球蛋白水平变化详见图 15 - 2、图 15 - 3)。目前患儿仅服用熊去氧胆酸治疗,随访肝功能转氨酶水平在正常范围内。综合患儿病史、治疗应答及基因检测结果,诊断为 ABCB4 缺陷病。

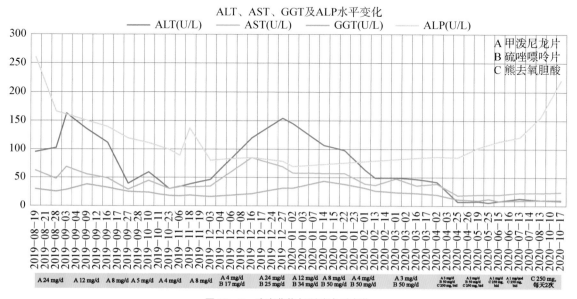

图 15 - 2　治疗药物与肝酶水平变化

ALT:谷丙转氨酶;AST:谷草转氨酶;GGT:γ-谷氨酰转肽酶;ALP:碱性磷酸酶

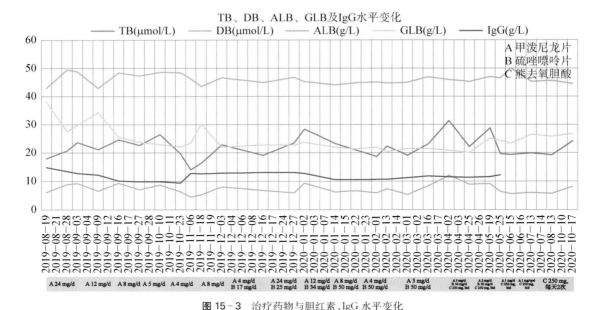

图 15-3 治疗药物与胆红素、IgG 水平变化

TB:总胆红素;DB:直接胆红素;ALB:白蛋白;GLB:球蛋白

临床关键问题及处理

· 关键问题 1 儿童期转氨酶升高的鉴别诊断有哪些?

儿童期无症状的转氨酶升高,首先应检测肌酶,排除肌源性疾病引起的转氨酶升高。对于肝相关的转氨酶升高,需考虑病毒性肝炎、非酒精性脂肪性肝炎、肝豆状核变性、自身免疫性肝炎、血管性疾病、药物引起的肝损伤。此外,一些更为少见的遗传性疾病,如 ABCB4 缺陷病、Alagille 综合征等也需要警惕,基因检测是目前诊断遗传性肝病的主要工具。

· 关键问题 2 ABCB4 缺陷病的临床特征有哪些?

ABCB4 缺陷病是一种常染色体隐性遗传病,由 ABCB4 基因变异引起。ABCB4 缺陷病的临床表型谱包括进行性家族性肝内胆汁淤积症 3 型、低磷脂相关胆石症、妊娠期肝内胆汁淤积症、慢性胆管病及成人胆汁性肝纤维化或肝硬化等。此外,ABCB4 缺陷可能与某些药物引起的胆汁淤积、新生儿暂时性胆汁淤积和肠外营养相关性肝病有关。其中进行性家族性肝内胆汁淤积症 3 型(progressive familial intra hepatic cholestasis type 3,PFIC3)通常婴幼儿期起病,临床上主要表现为高 γ-谷氨酰转肽酶(GGT)肝内胆汁淤积症、瘙痒、肝脾大、生长发育迟缓等。儿童期起病的 ABCB4 缺陷病以 PFIC3 多见。ABCB4 缺陷病导致的胆汁淤积性肝病在生化上典型表现为血清 GGT 升高。该病患者在病程中可能呈现出不同的临床及病理表现,甚至在一些患者中这些不同的表型会重叠出现。

本文中患儿以转氨酶升高为主要表现,病程中血清 GGT 水平始终在正常范围内,这在 ABCB4 缺陷病患者中非常少见。

背景知识介绍

本病由 *ABCB4* 基因变异引起，该基因编码多药耐药蛋白 3（multidrug resistance protein 3，MDR3），MDR3 蛋白是磷脂输出泵，将磷脂从肝细胞转运到胆管中，是胆管中磷脂分泌的限速步骤。正常情况下，肝细胞合成的磷脂通过 MDR3 转运到胆汁中，与胆盐共同形成微粒，使胆盐亲水性增加，减轻胆盐的去垢作用，保护胆管细胞免受胆盐的毒性损伤。*ABCB4* 基因发生突变，导致与胆管中磷脂分泌相关的 MDR3 蛋白缺失或表达降低，胆汁中磷脂缺乏，胆盐不能与磷脂构建混合微粒，胆盐游离，对毛细胆管膜发生毒性去垢作用，使胆管细胞发生损伤，出现胆汁淤积、胆小管增生、炎症浸润，逐渐进展为门管区纤维化，肝硬化及门静脉高压，最后发展为终末期肝病。肝组织病理上，ABCB4 缺陷病早期以轻度门管区纤维化、胆小管增生及炎症浸润为主要特征，晚期表现为胆汁淤积、明显胆小管增生、广泛门管区纤维化和肝硬化。婴儿期起病者免疫组化常可发现肝细胞毛细胆管膜上 MDR3 表达缺失。

ABCB4 缺陷对肝胆系统的有害影响多可归因于具有强洗涤剂和致结石特性的"毒性胆汁"。补充熊去氧胆酸（ursodeoxycholic acid，UDCA）可以减轻这些胆汁的有害影响，UDCA 亲水性好，肝毒性小，目前被认为是 ABCB4 缺陷病的一线治疗方法。对于 ABCB4 缺陷病表型较轻的患者，因为 MDR3 蛋白残留了部分功能，UDCA 治疗效果更好，预防性或治疗性的 UDCA 给药可以减缓其进展到终末期肝病及并发症的发生。

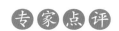

本文的 ABCB4 缺陷病患者儿童期起病，以转氨酶升高为主要表现，病程中监测肝功能指标显示 GGT 水平始终不升高，这在以往诊断的 ABCB4 缺陷病中甚为少见。既往文献中曾报道 1 例成年期起病的以转氨酶升高为主要表现的 ABCB4 缺陷病，同时伴 GGT 升高，其存在相同 *ABCB4* 基因突变的姐姐表现为血清总胆汁酸水平升高，GGT 正常。本文的患者在初诊时自身抗体阳性，IgG 升高，存在自身免疫性肝损伤的线索，在排除其他常见的肝损伤病因后，我们给予其糖皮质激素及免疫抑制剂治疗，且开始的治疗反应似乎良好。但在治疗过程中，转氨酶及 IgG 水平出现反复，并且血清总胆红素及直接胆红素水平升高，促使我们重新思考该患者的病因。最终，基因检测结果支持 ABCB4 缺陷病诊断，通过补充 UDCA，患者肝功能指标恢复正常。

总之，ABCB4 缺陷病临床表型多样。所有病因不明的胆汁淤积性肝病或转氨酶异常，都应考虑 ABCB4 缺陷病可能。

（李丽婷　王建设　复旦大学附属儿科医院）

参·考·文·献

［1］de Vree JM，Jacquemin E，Sturm E，et al. Mutations in the MDR3 gene cause progressive familial intrahepatic cholestasis［J］. Proc Natl Acad Sci U S A，1998，95：282 - 287.

［2］Poupon R，Rosmorduc O，Boelle PY，et al. Genotype-phenotype relationships in the low-phospholipid-associated cholelithiasis syndrome：a study of 156 consecutive patients［J］. Hepatology，2013，58：1105 - 1110.

［3］Kubitz R，Bode J，Erhardt A，et al. Cholestatic liver diseases from child to adult：the diversity of MDR3 disease［J］. Z Gastroenterol，2011，49：728 - 736.

［4］Lucena JF，Herrero JI，Quiroga J，et al. A multidrug resistance 3 gene mutation causing cholelithiasis，cholestasis of pregnancy，and adulthood biliary cirrhosis［J］. Gastroenterology，2003，124：1037 - 1042.

［5］Stattermayer AF，Halilbasic E，Wrba F，et al. Variants in ABCB4（MDR3）across the spectrum of cholestatic liver diseases in adults［J］. J Hepatol，2020，73：651 - 663.

第四章

肝脏肿瘤性疾病

16

疑似肝脓肿的肝细胞癌

本文展示了 1 例疑似肝脓肿的肝脏占位性病变,经过规范抗感染治疗后仍反复发热,经多次影像和穿刺病理检查考虑肿瘤不能排除,最终经手术切除病理证实为肝细胞癌。临床上,以肝脓肿为首发症状的肝癌并不多见,诊断具有挑战性,容易被误诊或漏诊。另外,在代谢相关脂肪性肝病患病率逐年增高的背景下,非酒精性脂肪性肝病相关肝细胞癌(NAFLD‐HCC)的发病率也悄然上升。在此分享脂肪性肝硬化合并肝细胞癌的病例,并浅谈目前对 NAFLD‐HCC 的认识。

病史摘要

入院病史

患者,男性,64 岁,上海人,退休工人。

主诉

反复发热 1 个月。

现病史

入院前 1 个月无明显诱因出现发热,体温波动于 37.5～38.5 ℃,无明显畏冷、寒战;无头痛、咽痛、咳嗽、咳痰;无腹胀、腹痛、腹泻;无尿急、尿频、尿痛等。 就诊于当地医院,查血常规白细胞 6.58×10^9/L,中性粒细胞 69.1%,血红蛋白 118 g/L,血小板 89×10^9/L, C 反应蛋白 130 mg/L;肺部 CT 提示右肺中叶、左肺上叶及双下肺少许斑片条索影;CT 提示肝硬化、右肝占位伴出血;MRI 增强提示肝右叶占位,考虑肝脓肿伴出血可能。 予以头孢吡肟抗感染治疗 2 周后,体温仍反复波动,转诊至上海交通大学医学院附属瑞金医院进一步治疗。

既往史

2 型糖尿病史 15 年,长期胰岛素联合二甲双胍降糖治疗;原发性高血压 6 年,长期缬沙坦降压治疗。

个人史

饮酒 20 年余,平均每周一次,每次约白酒半斤(250 mL),约合酒精 200 g,已戒酒 10 年余;在食品厂工作,年轻时较肥胖,最高体重 120 kg。

入院查体

体温 36.3 ℃,血压 106/64 mmHg,身高 180 cm,体重 91.6 kg,BMI 28.2 kg/m²。神志清,皮肤黏膜无黄染,可见肝掌、蜘蛛痣,浅表淋巴结未触及肿大;心肺听诊无异常。腹平软,无压痛、反跳痛,肝、脾肋下未触及,肝区无叩击痛,移动性浊音阴性,双下肢无水肿。

入院诊断

肝脓肿;肝硬化(原因待查);2 型糖尿病;原发性高血压。

实验室检查

血常规:白细胞 3.78×10^9/L,中性粒细胞 59.8%,血红蛋白 115 g/L(↓),血小板 69×10^9/L(↓)。

尿、粪常规:正常。

炎症指标:C 反应蛋白 <10 mg/L;降钙素原 0.20 ng/mL。

血生化:总胆红素 12 μmol/L,谷丙转氨酶 29 U/L,谷草转氨酶 34 U/L,碱性磷酸酶 86 U/L,γ-谷氨酰转肽酶 55 U/L;尿酸 465 μmol/L(↑),肌酐、尿素氮正常;甘油三酯 1.56 mmol/L,总胆固醇 4.23 mmol/L,高密度脂蛋白 0.87 mmol/L(↓),低密度脂蛋白 2.89 mmol/L。

凝血功能:正常。

糖代谢:空腹血糖 7.8 mmol/L(↑);胰岛素 27.22 μU/mL(↑);糖化血红蛋白 6.9%(↑)。

甲状腺功能:正常。

感染指标:鲎试验 211.5 pg/mL;G 试验阴性。

肿瘤标志物:甲胎蛋白 35.78 ng/mL(↑),CEA、CA19-9 正常。

甲型、乙型、丙型、丁型、戊型肝炎病原学阴性。

自身抗体:抗核抗体、抗线粒体抗体、抗平滑肌抗体阴性。

免疫球蛋白 M 36 mg/dL(↑),免疫球蛋白 G、免疫球蛋白 A 正常。

铜蓝蛋白:正常,铁蛋白:426 ng/mL(↑)。

辅助检查

腹部 CT 平扫:肝硬化改变,右肝低密度影,请结合临床。

腹部超声:右肝内混合回声区,边界清晰,后方回声稍增强。

入院后诊疗经过及随访

入院后予以舒普深(头孢哌酮-舒巴坦)、甲硝唑抗感染,优泌乐(赖脯胰岛素)、二甲双胍、阿卡波糖降糖治疗 2 周。B 超引导下肝穿刺抽脓+脓肿旁肝组织活检,穿刺未抽出明显脓液,取少许肉芽组织送病理,结果提示,少许纤维组织伴少量慢性炎细胞浸润,另见部分变性组织,未见肯定异型成分(图 16-1);脓肿旁肝组织活检病理提示,肝硬化,脂肪性肝炎,符合代谢相关脂肪性肝病叠加酒精性脂肪性肝病。SAF 评分：S2A3F4（图 16-2）。患者体温恢复正常，复查血常规、C 反应蛋白、降钙素原、鲎试验正常，B 超脓腔大小大致相仿后出院。出院期间口服左氧氟沙星抗感染治疗。

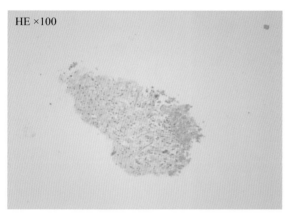
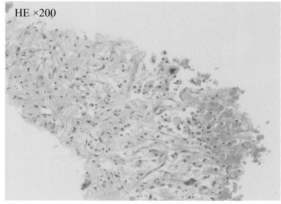

图 16-1 脓肿穿刺部位肉芽组织：少许纤维组织伴少量慢性炎细胞浸润，另见部分变性组织，未见肯定异型成分

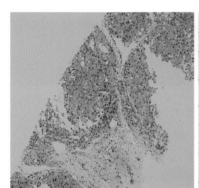
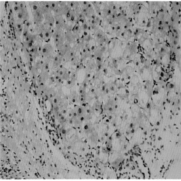
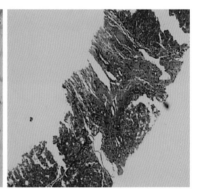

图 16-2 脓肿旁穿刺组织：肝小叶结构紊乱。汇管区不同程度扩大，纤维组织增生，可见桥接纤维化，局部假小叶形成趋势。汇管区较多淋巴细胞浸润，轻-中度界面炎。肝细胞轻度水肿，少量气球样变性，未见 Mallory 小体。肝细胞大、小泡脂肪变性（肝脂肪变性细胞约 40%），无规律分布。可见点状坏死，部分肝细胞可见胆色素颗粒。中央静脉偏位或缺失。Masson 染色示桥接纤维化，局部假小叶形成趋势

出院 2 周后，患者再次出现发热，体温最高 38.5 ℃，余无不适。复查生化：总胆红素 10 μmol/L，谷丙转氨酶 36 U/L，谷草转氨酶 41 U/L，碱性磷酸酶 89 U/L，γ-谷氨酰转肽酶 57 U/L，尿酸 408 μmol/L；空腹血糖 10.8 mmol/L；糖化血红蛋白 7.0%；血常规：白细胞 4.02×10^9/L，中性粒细胞 59.3%，血红蛋白 115 g/L，血小板 93×10^9/L；C 反应蛋白 13 mg/L；降钙素原 0.05 ng/mL；鲎试验 211.5 pg/mL；G 试验（－）；甲胎蛋白 23.8 ng/mL。故进一步复查肝脏 MRI 增强示肝右叶占位伴出血、坏死，考虑肝细胞癌或成熟期肝脓肿；肝硬化、脾大（图 16-3）。结合患者肝硬化基础，合并有糖尿病，发生肝细胞癌风险较高，故与患者及家属充分沟通病情后再次对肝脏占位行肝穿刺活检。病理提示异型细胞，考虑肝细胞癌。遂转至普外

科行手术治疗(图16-4)。术中探查肿瘤位于Ⅴ、Ⅵ段,直径约5 cm,肝左叶未及明显异常病灶;在腹腔镜下完整切除Ⅴ、Ⅵ段,术后病理证实为中分化肝细胞癌(图16-5)。

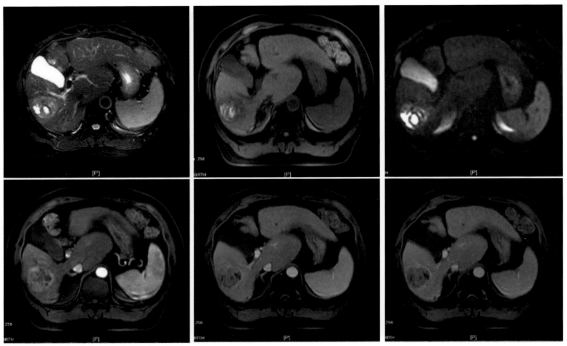

图16-3 肝脏MRI增强扫描:肝右叶可见约4.7 cm异常信号肿块影,T1、T2呈高低混杂信号,DWI信号混杂,增强后动脉期不均匀强化,门静脉期有所退出;诊断:肝右叶占位伴出血、坏死,考虑肝细胞癌可能性大,成熟期肝脓肿不除外;肝硬化、脾大

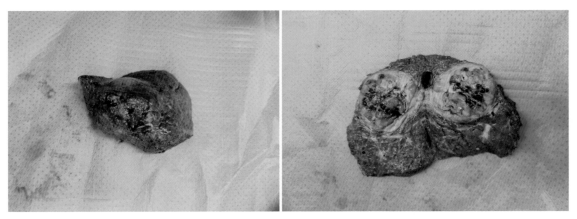

图16-4 手术切除大体标本:术中探查肿瘤位于Ⅴ、Ⅵ段,直径约5 cm,肝左叶未及明显异常病灶;在腹腔镜下完整切除Ⅴ、Ⅵ段

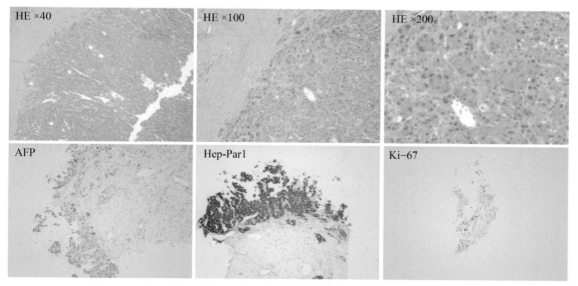

图16-5 肝脏占位病理：中分化肝细胞性肝癌，伴大片坏死，小梁型，未见脉管内癌栓

临床关键问题及处理

·关键问题1 肝脓肿和肝癌的鉴别诊断有哪些？

典型的肝脓肿可以通过临床症状、实验室检查、影像学检查得以诊断，但不典型的肝脓肿应注意与肝癌鉴别。临床上，以肝脓肿为首发症状的肝癌并不多见，诊断具有挑战性，容易误诊或漏诊。2012年北京协和医院发表的一项临床研究，回顾性分析了1997—2010年9例以肝脓肿为首发表现的肝癌，其中肝细胞癌5例，胆管细胞癌4例。主要临床表现为发热、畏冷、右上腹部疼痛、恶心、呕吐和消瘦；其中4例肝细胞癌和3例胆管细胞患者分别伴有甲胎蛋白升高和CA19-9升高。值得注意的是，有1例患者肝细胞癌患者甲胎蛋白正常，另有1例胆管细胞癌患者CA19-9正常，术前CT或MRI检查均未能明确诊断。

多个研究报道显示，以肝脓肿为主要表现的肝癌，初始发病时也会出现畏寒、寒战、发热、肝区不适、消化道症状等，且实验室检查表现为白细胞、中性粒细胞比例、C反应蛋白、红细胞沉降率等升高。影像学上如肝脏动态增强CT扫描可以不表现为典型的"快进快出"的肝细胞癌的表现或胆管细胞癌的其他表现，反而出现肝脓肿的影像学表现。其可能原因包括：①巨块型肝癌生长迅速，中央区血供不足，易发生坏死液化，混合感染即形成脓肿；②肿块较大时可压迫或侵蚀肝总管，造成肝总管狭窄或阻塞，致使肝内胆管扩张，胆汁排泄受阻，易继发肝内胆管及周围感染而形成脓肿；③肿瘤血栓引起的肿瘤组织坏死合并细菌感染。

肝脓肿患者如合并以下表现均需注意肝癌的可能性：合并乙型或丙型肝炎病毒感染、肝硬化、糖尿病、年龄大于65岁的男性、经皮肝穿刺抽脓失败、经积极抗感染治疗无效或病情反复的患者。另外，需要重视肿瘤标志物的检测，包括甲胎蛋白、CA19-9，必要时动态监测。

本例患者以反复发热就诊,且在外院就诊时已行 CT 和增强 MRI 检查,当时考虑肝脓肿伴出血可能。患者有肝脓肿的危险因素——糖尿病基础,入院后查肝炎病毒均为阴性,甲胎蛋白仅轻度升高,B 超提示右肝内混合回声区,边界清晰,后方回声稍增强,临床符合肝脓肿。因此,按照肝脓肿予以调整抗感染治疗方案后,患者症状和炎症指标正常后予以出院随访。然而,患者出院后仅 2 周就再次出现发热,至此抗感染治疗已经 6 周,病程不符合肝脓肿的自然史,且肝穿刺未抽出脓液,未获得病原学证据,因此需要重新审视肝脓肿的诊断。再次行肝脏 MRI 增强示肝右叶占位伴出血、坏死,考虑肝细胞癌或成熟期肝脓肿。再次行肝组织活检穿刺,病理可见异型细胞,考虑肝细胞癌。后经手术切除,术后病理证实为中分化肝细胞癌。

· **关键问题 2**　NAFLD 相关肝细胞癌的发生有哪些特点?

近年来,随着生活水平的提高和生活方式的改变,全球非酒精性脂肪性肝病相关肝细胞癌发病率逐年增高,NAFLD - HCC 的比例从 2002 年的 0 增加到 2007 年的 4% 和 2012 年的 6%,另外一项研究显示,NAFLD - HCC 病例数每年约增长 9%。尽管目前 NAFLD - HCC 并非我国主要的肝癌类型,但发病例数近年来亦逐渐增多,应引起临床医师重视。2 型糖尿病是 NAFLD - HCC 发生的危险因素,这类患者需密切随访。

本例患者 BMI $28.2 \, kg/m^2$,且年轻时 BMI 更高,曾长期饮酒 20 年余,同时合并糖尿病,肝活检病理证实为酒精性合并非酒精性脂肪性肝硬化,必须警惕 HCC 的可能性。在患者病情反复后果断再次复查肝脏 MRI 增强及再次行肝穿刺活检最终确诊 HCC,以利于患者得到及时的外科手术治疗,提高预后。

背景知识介绍

NAFLD 是全球慢性肝病的最常见原因,疾病谱包含非酒精性脂肪肝(NAFL)和非酒精性脂肪性肝炎(NASH)。其中有 1/4 的 NAFLD 可能会发展至 NASH。NASH 会进一步引起肝损伤,进而进展至肝纤维化、肝硬化甚至肝细胞癌。有研究认为,NASH 可以不经过肝硬化阶段直接发展成为肝癌。NAFLD 相关 HCC 的筛查与相关风险评估具有重要意义。

多个研究已表明,NAFLD 相关肝硬化增加 HCC 发生的风险。NAFLD 相关肝硬化发生 HCC 的年发病率在 1%~3%。高龄、饮酒是预测 NAFLD 相关肝硬化发生 HCC 的独立危险因素。一项 meta 分析表明,重度饮酒(超过 $50 \, g/d$)增加 HCC 的发生[RR,$2.07(95\% \, CI$,$1.66~2.58)$],即使在戒酒 10 年内,相对风险仍未降低。但在 NAFLD 相关肝硬化基础上,即使是社交饮酒量也会增加 HCC 的发生。另外一项关于 NAFLD - HCC 的多中心前瞻性研究显示约 50% NAFLD - HCC 患者发病时并不存在明显肝纤维化和肝硬化基础。这些患者往往忽视了 HCC 的筛查,导致其诊断较晚。2 型糖尿病是这类 NAFLD - HCC 发生的危险因素。

NAFLD 相关 HCC 与乙型肝炎病毒或丙型肝炎病毒等相关 HCC 比较,具有不同的临床特征:发病年龄较大,糖尿病、高血压和冠心病等合并症的发生率明显增高,但肿瘤直径相对较小,肝硬化基础的比例较低。此外,NAFLD 相关 HCC 的手术相关并发症明显增多,可能与糖尿病、高血压和冠心病等基础合并症多发有关。NAFLD 相关 HCC 预后相对较好,手术后 5 年 OS 生存率达 70.1%。高龄、充血性心力衰竭、Child B 级以上肝功能、肝硬化、肿瘤较大、多发结节和 R1 切除是预后不良的高危因素。

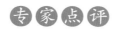

专家点评

　　细菌性肝脓肿是临床上常见的肝脏疾病,在糖尿病人群尤其易感。糖尿病也是代谢相关脂肪性肝病重要的致病因素。本例患者具有长期饮酒、高脂饮食、肥胖、糖尿病等危险因素,相互影响增加了脂肪性肝硬化和肝细胞癌的风险。在代谢相关脂肪性肝病发病率不断上升的背景下,临床上在处理糖尿病患者合并细菌性肝脓肿时,应注意肝脓肿之外脂肪性肝病的评估,以早期发现进展期肝纤维化甚至肝硬化。少数肝癌可以肝脓肿为首发症状,在临床上应注意鉴别。

（朱明玉　陈　立　上海交通大学医学院附属瑞金医院）

参・考・文・献

[1] Li C, Li G, Miao R, et al. Primary liver cancer presenting as pyogenic liver abscess: characteristics, diagnosis, and management [J]. J Surg Oncol, 2012,105(7):687 - 691.

[2] Marrero JA, Kulik LM, Sirlin CB, et al. Diagnosis, staging, and management of hepatocellular carcinoma: 2018 practice guidance by the American Association for the study of liver diseases [J]. Hepatology, 2018,68(2):723 - 750.

[3] Piscaglia F, Svegliati-Baroni G, Barchetti A, et al. Clinical patterns of hepatocellular carcinoma in nonalcoholic fatty liver disease: A multicenter prospective study [J]. Hepatology, 2016,63(3):827 - 838.

[4] Koh YX, Tan HJ, Liew YX, et al. Liver resection for nonalcoholic fatty liver disease-associated hepatocellular carcinoma [J]. J Am Coll Surg, 2019,229(5):467 - 478 e461.

17

儿童反复腹痛伴肝内胆管扩张

题 记

　　朗格汉斯细胞组织细胞增生症(Langerhans cell histiocytosis，LCH)临床表现多种多样，皮肤、骨骼是常见受累的器官，肝脏受累相对罕见。硬化性胆管炎是儿童 LCH 累及肝脏的重要特征性表现。本患儿以腹痛为首发症状，历经 2 年才最终明确诊断。在此分享这例罕见儿童 LCH 的诊治经过，并进一步探讨儿童硬化性胆管炎的鉴别。

病史摘要

入院病史

　　患者，男性，6 岁(出生于 2014 年 5 月)，福建人，学生，于 2019 - 07 - 22 第一次收住入院，2021 - 02 - 26 第二次收住入院。

主诉

　　反复腹痛 2 年余。

现病史

　　2018 年 11 月患儿无明显诱因出现上腹部阵发性痉挛性疼痛，程度较剧烈，每次发作持续半小时至 1 小时，可自行缓解。腹痛发作时面颈部可出现片状红色皮疹，无瘙痒，随腹痛缓解可消失，发作时偶有呕吐，无发热、腹胀、腹泻。2019 - 01 - 18 至 2019 - 02 - 11 于福州某院住院诊治。2019 - 01 - 14 血常规：白细胞 19.88×10^9/L，中性粒细胞 13.55×10^9/L，嗜酸性细胞 0.45×10^9/L，C 反应蛋白 14 mg/L，红细胞沉降率 77 mm/h，降钙素原 0.39 ng/mL。寄生虫抗体：广州管圆线虫病抗体、华支睾吸虫病抗体、裂头蚴、血吸虫抗体阴性，粪蛔虫卵、钩虫卵、鞭虫卵、蛲虫卵、血吸虫卵均未检出。T - SPOT、血培养、粪培养正常，粪钙卫蛋白正常。肝生化：γ-谷氨酰转肽酶 117 U/L，胆红素、转氨酶正常，淀粉酶、脂肪酶正常。胃十二指肠镜、肠镜未见明显异常。腹部超声：肝实质回声增粗欠均，胆囊多发小结石。腹部 MRI：肝左右叶多发异常信号影,增强后呈明显不均匀环状强化,考虑炎症性改变并部分脓肿形成,右膈肌脚、肝门区及腹膜后多发淋巴结。予以头孢曲松、甲硝唑抗感染 2 周余(01 – 26 至 02 – 11),腹痛好转后出院。出院后 3 天再次出现腹痛,症状同前,当地医院口服中成药数周(具体不详),腹痛时轻时重。2019 年 6 月至 7 月腹痛逐渐加重,2019 – 07 – 05 再次于当地住院,查血常规:白细胞 15.27×10⁹/L,中性粒细胞 72.1%,嗜酸性粒细胞 0.39×10⁹/L,C 反应蛋白 47 mg/L,肝生化:γ-谷氨酰转肽酶 232 U/L,转氨酶、胆红素正常;甲胎蛋白、凝血功能正常,再次予以头孢曲松抗感染 6 天(07 – 06～07 – 12),腹痛稍好转。为进一步明确病因,于 2019 – 07 – 25 行肝穿刺,病理结果提示肝细胞肿胀,可见糖原化核,部分肝细胞内见少量棕色小颗粒,肝血窦扩张伴淤血,汇管区纤维组织轻度增生,少量淋巴细胞浸润。复查肝脏 MRI 提示肝内多发囊性灶,扩张胆管可能大,肝内多发异常信号,肝门区、后腹膜多发肿大淋巴结,Caroli 病可能。予以完善全外显子测序未见 *PKHD1* 基因致病性变异。结合影像学表现及腹痛、炎症指标升高,考虑儿童硬化性胆管炎可能,予以熊去氧胆酸口服,头孢哌酮-舒巴坦抗感染,病情好转出院。但患儿出院后仍有反复腹痛及发热,2021 – 02 – 26 再次因"间歇性腹痛 2 年余"至我科住院。

既往史

既往多次中耳炎(非化脓性),否认肝炎、结核等慢性传染病史。农村山区生活 1 年余,有土壤、溪水接触。否认手术史、外伤、输血史。

个人史

出生史:G2P3,足月剖宫产,出生体重 2.6 kg,出生无窒息抢救史。

过敏史:否认药物及食物过敏史。

喂养史:母乳喂养 4 个月,之后改为人工喂养,5 个月后添加稀饭、米粉,现普食。

预防接种史:按时预防接种。

家族史

父亲,41 岁,销售,体健。母亲,38 岁,销售,乙型肝炎小三阳,母亲孕产史:3 – 0 – 0 – 3。哥哥,14 岁,体健。双胎之小(弟弟),体健。父母非近亲结婚,家族无遗传病、传染病史。

入院查体

身高 112 cm(<P10),体重 18.5 kg(<P10)。神志清,精神反应可,体型消瘦,全身皮肤、巩膜无黄染,未见明显出血点。浅表淋巴结未触及肿大。头颅圆,无畸形,咽无充血。呼吸平稳,双肺呼吸音粗,未及明显干湿啰音。心音有力,律齐,未闻及杂音。腹平软,腹壁静脉无明显显露。肝肋下 4 cm,剑突下 5 cm,质软,无触痛,脾肋下未及。胆囊区及剑突下深压痛阳性,反跳痛阴性,肠鸣音正常,双手过伸,双足过屈,神经系统检查(-),毛细血管再充盈时间<2 秒。

入院诊断

腹痛待查;硬化性胆管炎可能关节过伸。

实验室检查

血常规:白细胞 19.43×10⁹/L,中性粒细胞 14.96×10⁹/L,血红蛋白 96 g/L,血小板

566×10^9/L,C反应蛋白57.1 mg/L。

血生化:谷丙转氨酶17.4 U/L,谷草转氨酶35.3 U/L,γ-谷氨酰转肽酶102.8 U/L,碱性磷酸酶377 U/L,总胆红素8.2 μmol/L,直接胆红素4.1 μmol/L,白蛋白37.4 g/L,总胆固醇4.31 mmol/L,甘油三酯0.62 mmol/L。

血病原体宏基因:未检测到明确致病微生物。

辅助检查

腹部MRI增强(2021-02-27):肝脾稍大,肝脏弥漫性病变,呈多发状、小囊状T1WI低信号,T2WI及抑脂高信号,增强后可见明显强化;肝内胆管扩张;肝门区、后腹膜淋巴结增大,膈角淋巴结增大;脊柱右侧旁多发结节灶,增大淋巴结可能大(图17-1)。

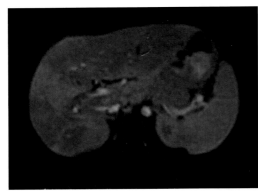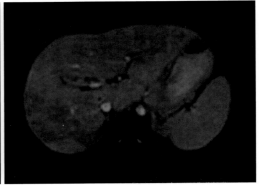

图17-1 腹部MRI

入院后诊疗经过及随访

患儿反复腹痛2年余,影像学检查提示肝大、肝内多发异常信号,肝内胆管、胆总管扩张。根据患儿临床表现及辅助检查,考虑为硬化性胆管炎。因患者病程中多次出现发热及炎症指标升高,予以完善感染相关检查:血培养、粪培养、T-SPOT、寄生虫、血宏基因等未见异常。多次予以头孢哌酮-舒巴坦、头孢曲松、甲硝唑抗感染治疗,予以吡喹酮抗寄生虫治疗,予以熊去氧胆酸利胆,患儿临床症状有好转,但仍有反复腹痛伴发热。患者病程较长,单纯用感染性疾病难以解释,是否存在肿瘤性疾病、胆管发育异常等疾病可能。

为明确病因,2021-03-04再次复查肝穿刺检查,病理结果示肝小叶结构紊乱,局部肝小叶结构破坏,代之以增生的纤维组织及弥漫分布的胞质丰富的组织细胞样细胞、嗜酸性粒细胞及淋巴细胞浸润,胆小管形态不规则、上皮细胞排列较紊乱伴部分空泡变,肝细胞浊肿,肝血窦扩张,肝巨噬细胞(枯否细胞)轻度增生。特殊染色提示CD1α、Langerin、S100染色阳性(图17-2)。根据患儿临床表现、影像学检查及病理检查结果诊断为朗格汉斯细胞组织细胞增生症(LCH)。患儿于2021-04开始按照LCH进行化疗,未再出现反复腹痛、发热,定期随访血常规、血生化等逐渐好转,2021-09-11复查γ-谷氨酰转肽酶降至正常。

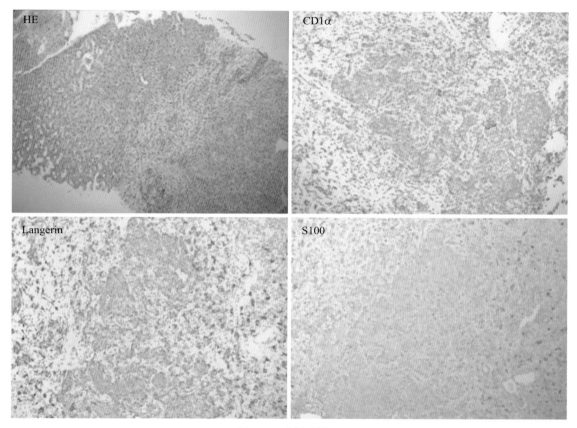

图 17－2 肝穿刺病理

临床关键问题及处理

·关键问题 1 该患儿反复腹痛、发热,初期影像学检查提示肝内有异常信号,近期出现胆管扩张,需考虑哪些疾病?

该患儿为学龄期儿童,以腹痛起病,病程中伴有反复发热,发病初期影像学检查提示肝脏异常信号伴不均匀环状强化,随着病程进展又出现了胆管扩张。根据临床症状及影像学表现,诊疗过程中主要需鉴别以下两种常见的疾病。

(1)肝脓肿:由微生物入侵并增殖所引起的肝脏化脓性、空腔性病变,致病微生物主要包括寄生虫类(主要是阿米巴)和细菌类,真菌性罕见,细菌性肝脓肿是临床常见的肝脏感染性疾病,占所有肝脓肿的 80%。引起细菌性肝脓肿的主要感染途径包括门静脉途径、胆道途径、肝动脉途径和邻近感染,其中胆源性感染是最主要的感染途径,如急性胆囊炎、胆总管结石、慢性胰腺炎和肿瘤所造成的胆道梗阻。肝脓肿临床表现缺乏特异性,以发热、腹痛为主要表现,实验室检查多数表现为白细胞、中性粒细胞、CRP 升高;超声检查表现为边缘不规则的低回声病变，病变内透声不佳。CT 影像中病灶呈片状或分叶状的低密度影，边缘不清，一般增强扫描后边缘可明显强化，而内部无强化。该患儿反复腹痛伴发热，实验室检查提示炎症指标升高，超声、MRI 提示肝多发异常信号伴不均匀环形强化，首先应排除肝脓肿。但完善血培养、血病原体宏基因检查并未发现致病菌，肝脏病理肝组织炎症、坏死并不明显，多次抗感染治疗后仍有反复发热、腹痛，故不支持肝脓肿诊断。

(2) Caroli 病：又被称为先天性肝内胆管囊状扩张症，由 1958 年法国学者 Caroli 首次报道。目前该病被认为是一种常染色体隐性遗传病，致病基因为 *PKHD1*，编码 fibrocystin 蛋白，该蛋白质在多器官系统表达：肾小管细胞、肝胆管细胞和胰腺。基因变异导致肾脏和肝纤维囊性改变，Caroli 病常见于常染色体隐性遗传多囊肾病。Caroli 病的基本病理改变是与胆管系统沟通性多发性肝内胆管囊状扩张。典型病变常位于汇管区，主要累及肝叶段内胆管，可以是一段、局部、一叶或双侧肝内胆管，肝左叶病变更常见。大体病理标本可见肝叶内各级胆管呈单个、多个圆形囊样扩张，呈串珠状或葡萄状。Caroli 病分为Ⅰ型和Ⅱ型，Ⅰ型又称单发型，多伴有肝内胆管结石，临床表现为反复发生胆道感染；Ⅱ型又称为弥漫型或汇管区周纤维化型，多数同时伴有先天性肝纤维化，以肝脾大、门静脉高压、上消化道出血为特点。基于此型临床表现的多样性，也称为 Caroli 综合征。Caroli 病可发生在任何年龄，好发于儿童或青少年，临床表现无特异性，典型者可表现为腹痛、黄疸和腹部肿块三联征。实验室检查除了碱性磷酸酶和 γ-谷氨酰转肽酶有轻度升高外，多为正常。超声可见肝内胆管呈囊样或串珠样扩张。ERCP 或 MRCP 显示与胆管连通的非阻塞性囊性扩张。该患儿以反复腹痛、发热起病，近期复查 MRI 提示肝内胆管扩张可能，需与 Caroli 病鉴别。但该患儿发病初期 MRI 并未提示胆管扩张，且并无肾脏囊性病变，病理未提示胆管囊性病变，基因未提示 *PKHD1* 基因突变，故不支持。

- **关键问题 2** 儿童硬化性胆管炎的常见病因是什么？

硬化性胆管炎(sclerosing cholangitis, SC)是一种以肝内或肝外胆管炎症导致局灶性胆管扩张、狭窄或消失伴周围纤维化为特征的慢性肝胆疾病，可进展为胆汁性肝硬化和门静脉高压。随着 ERCP 和 MRCP 等胆道成像技术的广泛应用，SC 在儿童中的检出率越来越高。与成人常见的原发性硬化性胆管炎不同，儿童有明确病因的 SC 更多见(继发性硬化性胆管炎)。新生儿期 SC 常见的病因有胆道闭锁和新生儿硬化性胆管炎。在儿童和成人，*ABCB4* 基因缺陷可能会导致胆小管硬化性胆管炎。其他可表现为 SC 的疾病还包括原发性和继发性免疫缺陷病、朗格汉斯细胞组织细胞增生症、囊性纤维化、网状细胞肉瘤、镰状细胞贫血。此外，自身免疫性肝炎和 SC 重叠综合征在儿童中比成人中更为常见。

该患儿最终经肝脏病理诊断为 LCH。成人 LCH 的肝受累相对罕见，但是在儿童(尤其是5 岁以下儿童)LCH 中，肝受累相对较多，且常常被忽视。尤其当肝是唯一受累器官时更容易被忽略。因此，肝 LCH 通常被延误诊断。在临床上，对于表现为硬化性胆管炎的患者，需要警惕 LCH 的可能。

背景知识介绍

朗格汉斯细胞组织细胞增生症（Langerhans cell histiocytosis，LCH）是由髓系前体细胞克隆性增生引起的，这些前体细胞分化为 CD1a$^+$/Langerin$^+$ 细胞，导致一系列器官受累和功能障碍。它在所有年龄段均可有不同程度的全身受累，尽管治愈率高，但严重的长期神经或内分泌并发症可能会影响生活质量。LCH 是儿童最常见的组织细胞疾病，在 15 岁以下儿童中的年发病率为 2.6/100 万～8.9/100 万，诊断的中位年龄为 3 岁。

根据受累部位和范围的不同，LCH 患者的临床表现也不同。在一项大型队列研究中，单系统和多系统分别占一半。骨骼是最常见的受累器官，大约 80% 的 LCH 患者存在骨骼病变，其中一半的病变是单一的，最常见的骨骼受累部位是颅骨，其次是脊柱、四肢和骨盆。皮肤受累也很常见，尤其是婴幼儿，表现为脂溢性湿疹。以血细胞减少的形式出现的造血功能障碍是预后不良的标志，发生在多系统受累的情况下，在婴幼儿中较常见。肝受累的预后也较差，患者表现为低蛋白血症，肝大或结合胆红素升高，在婴幼儿和成人中，硬化性胆管炎和肝纤维化是一种罕见的并发症，通常进展为终末期肝衰竭。

LCH 的诊断基于活检，需结合临床来评估组织的病理结果，通常选取受累的骨骼或皮肤进行活检。目前 LCH 还没有标准治疗方法，根据疾病的严重程度和器官功能障碍的程度，将患者分为不同的风险类别，单一系统疾病局限于单一部位的患者通常只需要局部治疗或观察，而病变广泛的患者则需要全身治疗。基于人群的研究表明，播散性 LCH 患者的生存率显著提高，尽管这些改善似乎更有利于儿童而非成人，5 年相对生存率分别为 90% 和 70%。为了更好地改善 LCH 及其并发症的治疗，需要进一步研究 LCH 的生物学特点及临床表现与预后的相关性。

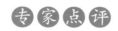

朗格汉斯细胞组织细胞增生症的临床表现具有高度异质性，轻者预后良好，部分病例甚至可自发缓解，重型可出现多系统受累和器官功能损害。对于临床腹痛、肝占位起病的罕见病例，需要专科医师结合生化、影像、病理等方法抓住炎症性、硬化性胆管炎的特征，再层层深入获得最后确诊。近年来，LCH 发病机制方面取得了较大突破，认为相当部分 LCH 是由于 RAS-RAF-MEK-ERK 信号通路异常激活驱动的髓系肿瘤。针对该信号路径的靶向治疗如 BRAF 抑制剂维罗非尼、达拉非尼可显著改善儿童 LCH 疗效和预后。儿童多系统 LCH 的 5 年总生存率可达 84%，但疾病再活化率高达 27%。长春花碱、泼尼松联合巯嘌呤的一线治疗同时，降低再活化率及难治性 LCH 的管理是进一步改善儿童 LCH 预后的关键，靶向药物的精准治疗给患儿带来了希望。

（李玉川　陆　怡　复旦大学附属儿科医院）

参·考·文·献

［1］章顺轶,陈岳祥.细菌性肝脓肿诊治进展［J］.临床肝胆病杂志,2018,34(7):1577-1580.

［2］Mieli-Vergani G，Vergani D. Sclerosing cholangitis in children and adolescents ［J］. Clin Liver Dis, 2016,20(1):99-111.

［3］Yi X，Han T，Zai H，et al. Liver involvement of Langerhans' cell histiocytosis in children ［J］. Int J Clin Exp Med, 2015,8(5): 7098-7106.

［4］Rodriguez-Galindo C，Allen CE. Langerhans cell histiocytosis ［J］. Blood, 2020,135(16):1319-1331.

［5］Gadner H，Minkov M，Grois N，et al. Therapy prolongation improves outcome in multisystem Langerhans cell histiocytosis ［J］. Blood，2013,121(25):5006-5014.

18

以巨大肝、亚急性肝衰竭为表现的肝黑色素瘤

题 记

一位老年女性患者,因为弥漫性肝大和快速进展的肝衰竭转诊至上海交通大学医学院附属仁济医院。我们逐一排查了肝衰竭的常见和少见病因,最终通过经颈静脉肝穿刺明确诊断为罕见的肝黑色素瘤。该患者既往并无黑色素瘤的相关病史,在缺少病理的情况下极难确诊。在肝衰竭及不能排除淀粉样变性的患者中,经皮肝穿刺风险较大,故而选择经颈静脉肝穿刺,并最终明确了诊断。然而肝黑色素瘤恶性程度极高,晚期病例往往失去手术切除机会。虽然该患者在 2 周内明确了病因,但仍快速进展,最终死亡。在此分享这例罕见病例的诊治经过,并同时探讨肝大的病因和经颈静脉肝穿刺的应用指征,以期提高该类患者的识别和诊断。

病史摘要

入院病史

患者,女性,69 岁,江苏人,于 2020 - 12 - 18 收住入院。

主诉

腹胀、纳差伴皮肤、巩膜黄染 2 个月。

现病史

患者 2 个月前无明显诱因下出现腹胀、纳差伴有皮肤轻度黄染。进食后腹胀加剧,以中上腹明显,伴呕吐。患者于 2020 - 11 - 05 至当地医院就诊,查肝生化:谷丙转氨酶 48 U/L,谷草转氨酶 108 U/L,碱性磷酸酶 256 U/L,γ-谷氨酰转肽酶 155 U/L,总胆红素 69.2 μmol/L,直接胆红素 57.1 μmol/L,白蛋白 31 g/L,前白蛋白 178 g/L。病毒性肝炎标志物均阴性。胃镜检查提示慢性胃炎。全腹 CTA 提示肝大。予以奥美拉唑护胃、甘草酸二铵保肝、莫沙必利促动力、奈替米星抗感染等对症支持治疗,患者腹痛较前好转,但皮肤、巩膜黄染加重,尿色深黄,

遂于 11 - 16 转至当地三甲医院住院治疗。11 - 17 复查肝生化:谷丙转氨酶 41 U/L,谷草转氨酶 132 U/L,碱性磷酸酶 230 U/L,γ-谷氨酰转肽酶 167 U/L,总胆红素 194 μmol/L,直接胆红素 154 μmol/L,白蛋白 25 g/L,前白蛋白 51 g/L。自身免疫相关抗体均阴性,肿瘤指标未见异常。2020 - 11 - 30 腹部 MRA+MRCP 提示肝增大,肝门汇管区广泛水肿,下腔静脉肝段管腔狭窄,腹腔少许积液。予以腺苷蛋氨酸、谷胱甘肽保肝,以及抑酸、抗感染营养支持等治疗后胆红素进行性升高,凝血功能恶化,2020 - 12 - 04 起予以甲泼尼龙 40 mg,每天 1 次静脉滴注。患者腹水明显增加,双下肢水肿加重,予以补充白蛋白、利尿及腹腔穿刺引流。腹水外观橘黄色,比重 1.014,黏蛋白阴性,淋巴细胞 53.5%。12 - 14 复查肝生化:谷丙转氨酶 28 U/L,谷草转氨酶 82 U/L,碱性磷酸酶 119 U/L,γ-谷氨酰转肽酶 178 U/L,总胆红素 422 μmol/L,直接胆红素 359 μmol/L,白蛋白 27 g/L,国际标准化比值 1.56。2020 - 12 - 14 甲泼尼龙减量至 30 mg,每天 1 次。患者自起病以来,精神萎靡,胃纳极差,偶有腹泻,小便浓茶色,体重减轻 10 kg。为进一步评估黄疸病因收住入院。

既往史

高血压 10 年余,口服苯磺酸左氨氯地平片 2.5 mg,每天 1 次,控制可;否认糖尿病、高脂血症等慢性疾病。

个人史

出生于江苏,退休职员。否认肝损伤药物及中草药等用药史。否认冶游史、吸烟史及饮酒史。无疫区久居史、毒物接触史、食物及药物过敏史、外伤史。否认家族慢性肝病、遗传病史。8 年前因胆囊结石行胆囊切除术,无其他手术史。

入院查体

体温 36.9 ℃,心率 101 次/分,呼吸 23 次/分,血压 109/53 mmHg,BMI 17.3 kg/m²。神志萎靡,可对答,查体配合,皮肤、巩膜重度黄染,皮肤无瘀点、瘀斑。可见肝掌,无蜘蛛痣,无全身浅表淋巴结肿大。双肺呼吸音清,未闻及干湿啰音。腹部膨隆,移动性浊音阳性,无腹部压痛、反跳痛,肝肋缘下 3 指,剑突下 4 指,脾肋下未及,双下肢凹陷性水肿。

入院诊断

亚急性肝衰竭;高血压。

实验室检查

血常规:白细胞 13.1×10⁹/L,中性粒细胞 89.2%,血红蛋白 101 g/L,血小板 120×10⁹/L。

血生化:谷丙转氨酶 46 U/L,谷草转氨酶 103 U/L,碱性磷酸酶 139 U/L,γ-谷氨酰转肽酶 204 U/L,总胆红素 436 μmol/L,直接胆红素 364 μmol/L,白蛋白 33 g/L,乳酸脱氢酶 936 U/L,尿素 5.3 mmol/L,肌酐 47 μmol/L,尿酸 148 μmol/L。

凝血系列:凝血酶原时间 16.3 秒,国际标准化比值 1.45,D-二聚体 1.86 μg/mL,纤维蛋白原降解产物 9.3 μg/mL。

C 反应蛋白:4.3 mg/L;红细胞沉降率:17 mm/h。

肝炎病毒标志物:HBsAg(-),HBsAb(+),HBcAb(-),HBeAg(-),HBeAb(+);

HBV－DNA＜20 U/mL。

EB 病毒、巨细胞病毒：EB－DNA 阴性，CMV－DNA $7×10^4$ copies/mL。

自身抗体：ANA、AMA、ASMA、抗 LKM－1、抗 SLA、抗 gp210、抗 sp100 均为阴性。

免疫球蛋白：IgG 10.7 g/L（7～16 g/L），IgA 3.1 g/L，IgM 1.0 g/L，IgG4 0.8 g/L（0.03～1.4 g/L）。

铜蓝蛋白：0.25 g/L（－）。

铁蛋白：376 μg/L（↑）。

肿瘤指标：AFP（－），CA724（－），CEA 6.52 ng/mL（↑），CA125 349 U/mL（↑），CA50 117 U/mL（↑），CA19－9 96.7 U/mL（↑）。

免疫固定电泳：未见单克隆条带。

辅助检查

腹部超声：肝光点密集，肝脾大；胆囊已切除；腹水（2.1 cm）；肝内外胆管未见明显扩张。

腹部增强 MRI：肝硬化、肝大、腹腔积液；肝静脉近第二肝门汇入下腔静脉处管腔较窄可能与肝大压迫有关；肝、脾 T1WI 上信号增高；胆囊未显示（图 18－1）。

心脏彩超：室间隔基底段增厚；轻度二尖瓣、三尖瓣反流。

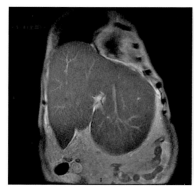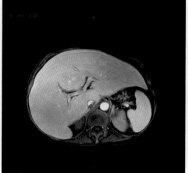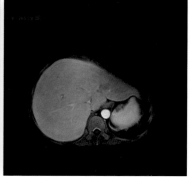

图 18－1 腹部增强 MRI

入院后诊疗经过及随访

患者为老年女性，亚急性起病，入院时已有肝衰竭趋势。在外院已排除病毒性肝炎。反复询问病史无药物性和中毒性肝炎依据。外院腹部 CTA 及本院增强 MRI 均提示肝显著增大，肝左叶肿大达盆腔，但未提示肝灌注异常，不符合肝窦阻塞综合征表现。腹部影像虽然提示下腔静脉肝段管腔狭窄，但可能与肿大的肝压迫有关，且患者无脾大、静脉曲张等门静脉高压表现，布-加综合征（巴德-基亚里综合征，Budd-Chiari 综合征）依据不足。自身免疫相关抗体均阴性，免疫球蛋白水平正常，自身免疫性肝病无依据。心脏彩超和心功能检查无心包炎及心力衰竭表现。综上，排除了病毒性、药物性、血管性、自身免疫性、心源性等病因后，考虑肿瘤性疾病可能性最大。该患者的影像学检查并未提示肝占位性病变，但乳酸脱氢酶明显升高，高度怀疑恶性肿瘤广泛浸润可能,故进一步完善 PET-CT 及骨髓穿刺。

PET-CT:肝体积显著增大,肝实质内未见明显肿块及 FDG 代谢异常增高;腹盆腔积液。腹盆腔小肠见多处局灶性 FDG 代谢增高,$SUV_{max}=5.7\sim12.9$,局部肠壁可疑增厚(图 18-2)。

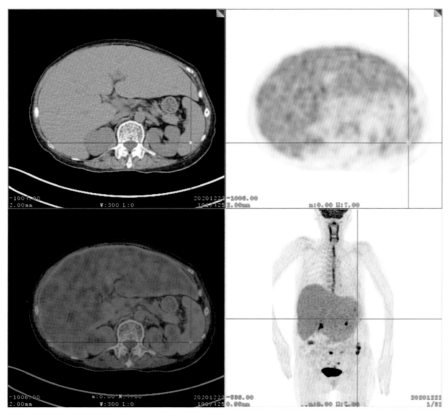

图 18-2 PET-CT

骨髓穿刺涂片＋病理:少量骨髓组织增生活跃,造血组织 50%,脂肪组织 50%,粒系各期细胞均可见,未见成熟障碍。涂片见大量吞噬色素的颗粒细胞,颗粒铁染色阴性(图 18-3)。

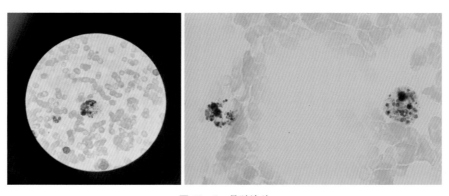

图 18-3 骨髓涂片

　　PET-CT显示除小肠多处局灶性FDG代谢增高外，肝、淋巴结等其他器官均未见明显异常FDG代谢值。此时患者一般情况较差，无法耐受小肠镜检查及活检。骨髓穿刺虽然未发现血液系统肿瘤，但是骨髓涂片中的大量吞噬色素颗粒的细胞吸引了我们的注意，高度怀疑黑色素瘤骨髓转移。然而进一步行骨髓组织免疫组化染色后发现黑色素瘤相关的标志物HMB45、S100、Melan-A均为阴性。为了明确诊断，与患者及家属沟通后决定行经颈静脉肝穿刺活检。穿刺共得到6条组织标本，肉眼呈黑褐色。HE染色下可见正常肝组织消失，代之以大片富含黑褐色色素颗粒、细胞核深染、多形的高度异型细胞（图18-4）。黑色素瘤标志物HMB45、S100、Sox-10、Melan-A均为阳性，符合黑色素瘤诊断。患者全身皮肤、肢端、口腔、肛周黏膜均未发现原发灶，仅右眼球结膜和睑结膜有可疑黑色素沉积（图18-5）。患者极度虚弱，无法完成眼科检查明确是否存在眼部原发黑色素瘤。

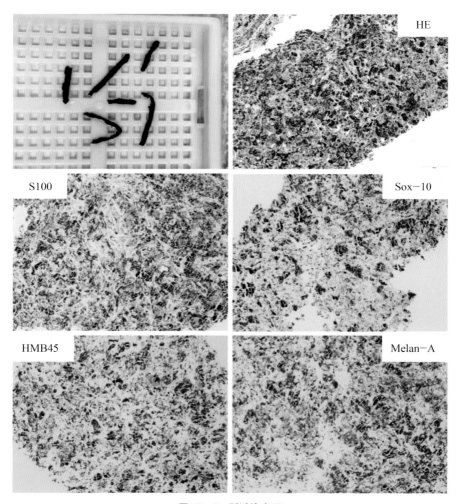

图18-4　肝活检病理

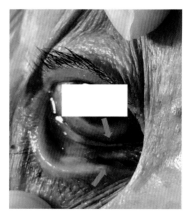

图 18 - 5　右眼球结膜和睑结膜黑色素沉积

患者入院后予以泼尼松龙逐渐减量,同时予以更昔洛韦抗病毒及保肝、纠正低白蛋白血症和凝血功能异常、丙种球蛋白调节免疫等对症支持治疗。患者腹胀、纳差、黄疸仍呈进行性加重。

2020 - 01 - 04 患者出现极度乏力及嗜睡,复查肝功能:谷丙转氨酶 33 U/L,谷草转氨酶 157 U/L,碱性磷酸酶 148 U/L,γ-谷氨酰转肽酶 108 U/L,总胆红素 611 μmol/L,乳酸脱氢酶 1 260 U/L,国际标准化比值 1.78。2 天后患者的心率、血压下降,经抢救无效后死亡。

临床关键问题及处理

· **关键问题 1**　肝大的鉴别诊断有哪些?

肝大的鉴别诊断包括肝疾病、肿瘤性疾病、心脏和血管疾病(表 18 - 1)。其中肝疾病较多

表 18 - 1　肝大的病因

类　别	病　因
肝脏疾病	急性病毒性肝炎 胆汁淤积性肝病 非酒精性脂肪性肝病 酒精性脂肪性肝病 遗传代谢性肝病(肝豆状核变性、血色病、戈谢病) 淀粉样变性 肝囊肿 非癌性肝肿瘤,包括血管瘤和腺瘤 中毒性肝炎
肿瘤性疾病	肝脏转移性肿瘤 白血病 肝脏恶性肿瘤 淋巴瘤

（续　表）

类　别	病　因
心脏和血管疾病	肝静脉阻塞（布-加综合征） 心力衰竭 心脏周围组织炎症（心包炎）

见的为急性肝炎、胆汁淤积性肝病、脂肪性肝病；较少见的是肝内物质异常贮积而导致的疾病，如肝豆状核变性（铜沉积）、血色病（铁沉积）、戈谢病（糖脂沉积）、淀粉样变性（淀粉样物质沉积）等。该病例逐一排除了肝、心脏和血管疾病后，高度怀疑肿瘤性疾病。有时肿瘤可广泛性地转移到肝血窦，而在影像学检查中探查不到转移结节，临床表现为暴发性肝衰竭。因此，进一步行骨髓穿刺及 PET－CT，排除了白血病及淋巴瘤。其他可导致急性肝衰竭的转移性肿瘤包括黑色素瘤、小细胞肺癌、尿道上皮癌等。该病例最终通过肝脏病理明确了黑色素瘤诊断。

·**关键问题 2**　何时选择经颈静脉肝活检？

目前开展的肝活检术主要有三种方式，即经皮经肝活检、腹腔镜或手术活检及经颈静脉肝组织活检术。因腹腔镜或手术活检创伤较大，故只在穿刺活检无法进行时偶尔使用。CT 或超声引导下行经皮经肝活检操作简便，准确性及安全性高，已广泛用于临床。但是对于有严重肝硬化、大量腹腔积液及严重凝血功能异常的患者，经皮经肝活检发生腹腔内出血等严重并发症的风险很高。该患者因其血小板减少、凝血功能异常、存在腹水，且就诊早期不能完全排除淀粉样变性（由于有肝活检术后出血和死亡的报告，淀粉样变常被列为经皮肝穿刺禁忌证），经皮肝穿刺活检风险较高，故在外院诊治过程中未行肝活检。与经皮经肝活检相比，经静脉肝活检因其完全肝内穿刺的操作而具有更加安全性优势，尤其适用于合并凝血功能障碍、血小板减少、大量腹水或不能停用抗凝及抗血小板药物等存在经皮肝穿刺禁忌的患者，能够明显降低出血风险，且并不增加相关穿刺并发症的发生率（表 18－2）。该病例属于弥漫性肝大合并亚急性肝衰竭，血小板减低，凝血功能较差，肝大病因不明，经颈静脉肝穿刺是最佳诊断方式。

表 18－2　经颈静脉肝组织活检术的适应证

类　别	病　因
绝对适应证	腹水 严重凝血功能障碍 需要行肝静脉压力梯度测定
相对适应证	严重肥胖 肝硬化肝体积较小者 右侧胸腔积液或感染 怀疑肝萎缩者 肝血管瘤 经皮肝活检失败者

（续　表）

类　别	病　因
首选经静脉肝活检	急性酒精性肝炎 重型肝炎 病因不明的急性肝衰竭 骨髓移植患者的肝脏疾病检查 怀疑门静脉高压性肝硬化患者 怀疑特发性门静脉高压合并 HIV 患者

背景知识介绍

　　黑色素瘤是一类起源于黑色素细胞的高度恶性肿瘤,可发生于皮肤、黏膜(消化道、呼吸道和泌尿生殖道等)、眼葡萄膜、软脑膜等不同部位或组织。黑色素瘤在我国虽然是少见恶性肿瘤,但发病率逐年上升,患者易发生早期转移,病死率高。我国黑色素瘤与欧美白种人差异较大,二者在发病机制、生物学行为、组织学形态、治疗方法及预后等方面差异较大。黑色素瘤一般分为四个亚型:皮肤、肢端、黏膜和眼型。在亚洲人和其他有色人种中,肢端型黑色素瘤约占50%,常见的原发部位多见于足底、足趾、手指末端及甲下等肢端部位,原发于黏膜,如直肠、肛门、外阴、眼、口、鼻、咽部位的黑色素瘤占 20%～30%;而对于白种人来说,皮肤型的黑色素瘤约占 90%,原发部位常见于背部、胸腹部和下肢皮肤;原发于黏膜的黑色素瘤只占 1%～5%。

　　晚期黑色素瘤容易转移的部位为肺、肝、骨、脑。肝黑色素瘤多由其他部位转移而来。约50%眼黑色素瘤因肝转移首诊,最终 90%眼黑色素瘤转移至肝。原发性肝黑色素瘤非常罕见,极易被忽视,被误诊为其他疾病。临床可表现为无症状、腹痛或右上腹、肝区胀痛不适、纳差、消瘦、恶心、乏力、发热、腹部包块、呕吐、皮肤黄染、双下肢水肿、腹腔积液等。肝影像学的表现可以分为局灶型和弥漫型。MRI 检查是诊断肝黑色素瘤最佳影像学检查方法,究其原因为黑色素瘤细胞中含有的黑色素具有顺磁性,能使 T1 和 T2 弛豫时间缩短,表现为 T1 加权高信号、T2 加权低信号。但由于肝中黑色素分布和含量的差异,实际 MRI 图像中往往表现为混杂的 T1 和 T2 信号。

　　黑色素瘤主要靠临床症状和病理诊断,结合全身影像学检查得到完整分期。病理标本肿瘤细胞质中见大量黑色素颗粒沉积是诊断黑色素瘤的最重要线索。免疫组化 HMB45、Melan‐A、Vimentin 阳性是黑色素瘤诊断及鉴别诊断的重要依据。对黑色素瘤患者进行分子检测可以指导临床治疗及判断预后。目前成熟的分子靶点包括 BRAF、C‐KIT 和 NRAS。

　　大部分早期黑色素瘤通过外科治疗可以治愈,但是晚期黑色素瘤预后较差。以往报道的黑色素瘤肝转移中位生存期为 2～6 个月,1 年生存率为 13%,5 年生存率为 1%,大部分患者因急性肝衰竭、肝性脑病、上消化道出血等并发症死亡。晚期黑色素瘤的药物治疗已从传统的化疗时代进入靶向和免疫治疗的时代。中国黑色素瘤患者的 BRAF 突变率低于西方人群,为

20%～25%。针对 *BRAF* V600 突变的患者，BRAF 抑制剂±MEK 抑制剂有效率＞50%。中国黑色素瘤患者的 *KIT* 突变率约为 10%，针对 *KIT* 突变的患者，国内目前获批的药物包括伊马替尼、尼罗替尼。近年来免疫治疗发展迅速，国内已有两种 PD－1 单抗获批，包括帕博利珠单抗和特瑞普利单抗，用于治疗既往接受全身系统治疗失败的不可切除或转移性黑色素瘤患者。

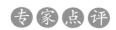

专 家 点 评

肝黑色素瘤的临床表现缺乏特异性，极易被漏诊和误诊。该疾病进展迅猛，可出现暴发性肝衰竭，且无肝移植指征，预后极差。因此，提高这种罕见病的早诊早治率对延长患者生存期具有重要意义。在本病例中，通过经颈静脉穿刺获取的肝穿刺标本是明确诊断的关键证据。针对病因不明的肝衰竭，经皮肝穿刺风险较大时，经颈静脉肝穿刺是最佳选择。此外，该病例对于弥漫性肝大的少见病因的鉴别诊断也值得广大专科医师借鉴和思考。

（肖 潇 盛 黎 苗 琪 华 静 马 雄 上海交通大学医学院附属仁济医院）

参 · 考 · 文 · 献

［1］朱义江,成德雷,周春泽,等.经颈静脉肝组织活检术的临床应用[J].世界华人消化杂志,2020,28(23):1200－1205.

［2］毛丽丽,斯璐,郭军.2020 版 CSCO 黑色素瘤指南解读[J].中华转移性肿瘤杂志,2020,3(2):81－82.

［3］Ao WQ, Wang J, Mao GQ, et al. Primary hepatic melanoma: a case report of computed tomography and magnetic resonance imaging findings [J]. Medicine (Baltimore), 2019,98(25):e16165.

［4］Agarwala SS, Eggermont AM, O'Day S, et al. Metastatic melanoma to the liver: a contemporary and comprehensive review of surgical, systemic, and regional therapeutic options [J]. Cancer, 2014,120(6):781－789.

以顽固性低血糖和腹泻、腹痛为
表现的肝脏神经内分泌癌

题记

　　这是 1 例罕见且进展极快的肝脏神经内分泌癌,表现为顽固性低血糖、腹泻和肝区胀痛。由于肿瘤呈弥漫性生长,患者多次行肝脏超声检查仅提示肝大、回声增粗。腹部增强 MRI 虽然提示肝脏占位,但定性困难。生长抑素受体显像亦无异常摄取灶。这些非特异的影像学表现为诊断之路带来重重阻碍。但是通过低血糖的鉴别诊断,神经元特异性烯醇化酶升高的蛛丝马迹,还是将病因快速锁定为神经内分泌肿瘤,并最终通过病理明确了诊断。

病史摘要

入院病史

患者,女性,28 岁,湖南人,于 2017 - 08 - 10 收住入院。

主诉

腹泻 9 个月,右上腹胀痛 4 个月,反复意识障碍 20 天。

现病史

患者于 9 个月前起无明显诱因下出现腹泻,3~4 次/日。4 个月前出现右上腹部胀痛不适,体检发现谷丙转氨酶和谷草转氨酶升高(大于 2 倍正常值)。筛查肝炎病毒全套均为阴性,胃镜示胆汁反流性胃炎。2 个月前查肝功能:谷草转氨酶 103 U/L;前白蛋白 107 mmol/L;国际标准化比值 1.16;腹部 B 超示肝脏质地增粗;瞬时弹性超声硬度 22 kPa;MRCP 示肝内外胆管僵硬伴局部粗细不均,以肝门区及胆总管上段局部胆管狭窄最为明显(图 19 - 1)。之后患者腹泻伴肝区疼痛症状进行性加重。1 个月前行肠镜检

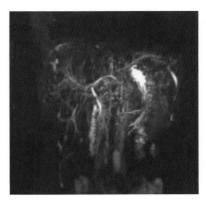

图 19 - 1　MRCP 图像

查未见明显异常。20 天前患者出现反复心悸伴大汗及意识模糊,以餐前及凌晨频发,进食后明显缓解,否认大小便失禁、胸闷、胸痛等不适。1 天前心悸发作时至急诊就诊,测随机血糖 1.41 mmol/L,予以葡萄糖治疗后症状缓解。为进一步诊治,收住内分泌科。

既往史

否认高血压、糖尿病、心脑血管疾病、高血脂等代谢疾病史,否认病毒性肝炎、结核等传染病史。

个人史

出生生长于原籍。月经不调 1 年余。否认特殊用药史、冶游史、吸烟及饮酒史。否认疫水接触史、疫区久居史、毒物接触史、食物及药物过敏史、输血史、外伤史。否认家族肝胆疾病、肿瘤相关病史。

入院查体

体温 36.6 ℃,脉搏 110 次/分,呼吸 25 次/分,血压 111/67 mmHg。身高 156 cm,体重 47 kg,BMI 19.3 kg/m²,腹围 78 cm,臀围 82 cm。神志清,气稍促,全身皮肤黏膜无黄染,无满月脸、水牛背、皮肤色素沉着。全身浅表淋巴结未及肿大。腹部稍膨隆,肠鸣音 4 次/分,未闻及血管杂音;移动性浊音(±);无压痛及反跳痛,肝肋下可及,脾肋下未触及,肝颈静脉回流征(一),双下肢无凹陷性水肿。

入院诊断

低血糖原因待查;原发性硬化性胆管炎待排;慢性腹泻;胆汁反流性胃炎。

实验室检查

血常规:白细胞 7.68×10⁹/L,中性粒细胞 76.7%(↑),血红蛋白 79 g/L(↓),平均红细胞体积 72.4 fL(↓),平均血红蛋白浓度 269 g/L(↓),血小板 361×10⁹/L(↑)。

尿常规:尿比重 1.013,镜检白细胞 3.1/HP,镜检红细胞 1.4/HP。

粪便常规+粪隐血:棕色,性软,红细胞及白细胞未查见,粪隐血试验阴性。

炎症指标:降钙素原 4.28 ng/mL(↑),C 反应蛋白 8.34 mg/L(↑),红细胞沉降率 28 mm/h(↑)。

血生化:白蛋白 35 g/L(↓),前白蛋白 38.10 mg/L(↓),谷丙转氨酶 41 U/L,谷草转氨酶 143 U/L,碱性磷酸酶 154 U/L,γ-谷氨酰转肽酶 129 U/L,直接胆红素 4.1 μmol/L,总胆红素 7.7 μmol/L,尿素氮 1 mmol/L,肌酐 33 μmol/L,尿酸 158 μmol/L,淀粉酶 114 U/L。

出凝血功能:凝血酶原时间 13.7 秒,国际标准化比值 1.22,纤维蛋白原 1.75 g/L,部分凝血活酶时间 32.9 秒,凝血酶时间 26.7 秒。

肝炎病毒标志物:HAV IgM(一),HBsAb(+),HBsAg(一),HBcAb(一),HBeAg(一),HBeAb(一),HCV Ab(一),HDV IgM(一),HEV Ab(一)。

EB 病毒、巨细胞病毒:DNA 均为阴性。

肿瘤指标:甲胎蛋白 179 ng/mL(↑),癌胚抗原 10.7 ng/mL(↑),CA19-9(一),CA125 268 U/mL(↑),神经元特异性烯醇化酶 228.6 ng/mL(↑),CA50(一),鳞癌抗原(一)。

自身抗体:胰岛素抗体 1.12(＋);谷氨酸脱羧酶抗体(GADA)、胰岛细胞自身抗体(ICA)、抗核抗体、抗线粒体抗体、抗平滑肌抗体、抗肝肾微粒体抗体、抗可溶性肝抗原抗体、抗 gp210、抗 sp100 均为阴性。

免疫球蛋白:IgG 16.9(8～16)g/L(↑),IgM 3.08(0.3～2.2)g/L(↑),IgG4 3.44(0.03～1.4)g/L(↑)。

铜蓝蛋白:(一)。

激素:甲状腺功能未见异常,甲状旁腺素 76.7(0～70)pg/mL,生长激素 0.07(0.06～5)ng/mL(一),空腹胰岛素 0.10(5～20)μU/mL(↓)(同步空腹血糖 4 mmol/L),低血糖发作时胰岛素 0.14 μU/mL(同步血糖 0.6 mmol/L)。

辅助检查

腹部 B 超:肝脏外形增大、肝回声增粗;脾稍大;右肾结石;胆囊、胰、左肾未见异常。腹腔内可见游离无回声区,最深处 20 mm。肝瞬时弹性成像:硬度 69.1 kPa。

胸部 HRCT 平扫:右侧斜裂及胸膜处小结节,左肺下叶散在条索灶伴胸膜毛糙。左侧胸膜局部略毛糙,右侧胸膜未见明显增厚,两侧胸腔未见明显积液。两侧腋窝见数个小淋巴结影。

入院后诊疗经过及随访

入院后完善相关检查(血尿粪常规、炎症指标、肝肾功能、甲状腺功能、生长激素、胰岛素抗体、肿瘤标志物等、腹部超声等)进行系统评估。入院当晚患者低血糖发作,即刻血糖 0.6 mmol/L,同步胰岛素 0.14 μU/mL,胰岛素释放指数 0.13,进食及静脉补充葡萄糖后缓解。之后患者仍有反复发作低血糖,进食后可缓解但仅能维持 4 小时左右。在予以对症处理同时完善延长 OGTT 试验,筛查低血糖的病因。由于患者低血糖以空腹降低为主,首先应排除胰岛素瘤。但根据患者低血糖发作时胰岛素释放指数不高故不支持该诊断。此外,各类激素测定值可排除皮质醇或垂体功能减退导致的低血糖。虽然患者抗胰岛素抗体阳性,但是 OGTT 血糖谱与自身免疫性低血糖症不符。

由于该患者肿瘤指标升高明显,且右上腹胀痛明显,肝功能及肝脏超声提示慢性肝损伤、肝硬化,门诊 MRCP 提示硬化性胆管炎可能。遂进一步完善上腹部增强 MRI(图 19-2),结果示肝脏明显肿大,肝脏内弥漫性结节状异常信号影,转入消化内科进一步诊治。

腹部 MRI 提示肝脏多发占位,腹腔内多发结节状异常灶,胰腺略增大。后腹膜多发淋巴结,定性困难,肿瘤性病变需考虑。由于神经元特异性烯醇化酶明显升高(常见于小细胞肺癌和分化差的神经内分泌瘤),重点怀疑肝脏占位为神经内分泌肿瘤。为明确诊断,行生长抑素受体显像及病理检查。生长抑素受体成像(OCT)显示全身未见放射性摄取异常增高灶。为进一步明确诊断,患者在全麻下行腹腔镜肝活检术(图 19-3)。术中见肝脏及腹壁存在多发灰白色结节,病理示 CgA、Syn、CD56 阳性,生长抑素受体 2(＋/一),Ki-67(＋,40%),核分裂 27/10 HP,符合神经内分泌肿瘤(G3)。明确病理诊断后,因患者一般情况极差,有严重乏力纳差、顽固性低血糖及低蛋白血症、多器官功能衰竭,未行化疗,予以静脉高糖维持,奥曲肽皮下注射等对症支持治疗。患者最终于 2 周后死亡。由于胃镜、结肠镜、胸部 CT、腹部 MRI 增强及生长抑素受体显像未见其他器官明显肿瘤病灶，且患者疾病迅速恶化，无法长期随访以发现是否有肝外其他微小原发病灶，最终诊断为原发灶不明的肝脏神经内分泌癌。

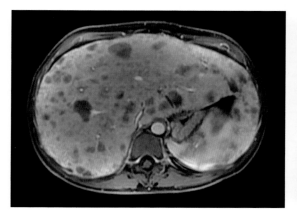

图 19-2　上腹部增强 MRI 图像

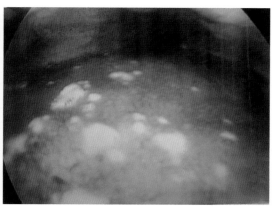

图 19-3　腹腔镜探查术中所见

临床关键问题及处理

· **关键问题 1**　该患者顽固性低血糖的原因是什么？

该患者的低血糖发作表现符合 Whipple 三联征。Whipple 三联征是血糖浓度低于正常引起的一组临床综合征，其典型临床表现有：①自发性周期性发作低血糖症状，以交感神经兴奋和中枢神经系统功能障碍为特异表现；②发作时血糖低于 2.8 mmol/L；③经葡萄糖或胰高血糖素纠正低血糖后，症状可缓解。

Whipple 三联征患者中的低血糖可由多种原因引起，在评估其病因时，我们首先应该了解低血糖发作时同步胰岛素及 C 肽的水平（图 19-4）。对于非糖尿病的患者，如表现为非高胰岛素血症性低血糖，且垂体及肾上腺皮质功能正常、无肝肾衰竭时，应高度怀疑非胰岛 β 细胞肿瘤，通常是间叶细胞（如纤维肉瘤）、血管（如血管外皮细胞瘤）或上皮细胞来源的肿瘤。当此类肿瘤过度产生未成熟的胰岛素样生长因子 2（IGF-2），激活胰岛素受体，从而增加骨骼肌对葡萄糖的利用，抑制肝脏中的葡萄糖的释放和糖异生，将导致低血糖。这类肿瘤患者的初始症状通常是低血糖，特别在空腹或者运动后，可能出现意识模糊、嗜睡、出汗甚至昏迷。

另一种潜在的病理生理机制可能是正常的肝脏组织被广泛的肿瘤所替代，由于肝糖原储存量低从而导致低血糖。有广泛肝脏肿瘤负荷的患者出现的低血糖时，常见的症状是消瘦和腹痛。

虽然本病例由于实验室条件限制无法进行 IGF-2 的检测，但有文献报道胃神经内分泌肿瘤可过度产生 IGF-2。同时患者肝脏神经内分泌肿瘤负荷大，肝脏储备能力差而糖原生

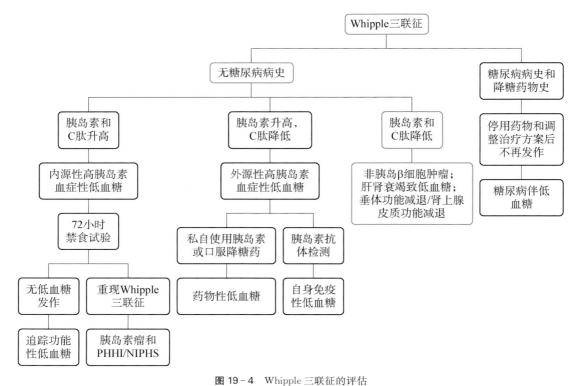

图 19 - 4 Whipple 三联征的评估

PHHI:婴儿高胰岛素性低血糖症;NIPHS:非胰岛素瘤胰源性低血糖综合征

成、糖异生不足导致血糖基础水平极低;又由于门静脉高压导致胰岛素分泌后聚积肝前,无法完全进入体循环而使餐后血糖高峰延迟。推测以上三个原因同时导致了患者顽固性低血糖反复发作。

· **关键问题 2** 该患者的腹痛腹泻和类似硬化性胆管炎表现是何原因?

除了顽固性低血糖,该患者的另一突出症状是进行性加重的腹泻和右上腹痛。该患者腹泻考虑为肿瘤分泌 5-羟色胺和其他血管活性物质到体循环中而产生的类癌综合征,通常伴有面色潮红。进行性右上腹和腹胀的原因是低分化肿瘤的快速生长和转移,使肝脏迅速肿大,产生压迫性疼痛。该患者 MRCP 示肝内外胆管僵硬伴局部粗细不均,倾向于肿瘤压迫继发了类似硬化性胆管炎的影像学表现。这提示我们当 MRCP 示硬化性胆管炎时,除考虑原发性硬化性胆管炎以外,还应仔细询问病史、完善腹部增强影像学检查,除外肿瘤等继发因素。

· **关键问题 3** 该患者的肝脏神经内分泌肿瘤是原发性还是转移性?

原发性肝脏神经内分泌肿瘤(NEN)极为罕见,其起源仍不明确,有可能来源于肝内胆管上皮细胞散在的神经内分泌细胞,或异位于肝脏的肾上腺、胰腺。原发性肝脏 NEN 的瘤体通常较大,多为单发,常位于肝右叶,边界多清晰。一般认为原发性肝脏 NEN 多为非功能性,可能是由于神经内分泌激素量分泌不足。从影像和症状表现分析,该患者并不符合原发性 NEN 的特征。

较为常见的是转移性肝脏 NEN。但是该病例中胃镜、结肠镜、胸部 CT、腹部增强 MRI 及生长抑素受体显像未见明显原发病灶。研究表明，由于 G1 和 G2 级 NEN 生长抑素受体表达量高，生长抑素受体显像对于原发灶和转移灶的诊断准确度和特异度均可达 95％以上。而对 G3 级 NEN，由于细胞表面受体表达量少，生长抑素受体显像诊断敏感性下降，更推荐 PET - CT。即使影像学检查未能提示原发灶，我们仍然可以根据 NEN 分泌激素类型及相关症状进行推测。该患者的症状符合类癌综合征，而且排除了胰岛素瘤、胃泌素瘤、胰高血糖素瘤、生长抑素瘤等好发于胰腺的功能性 NEN。据文献报道，小肠发生的功能性 NEN 常见为伴类癌综合征的肿瘤，且大多存在肝脏转移。但由于患者疾病进展极快，无条件行 PET - CT 和小肠检查，故最终诊断为原发灶不明的肝脏神经内分泌癌。

背景知识介绍

　　神经内分泌肿瘤（NEN）是一类起源于肽能神经元及神经内分泌细胞，可以产生多种激素并表达神经内分泌标志物的少见肿瘤。神经内分泌细胞遍布全身各处，因此 NEN 可以发生于全身各处，以肺和胃肠胰 NEN 最常见。直肠和胰腺是亚洲人群最常见的发病部位。欧美白种人最常见的发病部位是小肠和胰腺。根据肿瘤是否分泌激素及产生激素相关症状，可以分为功能性和非功能性两大类。按组织学及增殖活性（细胞核分裂象计数和 Ki - 67 指数）可分为分化良好的神经内分泌瘤（G1、G2）和分化差的神经内分泌癌（G3）。

　　在实验室检查方面，NEN 可分泌多种肽类或胺类激素至循环系统，常用的循环标志物包括嗜铬粒蛋白 A（CgA）、神经元特异性烯醇化酶（NSE）、胰多肽等。功能性 NEN 可分泌特定激素，如胃泌素、胰岛素、胰高血糖、生长抑素、血管活性肠肽、5 - 羟色胺等，这些也是特定功能性 NEN 的生物标志物。NEN 新型生物标志物中较为成熟的是 NETest，是应用转录组学的方法检验血液中 51 个与 NEN 相关的特点基因的转录产物水平，其诊断灵敏度和特异度均大于 90％，对于评估治疗疗效和预后也有较高效能。

　　在治疗方面，对于肝脏肿瘤局限生长且无远处转移的患者，首选根治性切除术治疗。由于 NEN 对血供非常敏感，对于不可切除的患者，可予以肝动脉化疗栓塞术。肝脏转移性 NEN、病理 G1 或 G2 级别的患者，若表达生长抑素受体可使用生长抑素类似物或肽受体放射性核素治疗。近期靶向药物（依维莫司和舒尼替尼）也被建议用于进展期转移性肝脏高分化 NEN。对于 G3 级别的患者，顺铂和依托铂苷化疗是一线治疗。由于 NEN 的高复发率且肝脏供源的稀缺性，肝移植可能只有短暂的获益，移植后的免疫抑制剂使用也容易导致肿瘤的复发，目前肝移植治疗肝脏 NEN 尚存争议。

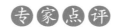

专家点评

　　发生于肝脏的神经内分泌肿瘤在临床上较为罕见且恶性程度很高，预后极差。由于临床症状及影像学缺乏特异性经常被漏诊和误诊。在这例病患的诊治过程中,医师以顽固性低血糖、腹泻、肝区疼痛为症状进行了缜密的临床思辨,最终揭开了迷雾。希望通过本案例为专科医师拓展临床思路,提高这类疾病的认识和早期诊断率,延长患者的生存期。

(蔡美洪　盛　黎　苗　琪　肖　潇　王绮夏　马　雄　上海交通大学医学院附属仁济医院)

参·考·文·献

［1］Versluis J, Valk G, van Rossum H, et al. Non-islet cell tumour hypoglycaemia in a patient with a well-differentiated gastric neuroendocrine tumour［J］. BMJ Case Rep, 2019,12(9):e231069.

［2］廖二元. 内分泌代谢病学［M］. 3 版. 北京:人民卫生出版社,2012:1420.

［3］Ohara H, Okazaki K, Tsubouchi H, et al. Clinical diagnostic criteria of IgG4-related sclerosing cholangitis 2012［J］. J Hepatobiliary Pancreat Sci, 2012,19(5):536－542.

［4］Wallace ZS, Wallace CJ, Lu N, et al. Association of IgG4-related disease with history of malignancy［J］. Arthritis Rheumatol, 2016,68(9):2283－2289.

［5］Foster DS, Jensen R, Norton JA. Management of liver neuroendocrine tumors in 2018［J］. JAMA Oncol, 2018,4(11):1605－1606.

第五章

血管性疾病及非肝硬化门静脉高压

特发性非肝硬化门静脉高压症

特发性非硬化性门静脉高压症（idiopathoc noncirrhotic portal hypertension，INCPH）是一类原因不明的门静脉高压症，通常不涉及肝细胞损伤，其实质为门静脉细小属支狭窄、闭塞，进而引起微循环障碍及肝脏血流动力学改变，从而导致门静脉高压。它曾被称为特发性门静脉高压症、肝内门静脉硬化、非肝硬化门静脉纤维化等。近年来亦有报道将其命名为"门管-肝窦血管病，PSVD"。临床特点以食管胃底静脉曲张、脾大、腹腔积液等门静脉高压症表现为主，肝功能正常或轻度异常，肝组织学无肝硬化证据，其病因及发病机制尚不明确，且没有统一诊断标准，临床可能被误诊为肝硬化门静脉高压。在此分享我科收治的 1 例特发性非肝硬化门静脉高压症，并探讨特发性非肝硬化门静脉高压症的诊疗。

病史摘要

入院病史

患者，女性，53 岁，农民，于 2020 - 09 - 08 收住入院。

主诉

下肢水肿伴皮肤黄染 1 个月。

现病史

患者于 2020 - 08 初无明显诱因下出现双下肢轻度水肿，伴皮肤、巩膜黄染，因无其他不适症状伴随未就医，直至 2020 - 08 - 24 就诊当地医院。上腹增强 CT 及 MRI 提示：肝内多发占位（恶性肿瘤可能），肝硬化，脾大，腹腔积液，门静脉海绵样变，食管下段及胃底静脉曲张；甲胎蛋白正常，肝功能：总胆红素 51.7 μmol/L；直接胆红素 19.3 μmol/L，碱性磷酸酶 140 U/L，予以保肝、退黄、利尿等处理，为进一步治疗转诊至上海市公共卫生临床中心。

既往史

既往有高血压病史 4 年,缬沙坦控制血压尚可。无糖尿病,否认肝炎及其他传染病史病史;否认长期服用肝损伤药物史。

个人史

出生于上海。否认特殊用药史,否认冶游史、吸烟史及饮酒史。无疫区久居史、毒物接触史、食物及药物过敏史、外伤史。否认家族慢性肝病、遗传病史。无肿瘤家族史。

入院查体

神志清,皮肤、巩膜轻度黄染,未见肝掌及蜘蛛痣,浅表淋巴结无肿大,颈静脉无充盈及怒张,肝-颈静脉回流征阴性,全腹平软,无压痛及反跳痛,肝肋下及剑突下未及,脾肋下可及(平脐),质软,表面光滑,腹部移动性浊音阴性,双下肢无水肿;心肺查体未见异常。余查体未见明显异常。

入院诊断

肝占位性质待查;肝硬化失代偿、门静脉高压、食管胃底静脉曲张、脾大;高血压。

实验室检查

肝功能:总胆红素 60.4 μmol/L(↑)、直接胆红素 18.4 μmol/L(↑)、碱性磷酸酶 148 U/L(↑)、γ-谷氨酰转肽酶 79 U/L(↑)、乳酸脱氢酶 310 U/L(↑)、白蛋白 42 g/L、球蛋白 30 g/L、肌酐 76 μmol/L、血糖及血脂正常。

血常规:白细胞 $10.36×10^9$/L(↑)、血红蛋白 131 g/L、血小板 $320×10^9$/L、中性粒细胞 80.5%(↑)。

炎症指标:红细胞沉降率、C 反应蛋白及降钙素原均正常。

凝血功能:凝血酶原 16.8 秒(↑)、国际标准化比值 1.34(↑);D-二聚体 0.63 μg/mL(↑)。

甲型、乙型、丙型、丁型、戊型肝炎均阴性;梅毒、HIV 阴性。

免疫球蛋白:IgA 4.26 g/L,IgG 13.5 μg/mL,IgM 2.35 g/L,IgG4 正常。

铜蓝蛋白正常。

自身免疫性疾病抗体:阴性。

肿瘤指标:甲胎蛋白、癌胚抗原、CA19-9 正常。

辅助检查

上腹部 MRI 增强:肝脏散在分布异常强化,考虑早期肝细胞肝癌或不典型增生结节可能。肝硬化,脾大,肝内门静脉及门静脉主干纤细,门静脉海绵样变,腹腔积液。肝右叶异常灌注。脾局灶性梗死,下达脐水平的巨脾(图 20-1)。

PET-CT:肝硬化;脾大;门静脉高压伴食管下段胃底及脾门区静脉曲张;肝实质密度不均匀,FDG 代谢未见异常,经延时后,FDG 代谢仍未见异常,考虑肝硬化结节可能性大,早期肝癌待排。腹盆腔少量积液。慢性胆囊炎;胆囊结石。

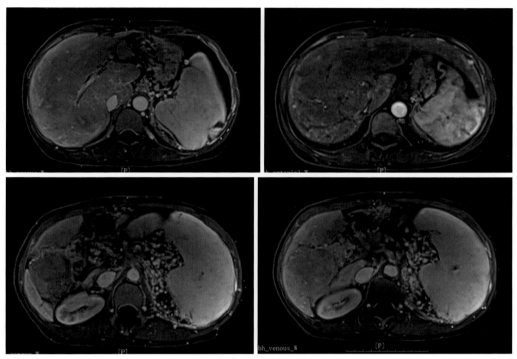

图 20‑1　上腹部增强 MRI

胃镜：食管静脉中-重度曲张，胃底静脉曲张，十二指肠球部溃疡，慢性胃炎。

入院后诊疗经过及随访

　　入院后给予多烯磷脂酰胆碱保肝、熊去氧胆酸利胆、低分子肝素钙抗凝、氨氯地平降血压等综合治疗。患者肝占位及肝硬化病因不明确，建议患者行肝活检明确原因。经患者及家属知情同意后在 B 超引导下行活组织检查术，穿刺结节中央及周边共两条组织送检。病理示：小叶结构可辨认，肝实质及门管区炎症轻微，部分小叶间静脉扩张伴疝入肝实质，Masson 及网状纤维染色可见静脉周围纤维增生，以上组织学提示门静脉硬化可能；标本均未见肿瘤组织（图 20‑2）。

　　从实验室检查及辅助检查来看，患者轻度黄疸，无贫血，无血小板减少，病毒性肝炎及自身免疫性肝病等指标均阴性，肿瘤指标阴性，影像学提示肝硬化、脾大、早期肝细胞肝癌不排除，肝内门静脉及门静脉主干纤细，门静脉海绵样变（图 20‑1），但肝活检病理未见肿瘤组织及肝细胞再生结节形成和弥漫性纤维化及假小叶形成，综上该患者肝细胞肝癌及肝硬化门静脉高压诊断依据不足。

　　HE 染色未见假小叶；Masson 染色可见门静脉纤维化，网状纤维染色可见门管区纤维呈星芒状增生。

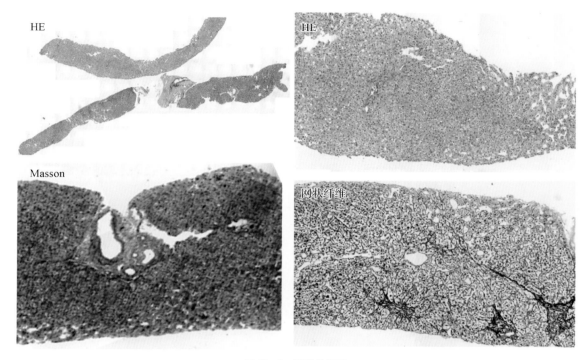

图 20 - 2　肝活检病理

临床关键问题及处理

· **关键问题 1**　该患者的肝硬化诊断成立吗？

患者有门静脉高压症的表现，但肝活检病理不支持肝硬化。我们进一步开展了门静脉高压多学科讨论：患者虽有巨脾，但外周血三系均在正常范围，且血小板高达 $320×10^9/L$，间接胆红素增高，PET-CT 未发现肿瘤证据，肝穿刺无肝硬化表现，需排除其他导致巨脾的血液系统疾病。经患者知情同意后行骨髓穿刺术检查，病理示：骨髓增生活跃，巨核细胞增多，纤维组织灶性轻度增生考虑骨髓增殖性肿瘤（MPN），倾向于原发性血小板增多症。骨髓细胞学提示骨髓增生活跃，血小板增多。融合基因 $JAK-V617F$（＋），$MPL-W515L/K$（－）；$JAK2$（＋）。细胞流式检查未见异常免疫表型细胞。最终该患者诊断为特发性非肝硬化门静脉高压症、原发性血小板增多症、继发性骨髓纤维化、原发性高血压。

· **关键问题 2**　该患者的治疗方案是什么？

该患者的门静脉高压表现为：①食管静脉中-重度曲张，胃底静脉曲张，鉴于患者无出血史，暂不行曲张静脉套扎，必要时给予非选择性 β 受体阻滞剂预防出血治疗。②巨脾，患者虽有巨脾，但目前外周血三系正常，暂不予处理。结合患者情况目前治疗方案选择以治疗原发疾病为主。有研究表明 $JAK-V617F$（＋）阳性的骨髓增殖性肿瘤患者更易并发血栓栓塞，因此本例患者予以利伐沙班抗凝、芦可替尼抗骨髓纤维化、缬沙坦降压等治疗，随访至今发现患者脾较前缩小,未见新发血栓形成,未出现过曲张静脉破裂出血,病情稳定。

背景知识介绍

特发性非肝硬化门静脉高压症(INCPH)是一种排除了肝硬化、由未知原因引起的肝内窦前性门静脉高压,临床特点表现为肝功能轻度异常或正常,门静脉高压症状明显,患者就诊主要以消化道出血常见,肝性脑病症状相对少见。关于 INCPH 的病因,目前研究认为可能与脐部或肠道感染、HIV 感染、药物和毒物、免疫相关疾病和免疫缺陷、遗传易感性、凝血状态等因素相关。到目前为止,INCPH 的具体发病机制尚不明确,有研究认为,肝内血管闭塞所致门静脉血流阻力增加和脾大继发门静脉血流增加是导致 INCPH 患者门静脉高压的两个主因素;另有报道认为,中小门静脉分支反复形成微血栓,导致了闭塞性门静脉病的发生。INCPH 诊断是排除性的,需要结合病史、临床表现、实验室检查、影像学检查及活检病理学检查等,2015年《欧洲肝病学会肝脏血管病临床实践指南》指出需满足以下条件方可诊断 INCPH:①有门静脉高压的临床表现;②肝活组织检查排除肝硬化;③排除引起肝硬化或非肝硬化门静脉高压的其他肝脏疾病,包括慢性乙型肝炎、慢性丙型肝炎、非酒精性脂肪肝、酒精性脂肪肝、自身免疫性肝炎、遗传性血色素沉着症、Wilson 病及原发性硬化性胆管炎等;④排除引起非肝硬化门静脉高压的常见疾病,如先天性肝纤维化、结节病及血吸虫病;⑤多普勒超声或 CT 扫描证实门静脉和肝静脉通畅。对照此标准,本例患者唯一不符合的是第⑤条,但我们觉得该病例在病理上具备了 INCPH 的基本特征,门静脉海绵样变是在 INCPH 基础上发生了门静脉血栓,继而形成,病根在易栓症和 INCPH。因此,该病例应诊断为特发性非肝硬化门静脉高压症。目前尚无 INCPH 的治疗指南,有研究表明采用肝硬化门静脉高压的防治策略治疗 INCPH 安全有效。INCPH 的治疗主要是针对门静脉高压的并发症,如上消化道出血、脾大、腹腔积液、肝性脑病、血栓形成等,对于上消化道静脉曲张出血,可采用非选择性 β 受体阻滞剂和内镜下套扎术用于静脉曲张出血的一、二级预防;对于急性静脉曲张出血控制失败者,经颈静脉肝内门体分流术可作为救命治疗的一线选择;此外,部分脾栓塞术主要用于治疗脾大及脾功能亢进,可降低食管胃底静脉曲张破裂出血的发生率;INCPH 患者中通常发生门静脉血栓,可能由于窦周肝阻力增加,使门静脉血流减慢引起,然而是否需要进行抗凝治疗仍存在争议,目前推荐在出现门静脉血栓或者高凝状态时,需要考虑抗凝治疗。

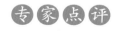

专家点评

引起门静脉高压的常见原因是肝硬化,而非肝硬化门静脉高压症(NCPH)往往被忽视,甚至形成"门静脉高压就是肝硬化"的固化思维,造成临床误诊或漏诊,一些"不明原因肝硬化"患者实际上是 NCPH。NCPH 具有广泛的疾病谱,包括肝前、肝内和肝后的很多病因,尽早明确诊断并采取相应措施,可使患者最大限度获益。INCPH 是 NCPH 中非常重要的一类,近年来受到很大重视,往往与全身其他系统的疾病有很大的关系,但真正原因尚不清楚。临床对于有门静脉高压但没有肝硬化匹配表现的患者,应高度怀疑 NCPH,应进行肝活检,同时由多中心合作和多学科联合诊疗(MDT)来共同讨论解决这种少见病,希望通过分享此篇案例,可以加强临床医师对特发性非肝硬化性门静脉高压的了解及认识,以减少临床误诊及漏诊。

(李　莉　孙双双　傅青春　上海市公共卫生临床中心)

参·考·文·献

[1] Gioia S, Nardelli S, Ridola L, et al. Causes and management of non-cirrhotic portal hypertension [J]. Curr Gastroenterol Rep, 2020,22(12):56.

[2] Da BL, Surana P, Kapuria D, et al. Portal pressure in noncirrhoticportal hypertension: to measure or not to measure [J]. Hepatology, 2019,70(6):2228 - 2230.

[3] Lee H, Ainechi S, Singh M, et al. Histological spectrum of idiopathic noncirrhotic portal hypertension in liver biopsies from dialysispatients [J]. Int J Surg Pathol, 2015,23(6):439 - 446.

[4] Schouten JN, Garcia-Pagan JC, Valla DC, et al. Idiopathic Noncirrhotic portal hypertension [J]. Hepatology, 2011,54(3):1071 - 1081.

[5] Siramolpiwat S, Seijo S. Idiopathic non-cirrhotic portal hypertension [J]. J Rare Dis Res Treat, 2016,1(3):10 - 16.

[6] Schouten JN, Verheij J. Idiopathic non-cirrhotic portal hypertension: a review [J]. Orphanet J Rare Diss, 2015,10:67.

[7] Rajesh S, Mukund A, Sureka B, et al. Non-cirrhotic portal hypertension: an imaging review hypertension: an imaging review [J]. Abdominal Radiology (New York), 2018,43(8):1991 - 2010.

[8] European Association for the Study of the Liver. EASL clinical practice guidelines: Vascular diseases of the liver [J]. J Hepatol, 2016,64(1):179 - 202.

[9] Siramolpiwat S, Seijo S, Miquel R, et al. Idiopathic portal hypertension: natural history and long-term outcome [J]. Hepatology, 2014,59(6):2276 - 2285.

[10] 夏亮,丁凯阳,骨髓增殖性肿瘤患者 JAK2V617F 基因突变与血栓栓塞相关性研究[J]. 中华血液学杂志,2009,31:590 - 593.

诊断为布-加综合征的非肝硬化门静脉高压

题 记

  由各种原因引起的肝硬化是导致门静脉高压的常见病因,但非唯一原因。本例患者内镜见食管静脉曲张,影像学检查提示肝脏表面高低不平、脾大,肝脏弹性增高,故临床诊断为肝硬化;但其肝穿刺病理显示纤维化较轻,未见假小叶形成,因此肝硬化诊断不能成立,需考虑非肝硬化门静脉高压。同时肝脏病理提示流出道受阻,最终通过下腔静脉造影确诊为布-加综合征(BCS),行下腔静脉球囊扩张成形术后疗效良好。在此分享这例 BCS 的诊疗经过,并介绍门静脉高压的常见病因,尤其是 BCS 等肝脏血管疾病的诊断、鉴别诊断及治疗原则,提示虽然影像学是 BCS 等肝大血管病变的关键诊断依据,但肝组织病理亦可以发现蛛丝马迹,从而见微知著,结合影像学明确诊断。

病史摘要

入院病史

患者,男性,54 岁,江西人,于 2020 - 08 收住入院。

主诉

右胁肋部隐痛不适 4 个月。

现病史

2020 - 03 患者无明显诱因出现乏力、肝区及上腹部不适,就诊于当地社区医院,以抑酸护胃对症治疗,未见明显好转。后上述症状渐加重,至县医院查肝功能 γ-谷氨酰转移酶 79 U/L,总胆红素 43 μmol/L,直接胆红素 13 μmol/L,余正常;乙型肝炎:表面抗体(＋)、核心抗体(＋);腹部彩超示肝稍大、肝脏实质回声增粗,胆囊壁稍厚,双肾小结石,右肾内无回声(考虑囊肿可能);腹部 CT 平扫示肝硬化、脾大,肝周少量积液,双肾低密度影,考虑囊肿;胃镜示食管静脉曲张轻度,非萎缩性胃炎伴胃窦糜烂。为进一步诊治,患者就诊于某市中医院,查丙型肝炎抗体阴性,HCV-RNA<500 U/mL;铜蓝蛋白 0.19 g/L,眼科会诊未见 K-F 环;肝脏瞬时弹性成像,硬度 23.1 kPa,受控衰减指数 189 dB/m;上腹部 MRI 增强提示肝硬化,肝脏多发再生结节及不典型增生结节、脾大、门静脉侧支循环开放、少量腹水、双肾多发囊肿。予以多烯磷脂酰胆碱、双环醇片保肝、奥美拉唑抑酸护胃及中药治疗后症状好转。现患者无明显诱因仍感右胁肋部隐痛不适,无恶心、呕吐、腹泻及发热、寒战等症。现患者为就进一步明确诊断,门诊拟"肝硬化失代偿期"收治入院。

既往史

肾结石病史约 10 年,平均每年发作 1 次,发作时短期服用排石颗粒(组成:连钱草、车前子、木通、徐长卿、石韦、瞿麦、忍冬藤、滑石、甘草、茼麻子)及石淋通(组成:金钱草、石韦、海金沙、滑石粉、忍冬藤)。近 2 年因颈腰部不适曾服用颈腰康胶囊(组成:制马钱子、地龙、红花、醋炒乳香、醋炒没药、牛膝、砂烫骨碎补、香加皮、伸筋草、防己)。

个人史

出生于原籍,从事鱼苗行业。否认冶游史、吸烟史及饮酒史。否认疫区久居史、毒物接触史、食物及药物过敏史、外伤史。已婚,育一子,妻子、儿子体健。否认家族慢性肝病、遗传病史。

入院查体

生命体征正常。神志清,精神可,偏瘦;皮肤、巩膜无黄染,未见肝掌、蜘蛛痣,心肺无见明显异常,腹平,未见腹壁静脉曲张,腹软,无压痛、反跳痛及肌卫,肝、脾肋下未及,墨菲征阴性,麦氏点压痛(一),移动性浊音(一),肝肾区叩痛(一),肠鸣音不亢。四肢肌力、肌张力未见异常,双下肢无明显水肿。BMI 19.8 kg/m^2。

入院诊断

肝硬化失代偿期;门静脉高压伴食管静脉曲张;糜烂性胃炎。

辅助检查

血常规:白细胞 3.78×10^9/L,红细胞 4.81×10^{12}/L,血红蛋白 155 g/L,血小板 107×10^9/L。

血生化:谷丙转氨酶 20 U/L,谷草转氨酶 23 U/L,γ-谷氨酰转移酶 50 U/L,碱性磷酸酶 68 U/L,总胆红素 28.6 μmol/L,白蛋白 43.5 g/L,肌酐 65.2 μmol/L,尿素 7.48 mmol/L。糖化血红蛋白 5.5%。

凝血功能:凝血酶原时间 12.6 秒,国际标准化比值 1.10,凝血酶时间、部分凝血活酶时间、凝血因子Ⅴ、凝血因子Ⅷ、抗凝血酶Ⅲ、抗凝血因子Ⅹa、纤维蛋白原、D-二聚体、纤维蛋白降解产物、蛋白 S、蛋白 C 均在正常范围。

甲型、丙型、丁型、戊型肝炎病毒标志物、巨细胞病毒、EB 病毒抗体:阴性。HBV-DNA<50 U/mL。

自身抗体:ANA、AMA、ASMA、抗 LKM-1、抗 LC-1、抗 SLA/LP、抗 sp100、抗 gp210、抗 SS-A、抗 SS-B 等阴性。

甲胎蛋白、异常凝血酶原、癌胚抗原、CA19-9:均正常范围内。

超声心动图：未见异常。

肝瞬时弹性成像：硬度 20.4 kPa，受控衰减指数 188 dB/m。

肠镜：升结肠息肉（已钳除），直肠炎症。

入院后诊疗经过及随访

为明确肝硬化原因行超声引导下肝活检。肝组织病理：相当于 10 余个肝小叶范围，小叶结构清晰，查见汇管区约 8 个；小叶内肝细胞部分疏松化，未见肝细胞脂肪变，中央静脉肝窦扩张，可见肝窦内淤血，少见小灶坏死与窦周纤维化；汇管区轻度慢性炎细胞浸润，未见界面性炎及肝细胞花环，胆小管及小血管未见异常，纤维组织增生，部分向小叶内延伸。免疫组化：CK7（＋），CK19（＋），CD34（＋），CD8（＋），HBsAg（－），HBcAg（－）。特染：Masson（＋＋），网状纤维（＋＋），普鲁士蓝（－），见图 21-1。肝脏病理未见肝硬化，但提示流出道受阻，故进一步查腹部 CT 血管造影。

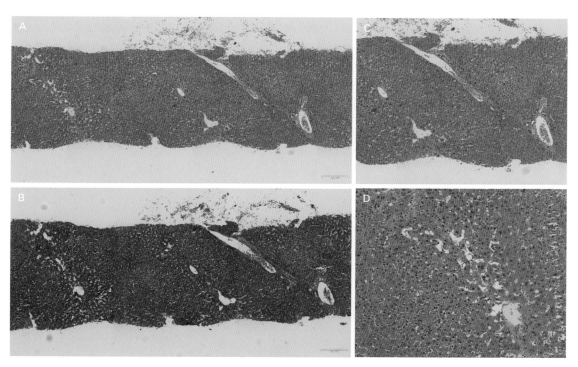

图 21-1 肝活检组织病理
A. HE 染色（×40）；B. Masson 染色（×40）；C. HE 染色（×100）；D. HE 染色（×200）

中上腹部 CTV 结果显示：左肾静脉水平下腔静脉及其下段下腔静脉、两侧髂静脉对比剂填充欠均匀，静脉血栓可能，慢血流改变待排；肝硬化，脾大，门静脉高压；双肾多发囊肿。见图 21-2。结合临床考虑下腔静脉狭窄可能性大，进一步行下腔静脉造影并治疗。

下腔静脉造影显示：下腔静脉近心端明显狭窄，造影剂不能顺利通过下腔进入心脏，侧支开放。行下腔静脉球囊扩张成形术，见图 21-3。

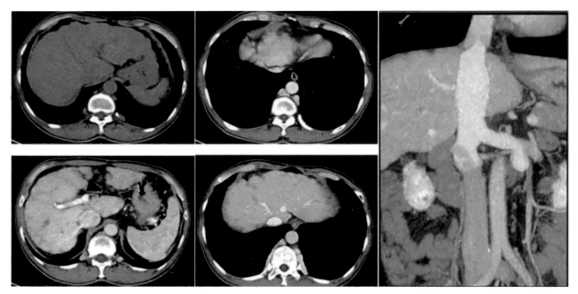

图 21-2　腹部 CT 增强检查。肝脏表面凹凸不平，尾状叶增大，门静脉未见扩张及充盈缺损，肝静脉轻度迂曲、可见交通支及副肝静脉，奇静脉、半奇静脉扩张，下腔静脉近心端较狭窄，远心端轻度扩张，其内对比剂填充欠均匀

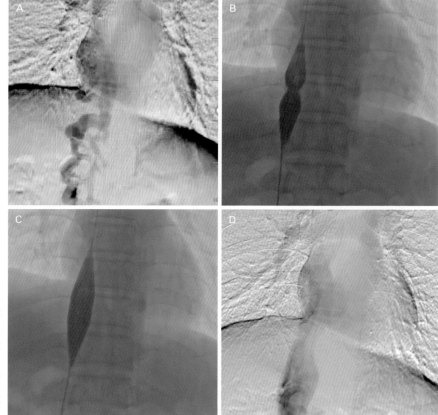

图 21-3　下腔静脉造影及下腔静脉球囊扩张成形术

A. 扩张前造影剂不能顺利通过下腔进入心脏，侧支开放；B. 下腔静脉狭窄；C. 狭窄解除；D. 扩张后造影剂顺利通过下腔静脉进入心脏，侧支未见显影

该患者除血管介入治疗外，还予以熊去氧胆酸利胆退黄、阿托莫兰保肝、扶正化瘀片养肝护脾，以及中药补气养阴，活血通络，药用：黄芪 15 g，太子参 15 g，生白术 15 g，茯苓 15 g，甘草 6 g，赤芍 15 g，当归 15 g，连翘 12 g，川芎 15 g，女贞子 15 g，郁金 15 g，穿山甲 3 g，知母 9 g，水煎服，日一剂。患者述右胁肋部隐痛不适症状明显减轻，查体无殊，舌淡暗，脉弦涩。2 个月后电话随访，自觉不适症状消失，恢复正常的日常生活和体力劳动。

临床关键问题及处理

· **关键问题 1** 肝硬化的诊断是否成立？

患者中老年男性，因乏力、肝区及上腹部不适 4 个月入院。内镜示食管静脉曲张（轻度），升结肠息肉；CT、MRI 示肝硬化，脾大，少量积液，门静脉侧支循环开放，双肾囊肿、小结石。既往肾结石病史，间歇性服用中药排石颗粒，不嗜酒。实验室检查示白细胞、血小板稍低；凝血酶原时间稍延长；除 γ-谷氨酰转移酶稍高，总胆红素轻度升高以外，余肝酶正常，血糖血脂正常；嗜肝病毒、CMV、EBV 感染排除；自身抗体阴性，甲状腺功能正常，肿瘤标志物未见异常；铜蓝蛋白稍低，K-F 环阴性。LSM：23.1 kPa，CAP 不高。外院临床诊断为"肝硬化"。

确诊肝硬化的金标准是病理见假小叶形成，临床诊断须满足以下三条之一：

（1）内镜显示食管胃静脉曲张或消化道异位静脉曲张，除外非肝硬化性门静脉高压。

（2）B超、LSM 或 CT 等影像学检查提示肝硬化或门静脉高压特征：如脾大、门静脉≥1.3 cm，LSM 测定符合不同病因的肝硬化诊断界值。

（3）无组织学、内镜或影像学检查者，以下检查指标异常提示存在肝硬化（需符合 4 条中 2 条）：①血小板计数（PLT）<100×10⁹/L，且无其他原因可以解释；②血清白蛋白<35 g/L，排除营养不良或肾脏疾病等其他原因；③国际标准化比值>1.3 或凝血酶原时间延长（停用溶栓或抗凝药 7 天以上）；④AST/PLT 指数（APRI），成人 APRI 评分>2，需注意降酶药物等因素对 APRI 的影响。

本例患者内镜见食管静脉曲张，影像学检查提示肝脏表面高低不平、脾大，肝脏弹性增高，临床诊断为肝硬化。但肝穿刺病理显示纤维化较轻，未见假小叶形成，因此肝硬化诊断不能成立。患者的门静脉高压客观存在，肝硬化是引起门静脉高压最常见的原因，但不是唯一病因，本患者肝穿刺病理不支持肝硬化，需考虑非肝硬化门静脉高压。

· **关键问题 2** 非肝硬化门静脉高压原因有哪些？

门静脉收集脾静脉及肠系膜上静脉的血液，进入肝脏后通过肝小叶汇管区的门静脉终末分支进入肝血窦，由小叶中央静脉回流至肝静脉，汇入下腔静脉，进入右心房。以上每个环节异常均可导致门静脉高压，根据病变部位，可以分成肝前性、肝内（窦前、窦性、窦后）及肝后性。肝前性门静脉高压的常见原因：门静脉血栓/癌栓、门静脉海绵样变、门静脉受压等。肝内的窦前性病因常见：特发性门静脉高压（又称肝内门静脉硬化）、血吸虫性肝纤维化、结节病等；窦性病因有：肝硬化、先天性肝纤维化、结节性再生性增生、淀粉样变性等；窦后性因素包括：肝小静脉闭塞病（肝窦阻塞综合征)等。肝后性门静脉高压的常见原因为:布-加综合征、右心衰竭、缩窄性心包炎等。

本患者门静脉 CTV 排除肝前门静脉栓子、狭窄及海绵样变性,门静脉肝内分支亦无狭窄;超声心动图未见异常可基本排除肝后的心源性因素。从组织病理学角度来看,患者肝小叶结构清晰,小叶内及汇管区炎症较轻,纤维组织轻度增生,未见肝硬化、先天性肝纤维化、结节性再生性增生、淀粉样变性等表现,但中央静脉及肝窦扩张,可见肝窦内淤血、中央静脉及窦周纤维化提示流出道受阻。经仔细研读门静脉 CTV 影像,考虑下腔静脉近心端狭窄,最终通过下腔静脉造影确诊为布-加综合征(BCS)。

· **关键问题 3**　布-加综合征的诊断与鉴别诊断有哪些?

BCS 的临床特点归纳如下:①临床表现,虽出现腹水、脾大等肝硬化征象,但肝脏却明显肿大;或虽出现黄疸或消化道症状等肝炎征象,但肝脏合成功能却基本正常。②影像学及病理学表现,影像学报告提示肝硬化,而肝组织活检却无纤维沉积、假小叶形成等肝硬化的特征性病理学表现。③治疗,按原诊断疾病治疗无效,如用利尿剂治疗腹水疗效不佳。但是,只有肝静脉或下腔静脉阻塞和/或侧支循环建立的直接影像证据,才可确诊 BCS。

布-加综合征因肝静脉和/或下腔静脉狭窄或阻塞的病因及部位、病程进展急缓、侧支循环建立及治疗情况不同,临床表现各异:可以迅速出现肝大、腹水、肝功能不全甚至肝功能衰竭,常易被误诊为肝硬化;也可无明显症状,缓慢进展,肝脏长期淤血可最终导致肝硬化。布-加综合征与肝硬化可通过以下要点鉴别:①病因,肝硬化多有肝炎病史,BCS 病因虽仍未明确且中西方差异明显,但已有研究表明中国 BCS 多由静脉内膜性形成,即肝静脉和/或下腔静脉内膜性闭塞所致;②临床表现,肝硬化肝脏多缩小或轻度肿大,腹水易控制,BCS 肝大明显,尤其是尾状叶;腹水顽固,利尿剂效果差;下肢静脉曲张多见,伴下肢色素沉着、溃疡形成;③肝生化,肝硬化肝功能损害较严重,BCS 肝功能多正常或轻度异常;④肝穿刺病理,肝硬化广泛纤维化、假小叶形成,而 BCS 主要表现为肝血窦扩张、窦内充满红细胞,肝细胞因淤血、缺氧出现炎症坏死,BCS 长期失治可进展为肝硬化。另外,BCS 还需与肝窦阻塞综合征/肝小静脉闭塞病(HSOS/HVOD)鉴别(表 21 - 1)。

表 21 - 1　BCS 与 HSOS/HVOD 鉴别

项　目	BCS	HSOS/HVOD
病理机制	肝静脉流出道梗阻——肝静脉或其开口以上的下腔静脉阻塞导致的门静脉高压和/或下腔静脉高压	肝血窦、肝小静脉和小叶间静脉内皮细胞水肿、坏死、脱落形成微血栓,引起肝内淤血、肝功能损伤和门静脉高压
病因	血管局部因素、易栓症、雌激素、避孕药等	吡咯生物碱、骨髓干细胞移植(大剂量化疗药物)
临床表现	取决于阻塞的部位、程度及侧支循环的状况,常见肝区疼痛、腹水、腹胀、黄疸、肝大等	腹胀、肝区疼痛、腹水、黄疸、肝大等
影像特点	下腔静脉近心端和/或肝静脉有狭窄或闭塞;常伴尾状叶肿大、肝静脉间交通支形成、第三肝门开放等	肝脏弥漫性肿大,肝实质密度/信号不均匀;静脉期和平衡期肝实质呈特征性"地图状""花斑样"不均匀强化;肝静脉管腔狭窄或显示不清,下腔静脉肝段受压变细
病理特点	主要表现为梗阻性淤血性改变,缺少内皮细胞损伤	急性期病理特点为肝腺泡 3 区肝窦内皮细胞肿胀、损伤、脱落,肝窦显著扩张、充血

　　本例患者缘何发生 BCS？因未做基因检测，不知晓是否存在易栓症遗传背景，但长期从事渔业工作，且有较长时间服用多种中西医药物的病史，是否有毒物或药物的影响因素，尚需要进一步的调查。

背景知识介绍

　　1845 年，George Budd 医师首次报道了与嗜酒和败血症相关的 3 例肝静脉阻塞的患者。1898 年，Hans Chiari 医师也观察到 3 例肝静脉血栓的患者，并回顾了 7 例类似患者，将其命名为"闭塞性静脉炎"。2009 年美国肝病研究会将布-加综合征（BCS）定义为肝静脉流出道梗阻，即从肝小静脉以上到右心房入口以下的肝静脉和下腔静脉肝段各种性质的阻塞。目前比较公认的 BCS 分型为肝静脉阻塞型、下腔静脉阻塞型和混合型，每种类型根据病理解剖又可细分为数种亚型。

　　BCS 全球发病率约为 1/10 万，国内发病率约为 10/10 万。它分为原发性（静脉内病变）和继发性（静脉外占位性病变、恶性肿瘤压迫或直接侵袭肝静脉流出道）两大类。原发性 BCS 的病因东西方差异明显。约 80% 的西方患者至少有一个血栓形成危险因素，如骨髓增生性肿瘤伴或不伴 JAK2 V617F 突变、凝血因子 V Leiden（FVL）突变、凝血酶原 G20210A 突变和阵发性夜间血红蛋白尿等，而我国 BCS 的病因尚无定论，目前较为接受的学说有地域因素、机械性损伤、炎症学说等。BCS 临床表现复杂多变，取决于阻塞的部位、程度及侧支循环的状况。肝静脉阻塞型临床表现主要有腹胀、腹痛、肝脾大、顽固性腹水、消化道出血等门静脉高压的症状和体征。下腔静脉阻塞型主要为双下肢肿胀、静脉曲张、色素沉着、反复出现难愈性溃疡、躯干出现纵行走向粗大的静脉曲张。如果阻塞的部位广、程度重、形成快，侧支循环建立差，则起病急、病情重；反之则症状轻、病情迁延。

　　肝静脉或下腔静脉阻塞和/或侧支循环建立的直接影像学证据是确诊 BCS 证据。多普勒超声诊断灵敏度超过 75%，是一线检查。此外，也可使用 MRI 和 CT。所有 BCS 的患者应先行内科保守治疗，包括抗凝、病因及症状性门静脉高压的治疗；对于肝静脉或下腔静脉的膜性或短段狭窄或闭塞性病变应积极行球囊扩张或必要时的支架植入；对于不适合开通治疗或开通治疗效果不佳者，可考虑行经颈静脉肝内门腔静脉分流术（transjugular intrahepatic portosystemic shunt，TIPS）治疗；TIPS 治疗失败者，可考虑肝移植。

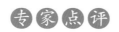

专家点评

　　布-加综合征可由多种原因引起，以肝静脉和其开口以上段的下腔静脉阻塞病变引起的窦后性门静脉高压为特征，是一种并不少见的肝血管疾病。临床诊断，除了门静脉高压的表现，如脾大、食管胃底静脉曲张、腹水、腹壁或下肢静脉曲张肿胀等，影像学检查包括

B超、CT或MRI是可靠的诊断方法。但是,有些血管病变不甚明显,常规影像学检查时可能出现疏漏。本例即是肝活检以前的超声、CT等检查均未发现肝静脉或下腔静脉血管异常。

该患者肝组织可见中央静脉周围明显肝窦扩张与淤血,无肝硬化证据,有流出道障碍表现,提示该患者门静脉高压不是肝硬化而是肝后血管病变引起的。这样促使我们进一步行血管造影检查,结果腹部CTV、下腔静脉造影均证实了下腔静脉近心端有明显狭窄,该患者的门静脉高压是肝后的下腔静脉阻塞所致,即布-加综合征。而此时我们再次回顾此前的CT增强片,确有一段下腔静脉畸形。这提示我们对于非肝硬化门静脉高压,需要注重多种检测方法与证据的综合分析、多学科会诊,虽然下腔静脉造影是诊断布-加综合征的金标准,但肝组织病理提示的中央静脉淤血等的血管病变,可以小见大,对于促进采用该影像学金标准检查及其最后确诊有重要意义。

本病的病因与发病机制复杂,原发性多为血栓或静脉炎等静脉疾病相关,继发性多与静脉外病变如肿瘤等相关,尚有约1/3病因不明,为特发性BCS。然而多有血液高凝、高黏状态、肝静脉血管壁病变、血栓形成等表现。因此,对于该病的治疗,除了下腔静脉或肝静脉血管成形术、支架植入术等介入或手术方法,抗凝也是常用的治疗措施。本例患者在下腔静脉球囊扩张血管成形术后,解除了血管阻塞与门静脉高压,而后以中药益气活血等药物治疗,可起到改善血液高凝状态、防治血栓形成等"活血化瘀"的作用。长期随访表明患者症状逐渐改善,恢复正常生活工作,说明了该布-加综合征患者诊断可靠、治疗有效。

(齐婧姝　邢　枫　刘成海　上海中医药大学附属曙光医院)

参·考·文·献

[1] Qi XS, Guo XZ, Fan DM. Difference in Budd-Chiari syndrome between the West and China [J]. Hepatology, 2015,62(2):656.

[2] 成德雷,徐浩,华荣,等. 原发性布加综合征的病因及临床特征研究[J]. 中华肝脏病杂志,2013,21(11):850-854.

[3] DeLeve LD, Valla DC, Garcia-Tsao G. Vascular disorders of the liver [J]. Hepatology, 2009,49(5):1729-1764.

[4] 中国医师协会腔内血管学专业委员会腔静脉阻塞专家委员会. 布-加综合征亚型分型的专家共识[J]. 介入放射学杂志,2017,26(3):195-201.

[5] Zhang W, Qi X, Zhang XT, et al. Budd-Chiari syndrome in China: a systematic analysis of epidemiological features based on the Chinese literature survey [J]. Gastroenterol Res Pract, 2015,2015:738548.

[6] 中华医学会消化病学分会肝胆疾病协作组. 吡咯生物碱相关肝窦阻塞综合征诊断和治疗专家共识意见(2017年,南京)[J]. 中华消化杂志,2017,37(8):513-522.

22

以顽固性腹水为表现的 POEMS 综合征

题 记

　　腹水是肝病科的常见病症。一位乙型肝炎小三阳合并腹水的患者辗转多家医院却疗效甚微。入住我科后仔细鉴别发现该患者的多系统症状、病情进展、影像学和肝脏病理等表现并不符合慢性乙型肝炎后肝硬化和门静脉高压性腹水。经过系统排查该患者最终被诊断为 POEMS 综合征。因 POEMS 综合征临床表现复杂，较为罕见，平均诊断时间为 12 个月。该患者历经 9 个月终于明确诊断，并通过病因治疗化险为夷。

病史摘要

入院病史
患者，男性，39 岁，江苏人，于 2020 - 09 - 22 收住入院。

主诉
发现乙型肝炎表面抗原阳性 15 年，下肢水肿、腹胀 9 个月余。

现病史
患者于 2005 年献血时检查发现乙型肝炎表面抗原阳性，未行进一步诊治，平素无明显不适。2015 年在靖江某医院因"胆囊息肉、胆囊炎"行胆囊切除术，术前检查提示乙型肝炎小三阳，腹部 B 超提示脾大，肝脏形态未见明显异常，未予以特殊治疗。之后患者每 3 个月定期复查肝功能、甲胎蛋白、肝脾 B 超等无特殊改变。2017 - 12 在上海某医院检查示 HBV - DNA 6.9×10^3 U/mL，HBsAg 2 729 U/mL，HBeAg 阴性，HBeAb 阳性。肝功能：谷丙转氨酶 26 U/L，谷草转氨酶 19 U/L，总胆红素 36.2 mmol/L，白蛋白 43 g/L，国际标准化比值 1.2。B 超：肝右叶钙化灶，脾大，胆囊切除，腹腔未见积液，门静脉系统未见特殊。肝瞬时弹性超声：硬度 6.4 kPa。之后住院行肝穿刺，病理结果示慢性肝炎 CH - G1S1，未予以抗病毒治疗。2019 年下半年起出现明显消瘦，半年体重下降 10 kg。2019 - 10 出现双足水肿，未进一步诊治。

2020－01患者因"心包积液伴双下肢水肿"在靖江某医院心内科住院,腹部MRI示脾大,副脾,肝S6段细小囊肿,胆囊术后缺如,盆腹腔和骶前积液,双侧胸腔少量积液,右侧为著,心包积液,双侧腹壁皮下软组织轻度水肿,双肾周筋膜稍厚。乙型肝炎标记:HBsAg 448.81 U/mL,HBeAb阳性,HBV－DNA 10^3 U/mL;肝功能正常;国际标准化比值1.35,凝血酶原时间15.3秒,APTT 31秒;甲状腺功能示FT$_3$ 2.32 pmol/L(3.1～6.8),FT$_4$ 7.2 pmol/L(12～22),促甲状腺素15.11 μU/mL(0.27～4.2);AFP、CEA、CA19－9无殊;抗核抗体HEP2/猴肝颗粒型1：100阳性,其余自身抗体阴性;铜蓝蛋白正常。拟诊"甲状腺功能减退",开始补充甲状腺素片。但甲状腺功能水平始终低下,不易纠正。2020－03因腹胀加剧,在南京某医院行超声及MRI检查提示下腔静脉肝后段及三支肝静脉汇入段局部管腔狭窄,考虑布-加综合征可能,但进一步下腔造影检查提示下腔静脉血流通畅,未见明显充盈缺损,测肝静脉楔压25 cmH$_2$O,较正常明显升高。建议患者行经颈静脉肝内门体分流术,但患者拒绝后予以出院。2020－04复查CT提示肝硬化,脾大,副脾;门静脉高压(门静脉直径19 mm),腹水,腹腔内系膜、脂膜炎改变,肝实质内未见异常强化灶,腹膜后数枚较大淋巴结,下腔静脉肝后段管腔较狭窄,遂加用恩替卡韦抗病毒治疗。2020年5月至7月期间,患者在靖江某医院因腹胀多次住院,予以放腹水及利尿后出院。2020－09－04因"顽固性腹水"再次收住上海某医院,复查HBV－DNA低于检测下限。腹水化验:白蛋白16.9 g/L,腹水白细胞152×10^6/L,单个核细胞83%,多核细胞17%,李凡他试验阴性。肝功能:谷丙转氨酶10 U/L,谷草转氨酶11 U/L,总胆红素17.7 μmol/L,白蛋白31 g/L,球蛋白25.7 g/L,国际标准化比值1.1。腹部B超示肝硬化,胆囊切除术后,胆道未见扩张,重度脾大,腹腔大量积液;肝脏MRI增强(图22－1):肝右叶小囊肿;右前叶结节,恶性结节待排;肝硬化,门静脉高压;脾内少许钙化灶脾大,副脾;腹腔积液,两侧胸腔少量积液(右侧为著)伴两下肺部分膨胀不全。肝瞬时弹性超声:硬度14.3 kPa。行经颈静脉肝穿刺,肝脏病理示:少量肝组织示见约16个肝小叶范围,11个汇管区,小叶内肝细胞弥漫疏松化,少数肝细胞脂肪变,点状坏死。汇管区炎细胞浸润,网状纤维染色、Masson染色显示汇管区纤维组织增生,未见肝硬化,考虑慢性肝炎CHB－G1S1。予以"恩替卡韦、呋塞米、螺内

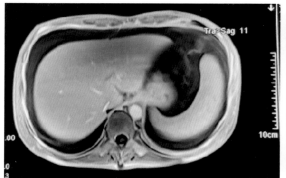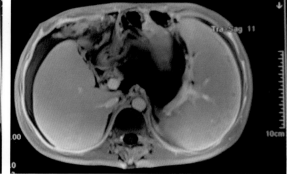

图22－1　2020－03肝脏MRI

酯、托拉塞米、卡维地洛、利福昔明"及护肝、补充白蛋白、放腹水等治疗。为进一步明确腹水原因来我科住院。患者近 2 周因腹胀每天放腹水 1 500 mL 左右。

既往史

2005 年发现乙型肝炎表面抗原阳性；2015 年行胆囊切除史；否认高血压、糖尿病。7 岁时右侧腓总神经损伤所致足下垂。

个人史

否认化学性物质、放射性物质、有毒物质接触史。否认吸毒史。否认吸烟史。否认饮酒史。否认家族肿瘤病史。

入院查体

体温 36.8 ℃，脉搏 110 次/分，呼吸 20 次/分，血压 99/57 mmHg，MEWS 3 分，身高 170 cm，体重 52 kg。神志清，全身色素沉着，肤色暗(图 22 - 2)，未见肝掌、蜘蛛痣，全身浅表淋巴结无肿大。未见皮下出血点，未见皮疹。双肺呼吸音清晰，未闻及干、湿啰音。心率 110 次/分，律齐；腹部明显膨隆，移动性浊音阳性，腹壁软，无压痛、反跳痛，肝肋下未及，脾肋下触及，肝肾脏无叩击痛，肠鸣音 3 次/分。四肢肌肉萎缩，脑神经(一)，左上肢肌力 5－级，右上肢近端肌力 4 级，远端肌力 5－级，右下肢近端肌力 4 级，

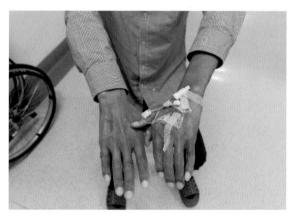

图 22 - 2　皮肤色素沉着

远端足背屈不能，左下肢近端肌力 4 级，远端肌力 5－级，四肢腱反射未引出，双侧病理征(一)，双下肢音叉振动觉减弱，双侧跟-膝-胫基本可。

入院诊断

腹水原因待查；慢性乙型病毒性肝炎；继发性甲状腺功能减退症。

实验室检查

血常规：白细胞 5.45×10⁹/L，血红蛋白 119 g/L，血小板 118×10⁹/L(↓)。

肝肾功能：谷丙转氨酶 34 U/L，谷草转氨酶 29 U/L，γ-谷氨酰转肽酶 152 U/L，总胆红素 9 μmol/L，直接胆红素 4.3 μmol/L，总蛋白 69 g/L，白蛋白 39 g/L(↓)，球蛋白 30 g/L，肌酐 63 μmol/L。

凝血功能：部分凝血活酶时间 29.1 秒，国际标准化比值 1.27(↑)。

甲状腺功能和自身抗体：促甲状腺激素 13.80 mU/L(↑)，甲状腺过氧化物酶抗体＜9.0 U/mL，甲状腺球蛋白抗体 14.6 U/mL，甲状腺素 71.7 nmol/L，三碘甲状腺原氨酸 0.65 nmol/L(↓)，游离甲状腺素 13.40 pmol/L，游离三碘甲状腺原氨酸 1.82 pmol/L(↓)，甲状腺球蛋白 13.80 ng/mL。

激素全套:黄体生成素 4.19 U/L,泌乳素 44.14 ng/mL(↑),脱氢异雄酮 0.77 μmol/L(↓),绒毛膜促性腺激素<0.10 mU/mL,皮质醇 18.57 μg/dL,卵泡刺激素 2.87 U/L,雌二醇 178.0 pmol/L,睾酮 0.83 nmol/L(↓),黄体酮 1.3 nmol/L,人生长激素 4.65 ng/mL(↑),促肾上腺皮质激素 57.8 pg/mL。

乙型肝炎病毒 DNA 定量检测:低于检测下限。

结核感染 T 细胞检测检测结果:阴性。

血清免疫固定电泳:IgA - λ 阳性,血 κ 型游离轻链 94.6 mg/L(↑),λ 型游离轻链 126 mg/L(↑),κ/λ 0.75。

ANA、ENA 抗体谱、自身免疫性肝病抗体谱、IgG4、甲胎蛋白、铜蓝蛋白:均未见明显异常。

腹腔积液常规:淡黄色,微浑,有核细胞 $97 \times 10^6/L$,间皮细胞 12%,红细胞 $285 \times 10^6/L$,淋巴细胞 58%,李凡他试验(++),中性粒细胞 10%,巨噬细胞 10%,单核细胞 10%。

腹腔积液生化:总蛋白 27 g/L,腺苷脱氨酶 2 U/L,乳酸脱氢酶 58 U/L。

血清-腹水白蛋白梯度(SAAG):>11 g/L。

腹水:未见恶性肿瘤细胞,腹水包埋块中见散在淋巴细胞。免疫组化结果:CK(−),LCA(+),Calretinin(−),VIM(+),CD68(−),Ber - EP4(−),CK5/6(−),CEA(−)。

骨髓流式可见异常浆细胞占有核细胞的 0.22%:CD45⁻,CD38⁺,CD138⁺,CD27⁻,CD28⁺part,CD117⁺part,CD19⁻,CD56⁻,CD28⁻,CD20⁻,cyκ⁻,cyλ⁺。

骨髓细胞学:增生性骨髓象。粒系增生左移部分伴退行性变,NAP 积分属正常范围下限。红系部分有轻度血红蛋白充盈不足,铁染色示有铁利用障碍表现。片上浆细胞易见,异常浆细胞占 1.5%。

辅助检查

超声:甲状腺右叶结节,TI - RADS3 类。双侧甲状旁腺未显示。慢性肝病表现,脾大。门静脉及脾静脉增宽。门静脉、肝静脉、脾静脉血流通畅。

PET - CT:①肝脏 FDG 代谢欠均匀,未见局灶性 FDG 代谢异常增高灶,余全身(包括脑)PET 显像未见 FDG 代谢明显异常增高灶;②右侧胸腔积液,右肺下叶少许轻度慢性炎症;③脾大,肝门静脉及其属支增粗扩张;④腹盆腔积液,皮下多发水肿;⑤腹膜后淋巴结炎性增生;⑥甲状腺未见明显异常密度影及 FDG 代谢异常。

肌电图提示:多发性周围神经损害,运动和感觉神经鞘伴轴索损害。

胃镜:门静脉高压性胃病,胃窦毛细血管扩张。

眼科会诊:视乳头水肿。

入院后诊疗经过及随访

入院后予以左甲状腺素钠 100 μg/d 口服补充甲状腺素治疗,并予以补充白蛋白纠正低蛋白血症,呋塞米、螺内酯利尿治疗,右侧腹腔留置引流管每天引流出淡黄色腹水 1050~1000 mL。完善相关检查后提示门静脉高压、脾大、腹水、多浆膜腔积液、甲状腺功能减退及皮肤色素沉着。外院肝穿刺病理会诊(图 22 - 3)：未发现肝硬化，汇管区轻度纤维化，门静脉狭闭，散在多量浆细胞与淋巴细胞浸润，Masson 染色显示门静脉周围显著纤维化；小叶结构尚好；考虑系统性疾病累及汇管区门静脉分支，继发门静脉高压可能。进一步查免疫固定电泳 IgA - λ 阳性，行肌电图示多发性周围神经损害，运动和感觉神经髓鞘伴轴索损害。眼科会诊视乳头水肿可能。骨髓穿刺骨髓细胞学检查示：异常浆细胞占 1.5%。骨髓流式：骨髓可见异常浆细胞占有核细胞的 0.22%。PET - CT 未见骨破坏改变。血 VEGF 升高 531 pg/mL。经多学科讨论符合 POEMS 综合征，分别于 10 - 13、10 - 27 予以硼替佐米 2.1 mg＋地塞米松 20 mg×2 天治疗。10 - 28 入我科评估，患者诉色素沉着较前明显好转，腹胀较前明显好转。行骨髓穿刺术，骨髓流式：骨髓可见异常浆细胞占有核细胞的 0.17%，CD45$^-$，CD38$^+$，CD138$^+$ part，CD28$^+$，CD27$^+$ part，CD117$^+$ part，CD19$^-$，CD56$^-$，CD20$^-$，cyκ$^-$，cyλ$^+$。骨髓异常浆细胞比例较前下降。复查肌电图提示较前有好转，多普勒超声提示门静脉主干内径 11 mm，较上次 14 mm 好转。患者继续回当地医院化疗。

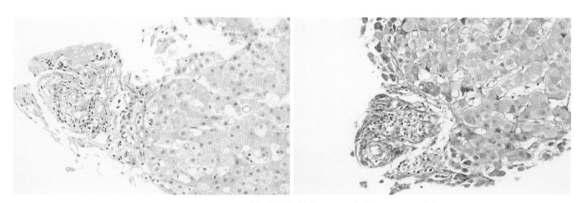

图 22 - 3 2020 - 09 经颈静脉肝穿刺病理(HE 染色＋Masson 染色)

临床关键问题及处理

· **关键问题 1** 顽固性腹水该如何鉴别诊断?

患者既往有慢性乙型病毒肝炎病史，此次因顽固性腹水就诊。我们首先通过血清-腹水白蛋白梯度(SAAG)来初步判断腹水性质。血清-腹水白蛋白梯度即同时抽血和抽腹水分别做白蛋白含量测定，血清白蛋白浓度减去腹水白蛋白浓度之差为 SAAG。水肿液的蛋白质含量可体现该水肿液的渗透压，其与血清蛋白含量之差可反映相应的毛细血管静水压梯度。在所有渗出性腹水中门静脉与腹腔毛细血管之间的静水压梯度均升高，故血清与腹水之间的渗透压也相应升高，而白蛋白是构成血清腹水渗透压的最主要成分，所以可以通过 SAAG 间接反映门静脉压力。既往临床上常以渗出液和漏出液来判断腹水的性质，但腹水总蛋白浓度常常受多种因素的影响，如血清白蛋白的浓度又或者是大量利尿剂的使用。因此，国内外研究更加推崇使用 SAAG 高低来区分腹水病因(表 22-1)。一般认为高 SAAG(≥11 g/L)提示门静脉高压引起的腹水,而低 SAAG(<11 g/L)则为非门静脉高压引起的腹水。

表 22-1　根据 SSAG 区分腹水病因分类

高 SAAG(≥11 g/L)	低 SAAG(<11 g/L)
肝硬化	结核性腹膜炎
布-加综合征	腹膜转移癌
肝小静脉闭塞征	胰源性腹水
门静脉栓塞症	胆源性腹水
重症肝炎	肠梗阻或肠梗死
肝广泛转移癌	肾病综合征
心源性	结缔组织病所致的浆膜炎
黏液性水肿(甲状腺功能减退症)	淋巴管漏

该患者 SAAG>11 g/L。结合影像学检查,符合门静脉高压型腹水。

门静脉高压型腹水的鉴别诊断按照阻力增加的部位又可将门静脉高压症分为肝前、肝内和肝后三型。①肝前型门静脉高压症,常见病因是肝外门静脉血栓形成、先天性畸形和外在压迫等。该病例通过影像学已基本排除。②肝后型门静脉高压症,常见病因包括布-加综合征、严重右心功能衰竭和缩窄性心包炎等。该病例通过下腔静脉造影、上腹部 CTA、CTV、心脏超声等也同样排除。③肝内型门静脉高压症,又可分为窦前、窦后和窦型。窦前阻塞的常见病因是血吸虫肝病、特发性门静脉高压症、先天性肝纤维化。而窦性及窦后性一般见于肝炎后肝硬化酒精性肝病,由于增生纤维和再生肝细胞结节挤压肝窦,导致其变窄或闭塞,从而导致门静脉血流受阻压力增高。通过以上诊断思路,该患者的腹水可初步归为肝内型的门静脉高压。

·**关键问题 2**　患者既往有慢性乙型病毒性肝炎病史,此次影像学提示肝硬化,是否存在乙型肝炎肝硬化后所致门静脉高压型腹水?

患者 2005 年发现 HBsAg 阳性,2017 年曾查 HBV-DNA 6.9×10^3 U/mL,肝穿刺提示慢性肝炎 CH-G1S1,故未予以抗病毒治疗,随后定期随访。3 年后以腹腔积液待查,影像学反复提示肝硬化、脾大。值得注意的是,患者规律随访的情况下,3 年就进展为乙型肝炎肝硬化失代偿期,似乎很难解释。此时,患者经颈内静脉做了第二次肝组织活检。这次检查结果对于鉴别诊断非常重要,不仅提示患者仍然是慢性肝炎 CH-G1S1,并没有肝硬化,且排除了布-加综合征、肝小静脉闭塞征等疾病。至此,可以基本明确患者的门静脉高压型腹水为非肝硬化性,排除了慢性乙型病毒性肝炎这个最大的诊断障碍,为下一步诊断奠定了重要基础。通过两次重要的肝穿刺结果,我们可以发现影像学并不能作为诊断肝硬化的金标准,仍然需要综合考虑疾病的进展,积极完善肝穿刺检查。

·关键问题 3 既然患者顽固性腹水不能以肝硬化来解释,该如何进一步明确病因?

作为感染科医师或肝病科医师,面对以顽固性腹水及乙型肝炎病史就诊的患者,在积极排除了肝脏的疾病之后,我们需要更全面地关注患者发病以来的临床表现,综合评估病情变化。值得注意的是,与该患者腹水同时出现的伴随症状包括难以纠正的甲状腺功能低下(表 22 - 2)、周围神经炎、皮肤色素沉着、内分泌紊乱等问题。如果用一元论来解释这些症状,提示患者可能存在一个系统性疾病。通过全面的结缔组织病和血液系统疾病的筛查,我们最终发现免疫固定电泳 IgA - λ 阳性,铆定了浆细胞疾病。最终通过多学科会诊,诊断为 POEMS 综合征。患者化疗后腹水明显减少,其他实验室指标也显著好转,进一步证实 M 蛋白异常增殖引起了这系列的病理改变。

表 22 - 2　甲状腺素替代治疗后仍顽固性甲减

日　　期	TSH(μU/mL) (0.27~4.2)	FT₃(pmol/L) (3.1~6.8)	T₃(nmol/L) (1.34~2.73)	FT₄(pmol/L) (12.0~22.0)	T₄(nmol/L) (78.4~157.4)	左旋甲状腺素 治疗剂量(μg)
2020 - 01 - 09	10.3	3.58	—	9.7	—	25
2020 - 03 - 30	9.52	2.41	1.5	11.1	81.5	50
2020 - 05 - 01	15.11	2.32	0.38	7.2	39.7	75
2020 - 09 - 04	11.35	1.66	0.36	8.25	50.8	87.5
2020 - 09 - 16	11.86	2.02	0.31	7.67	43.9	100
2020 - 09 - 22	13.8	1.82	0.65	13.4	71.7	100

注:TSH,促甲状腺素;T₃,三碘甲状腺原氨酸;FT₃,游离 T₃;T₄,甲状腺素;FT₄,游离甲状腺素。

·关键问题 4 如何用一元论继续来解释 POEMS 综合征和非肝硬化性门静脉高压?

该患者最终诊断为 POEMS 综合征,且治疗有效。但是作为感染科或肝病科医师,回顾这个案例,仍然有疑惑:POEMS 综合征产生腹水的机制什么? POEMS 综合征是否与特发性门静脉高压相关? 通过查阅相关文献,我们发现大量腹水在 POEMS 综合征中并不少见,约 10% 的患者是以腹水为首发症。也就是约 1/10 的 POEMS 患者首诊可能是感染科或者肝病科,这就需要引起我们专科医师的注意。然而 100% 的 POEMS 综合征有多发性周围神经病,这也是诊断 POEMS 的必要条件之一。因此,当患者出现大量腹水不能用肝病来解释,并同时存在多发性周围神经病时,需积极明确有无 POEMS 综合征。但有趣的是,国内的大型临床研究报道,POEMS 综合征引起的腹水,均为非门静脉高压性腹水。我们请胡锡琪教授进一步阅片发现该患者门静脉存在纤维化,结合病史,可以诊断为特发性门静脉高压。进一步进行文献检索,发现至今仅 3 例病例报道显示 POEMS 综合征患者合并门静脉纤维化。本病例中,患者经过硼替佐米化疗后患者腹水明显减少,随访门静脉主干从 19 mm 减少为 11 mm,考虑门静脉高压较前缓解后腹水减少。因此我们推测,本病例中 POEMS 综合征可能是引起该患者特发性门静脉高压的原因。

背景知识介绍

POEMS综合征是一种与浆细胞病有关的多系统病变,临床上以多发性周围神经病(polyneuropathy)、脏器肿大(organomegaly)、内分泌障碍(endocrinopathy)、M蛋白(monoclonal protein)血症和皮肤病变(skin changes)为特征,取各种病变术语英文字首组合命名为POEMS综合征。最常见的首发症状为周围神经病变和水负荷增多,包括水肿、浆膜腔积液。POEMS综合征为临床诊断,需要结合患者的症状、体征、影像学及实验室检查结果进行综合诊断(表22-3)。

表22-3 POEMS综合征诊断标准

满足2条强制标准和至少1条主要标准和至少1条次要标准	
强制标准	多发性周围神经病(脱髓鞘性周围神经病为典型类型) 单克隆浆细胞增殖(几乎都为λ型)
主要标准(非强制性)	Castleman病 骨硬化病或囊性骨硬化病 血清或血浆血管内皮生长因子升高
次要标准	器官肿大(脾大、肝大、淋巴结肿大) 血液容量增加(周围性水肿、腹腔积液、胸腔积液) 内分泌紊乱(肾上腺、甲状腺、垂体、性腺、甲状旁腺、糖尿病以外的胰腺功能紊乱、甲状腺功能减退) 皮肤改变(色素沉着、肾小管血管样瘤、手足发绀、指尖发白) 视乳头水肿 血小板增多症/红细胞增多症
其他症状或体征	杵状指、消瘦、多汗症、肺动脉高压/阻塞性肺病、血栓体质、腹泻、维生素 B_{12} 降低

血管内皮生长因子(vascular endothelial growth factor,VEGF),又称血管通透因子(vascular permeability factor,VPF)是一种高度特异性的促血管内皮细胞生长因子,具有促进血管通透性增加、血管内皮细胞和血管形成等作用。目前被认为在POEMS综合征中发挥了重要的致病作用。血清VEGF对POEMS的早期诊断至关重要,血清VEGF升高是POEMS综合征特异性的诊断指标。

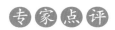

专 家 点 评

该患者以乙型肝炎合并门静脉高压就诊,先后辗转多家医院,9个月后终于明确病因。患者经过病因治疗后腹水得到明显改善。通过传统的鉴别诊断思路来判断腹水的性质和门静脉高压的原因均没有得到满意的答案。最终患者的多系统累及给了临床医师启发,明确了诊断,过程非常不容易。其中有几个点需要注意:外院影像学检查提示"肝硬化"对后续的诊断造成了干扰。对于慢性乙型病毒性肝炎患者,肝穿刺活检仍然是评估肝脏炎症程度最重要的金标准,在复杂情况下还能够为临床诊断提供关键线索。大量腹水是常规经皮肝穿刺活检的禁忌证,而经颈内静脉肝穿刺活检则是一个很好的替代方法。除此之外,作为专科医师,在面对疑难肝病时需要拓宽思路,综合评估患者疾病发生发展的过程,矛盾点的背后可能就是真正的病因。

（张馨赟　郑建铭　高　岩　邵凌云　黄玉仙　复旦大学附属华山医院）

参·考·文·献

[1] 崔瑞冰,阎明. 腹水原因解析[J]. 实用肝脏病杂志,2018,21(5):657-660.

[2] 中华医学会神经病学分会,中华医学会神经病学分会周围神经病协作组,中华医学会神经病学分会肌电图与临床神经电生理学组,等. 中国 POEMS 综合征周围神经病变诊治专家共识[J]. 中华神经科杂志,2019,52(11):893-897.

[3] Rong TC, Sheng YY, Xu SH, et al. The characteristics of ascites in patients with POEMS syndrome [J]. Ann Hematol, 2013, 92(13):1661-1664.

[4] Inoue R, Nakazawa A, Tsukada N, et al. POEMS syndrome with idiopathic portal hypertension: autopsy case and review of the literature [J]. Pathology International, 2010,60:316-320.

不明原因反复上消化道出血：系统性淀粉样变性

题记

本文展示了 1 例反复上消化道出血的疑难病例。影像学上表现为显著门静脉高压、脾大，胃镜下可见轻度食管静脉曲张，但未见红色征，对血管活性药物止血效果不佳。患者既往有骨髓纤维化病史。近半年来反复出现蛋白尿、全身水肿、多浆膜腔积液，免疫固定电泳提示单克隆蛋白，后期皮肤出现紫癜，经活检提示刚果红染色阳性，考虑为淀粉样变性累及胃肠道引起消化道出血，经化疗后未再出血。通过分享该病例，旨在为不明原因消化道出血提供鉴别诊断思路。

病史摘要

入院病史

患者，男性，41 岁，苏州人，于 2020 - 12 - 09 收住入院。

主诉

反复排柏油样便 1 年，腹胀、水肿、蛋白尿半年余。

现病史

患者诉 2019 - 10 - 15 起无明显诱因出现排柏油样便，每天 2～3 次，伴头晕，就诊于苏州某医院，查急诊胃镜示距门齿 25 cm 处可见 3 条曲张静脉，未见红色征；胃底黏膜正常；全胃腔可见大量血性液体潴留，经反复冲洗，可见散在糜烂灶，未见明显出血性病灶。查血常规：白细胞 25.27×10⁹/L，血红蛋白 60 g/L，血小板 340×10⁹/L。肝功能：白蛋白 26 g/L，球蛋白 18 g/L，谷丙转氨酶 58 U/L，谷草转氨酶 40 U/L，胆碱酯酶 2615 U/L。肾功能：尿素氮 27.0 mmol/L，肌酐 138.3 μmol/L，尿酸 648 mmol/L。腹部 B 超：肝内回声粗，门静脉增宽，胆囊内沉积物，胆囊炎性改变，脾大（23.1 cm×7.4 cm），腹腔积液。CT 平扫：肝脏增大，巨脾，门静脉高压，腹腔多发系膜水肿，腹腔积液。按"上消化道出血"予以抑酸、止血及血管活性药物等治疗 10 天后出血停止。后转入血液科进一步检查，骨髓穿刺涂片镜检：有核细胞增生活跃，粒系增生明显活跃，占 57.5%，比例正常；部分中、晚幼粒细胞内见较多粗大颗粒；红系增生明显活跃，占 28.5%；巨核细胞 69/片；诊断意见：增生性贫血。骨髓活检：造血组织增生极度活跃，容量大于 90V%，脂肪组织少见；粒系增生，比例增高，幼稚前体细胞散在，以中幼及以下细胞为主，少数细胞可见巨变；红系增生，比例偏低，以中晚幼红细胞为主，大小形态未见明显异常；巨核细胞明显增生（0～11/高倍镜），散在或小灶性分布，偶见胞体大，核分叶过多巨细胞；淋巴细胞和浆细胞增生；可见纤维组织增生；诊断意见：造血组织增生极度活跃，粒系比例明显增高，红系比例偏低，巨核细胞明显增生。按"骨髓纤维化"予以沙利度胺（50 mg，每天 2 次）＋醋酸泼尼松（10 mg，每天 2 次）＋十一酸睾酮软胶囊（40 mg，每天 3 次）＋益血生（1 g，每天 3 次）治疗。2019 - 12 - 11 患者再次出现排柏油样便，当地予以抑酸、止血等治疗 10 天，出血停止出院。2020 - 04 前出现颜面部及下肢水肿，排泡沫样尿，遂就诊于苏州某中医院，尿常规：尿蛋白（＋＋），尿红细胞 295/μL；尿蛋白定量 5.6 g/24 h。血常规：白细胞计数 8.01×10⁹/L，血红蛋白 73 g/L。肝功能：白蛋白 34 g/L，球蛋白 25 g/L，谷丙转氨酶 58 U/L，谷草转氨酶 40 U/L，胆碱酯酶 2615 U/L。肾功能：尿素氮 27.0 mmol/L，肌酐 97.8 μmol/L，尿酸 514 mmol/L。予以"益血生，冰消散"等中药生血消肿利水治疗 12 天后出院。2020 - 10 复查血常规：白细胞 5.0×10⁹/L，血红蛋白 110 g/L，血小板 250×10⁹/L，遂停用沙利度胺，醋酸泼尼松及十一酸睾酮软胶囊。2020 - 11 - 04 患者再次解柏油样便，当时查血常规：白细胞 10.2×10⁹/L，血红蛋白 68 g/L，血小板 365×10⁹/L。胸部 CT：双侧胸腔积液伴右肺膨胀不全。腹部 CT 提示：门静脉增宽（27 mm），脾静脉增粗，脾大，腹腔积液。予以抑酸、止血，胸腔穿刺置管引流，呋塞米、螺内酯、布美他尼、苏麦卡等利尿治疗 7 天，出血停止出院。现患者因反复消化道出血，为寻求食管胃底静脉曲张内镜治疗，转诊至上海交通大学医学院附属瑞金医院。

既往史

8 年前因血小板增多，在苏州诊断为"真性红细胞增多症"，予以羟基脲、干扰素治疗半年后停药。

8 年前发现血糖异常，诊断为"2 型糖尿病"，不规律服用格列齐特降糖治疗，血糖控制不佳，半年前开始改用甘精胰岛素降糖治疗。

个人史

出生于原籍。否认特殊用药史，否认冶游史、吸烟史及饮酒史。无疫区久居史、毒物接触史、食物及药物过敏史、外伤史。否认家族慢性肝病、遗传病史。2020 - 06 行右腹股沟斜疝修补术。

入院查体

体温 37.3℃，心率 99 次/分，呼吸 19 次/分，血压 166/93 mmHg，身高 177 cm，体重 65 kg。神志清，查体配合，贫血外观，皮肤、巩膜无黄染。未见肝掌、蜘蛛痣、浅表淋巴结未触及肿大。眼睑水肿，甲状腺未触及肿大，双肺呼吸音低，未闻及啰音，腹部膨隆，腹部轻压痛，无反跳痛，肝右肋下 2 cm 触及，质地韧，无触痛，脾左肋下 12 cm 触及，质地硬，腹部移动性浊音阳性。双下肢轻度水肿,神经系统检查未见异常;可见右侧胸腔引流管引流淡黄色微混胸腔积液。

入院诊断

上消化道出血;门静脉高压症;骨髓纤维化;慢性肾脏病;2 型糖尿病;多浆膜腔积液;低白蛋白血症;中度贫血;高血压。

实验室检查

血常规:白细胞 8.78×10^9/L,中性粒细胞 87.9%,血红蛋白 105 g/L(↑),血小板 140×10^9/L。

尿常规:蛋白质(++++),葡萄糖(++),潜血(+++),镜检:红细胞满视野。

粪常规:正常,隐血阴性。

肝肾功能:白蛋白 28 g/L(↓),球蛋白 26 g/L,总胆红素 16.3 mmol/L,谷丙转氨酶 22 U/L,谷草转氨酶 40 U/L,碱性磷酸酶 181 U/L(↑),γ-谷氨酰转肽酶 80 U/L,尿素氮 14.8 mmol/L,肌酐 256 μmol/L(↑),尿酸 806 mmol/L(↑),估算肾小球滤过率 25.7 mL/min。

空腹血糖 6.8 mmol/L。

血氨:37 μmol/L。

出凝血:凝血酶原时间 12.7 秒,部分凝血酶原时间 47.1 秒,国际标准化比值 1.12,凝血时间 24.3 秒,纤维蛋白原 1.87 g/L,纤维蛋白降解产物 9.10 μg/mL,D-二聚体 1.28 μg/mL,vWF 因子 236%,抗凝血酶Ⅲ 86%,蛋白 C 74%,蛋白 S 41.8%,凝血因子活性正常,血栓弹力图正常。

感染指标:降钙素原 0.55 ng/mL,C 反应蛋白<10 mg/L,内毒素鲎试验阴性。

肝炎病毒标志物:HBsAg(-),HBsAb(+),HBcAb(-),HBeAg(-),HBeAb(-);HCV 抗体(-)。

EV 病毒:EBV EA IgG(-),NA IgG(-),EBV IgM 109 U/mL,EBV VCA IgG 70.2 U/mL,EBV-DNA 阴性。

单纯疱疹病毒:抗 HSV Ⅰ型 IgM、IgG 抗体阳性;抗 HSV Ⅱ型 IgM、IgG 抗体阳性。

呼吸道病原体:阴性。

铁代谢:铁蛋白 332 ng/mL(↑),铁饱和度 25%。

铜蓝蛋白:正常。

肿瘤标志物:CA125 393 U/mL(↑),CA19-9 19 U/mL,癌胚抗原 0.84 ng/mL,甲胎蛋白 1.67 ng/mL。

尿 M 蛋白:尿轻链 κ 1 100 mg/L(↑),轻链 λ 429 mg/L(↑),κ/λ 2.5(↑)。

尿蛋白:24 小时尿蛋白 8.2 g(↑),尿白蛋白/肌酐 1 000 mg/mmol(↑)。

血清免疫球蛋白:血清 IgG 15.1 g/L,IgA 4.2 g/L,IgM 8.7 g/L(↑)。

血清蛋白电泳:白蛋白 47.9%(↓),α$_1$ 球蛋白 3.5%(↑),β 球蛋白 7.1%(↓),γ 球蛋白 32.5%(↑)。

血清免疫固定电泳:IgG 阳性,IgA 阴性,IgM 阴性,轻链 κ 阳性(↑),轻链 λ 阴性。

骨髓穿刺:骨髓增生明显活跃,粒红巨三系均增生明显活跃,粒系可见毒性改变,AKP 积分升高,血小板散在或成簇可见。

血涂片:红细胞大小不一,部分红细胞中央淡染区扩大;白细胞、血小板形态未见异常。

基因检测:白细胞基因重排系列均未发现。

辅助检查

胸部 CT 平扫:双侧胸腔积液,右肺不张,左肺膨胀不全伴渗出;胸骨体骨质异常,冠状动脉钙化灶。

腹部彩超:肝内回声粗,门静脉、脾静脉扩张,脾大(20 cm×6.6 cm);胆囊胆泥淤积,胰腺未见异常。

心脏彩超:左心房肥大,左心室肥厚(12 mm),二尖瓣轻度反流,三尖瓣轻度反流,肺动脉轻度高压(45 mmHg),心包轻微积液。

上腹部 CT 增强:门静脉高压(门静脉 21 mm),腹腔积液;右侧结肠旁沟少量积血可能;腹膜浑浊;脾大;腰背部水肿。

入院后诊疗经过及随访

患者入院后予以保肝、利尿、补液支持等治疗,并行腹腔穿刺置管引流,腹水常规:外观黄混,红细胞(＋＋＋),有核细胞 217×10⁹/L,中性多核 20％,淋巴细胞 72％,李凡他试验阴性。腹水总蛋白 6 g/L,白蛋白 2 g/L,乳酸脱氢酶 41 U/L,腺苷脱氨酶 5 U/L。患者腹腔穿刺术后 4 小时可见腹腔引流管持续引流出血性腹水,胸腔引流管逐渐引流出淡红色胸腔积液。后复查血常规:白细胞 29.45×10⁹/L,中性粒细胞 92％,血红蛋白 61 g/L,血小板 278×10⁹/L。肾功能:肌酐 461 μmol/L,尿酸 899.7 mmol/L,血钾 6.1 mmol/L,考虑存在透析指征,遂转入 ICU 行连续型静脉血液滤过治疗。

ICU 治疗期间继续予以生长抑素(3 mg,每 12 小时 1 次,静脉滴注)＋特利加压素(1 mg,每 6 小时 1 次,静脉滴注)止血,亚胺培南(0.5 g,每 8 小时 1 次,静脉滴注)抗感染,门冬氨酸鸟氨酸(10 g,每天 1 次)降低血氨及红细胞、血浆、凝血酶原复合物输注,治疗 2 周后患者腹腔引流液转黄色,复查血常规、肾功能改善。患者病情稳定后,转入我科进一步治疗。

患者转入我科后第 2 天,因饮食不当再次出现呕血、排暗红色血便,量约 1000 mL,予以常规抑酸、止血、血管活性药物等综合止血处理,效果不佳,复查血常规示血红蛋白最低降至 40 g/L,白细胞升高至 30×10⁹/L,输血期间予以地塞米松(5 mg,每天 1 次,静脉推注)2 天后,出血停止,肝脾大小逐渐回缩。后患者腹部、四肢远端出现多发紫癜,略高出皮面,压之不褪色,后完善皮肤活检,并行刚果红染色。病理:皮肤及浅表皮下脂肪组织,局灶真皮浅层小血管周围见少许淋巴细胞浸润。特殊染色:刚果红染色提示偏振光下皮下脂肪层血管壁见可疑阳性,提示淀粉样变可能(图 23-1)。进一步完善淀粉样物质蛋白质谱,因取材限制,未分型成功。后再次联系血液科会诊,制定予以硼替佐米＋环磷酰胺＋地塞米松(PCD)方案化疗,患者出血停止,病情平稳后转至外院血液科行 PCD 方案化疗,随访 1 年内未再出血,且脾大小逐渐恢复正常。

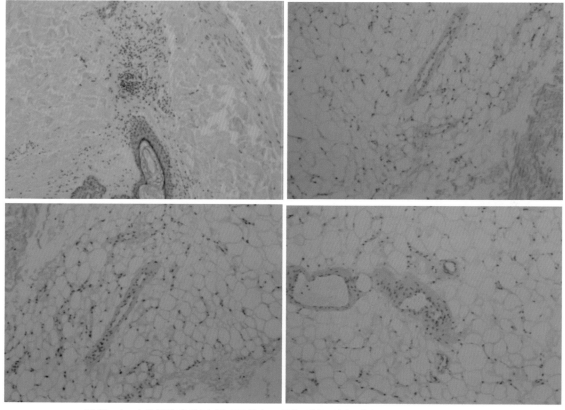

图 23-1 皮肤活检病理(上图:HE 染色;下图:刚果红染色,偏振光下可见刚果红阳性)

临床关键问题及处理

· **关键问题 1** 消化道出血的鉴别诊断有哪些?

急性上消化道出血属于急诊科常见的一种急症,通常分为非静脉曲张性(消化性溃疡、急性胃黏膜损害、贲门撕裂伤、糜烂性食管炎、胃癌等)与静脉曲张(食管胃底静脉曲张等)两大类型。急性上消化道出血病情发展迅速,病因多样,需要临床尽早明确病情和病因才有利于治疗方案的确定,达到快速止血和保证治疗的目的。

本病例出血后曾完善胃镜检查,结果提示食管仅见轻度曲张静脉,但未见红色征;全胃腔可见散在糜烂灶,未见明显出血性病灶。尽管影像学提示门静脉增宽,脾显著增大,但该患者并无慢性肝炎基础,各项慢性肝病病因学检查阴性,肝功能基本正常,使用降低门静脉压血管活性药物后,止血效果差,显然很难用门静脉高压食管胃底静脉曲张破裂出血解释。该患者口服去甲肾上腺素盐水后具有较好止血效果,考虑消化道黏膜损害所致出血可能性大,出血部位可能在十二指肠降部至屈氏韧带之间。此次病程中,因患者反复出血,禁食时间过久,全身营养状况较差,患者拒绝内镜检查,因此未能进一步完善胃镜检查明确出血病灶。

· **关键问题 2** 骨髓纤维化一元论为什么难以解释肾脏病变?

骨髓纤维化是一种难以治愈的造血干细胞克隆性疾病,包括原发性骨髓纤维化及继发性骨髓纤维化。本病例中,患者既往真性红细胞增多症病史,*JAK2 V617F* 等突变基因阴性。原发性骨髓纤维化(PMF)是一种造血干细胞克隆性增殖所致的骨髓增殖性肿瘤(MPN),可表现为不同程度的血细胞减少和/或细胞增多、外周血出现幼红细胞、幼粒细胞、骨髓纤维化和髓外造血。髓外造血可导致肝脾大,门静脉系统血流量增加。门静脉压力遵循欧姆定律,即等于门静脉血流量乘以肝脏阻力,因此患者门静脉血流量增加可以导致门静脉压力增高,表现为门静脉增宽、食管静脉曲张,而无肝硬化表现。该患者血象异常包括外周血白细胞增加、贫血、血小板增加,骨髓象异常包括巨核细胞增多,局灶纤维组织增加,CT 提示胸骨骨质异常,多浆膜腔积液等临床表现均可以用骨髓纤维化解释。然而骨髓纤维化较少累及肾脏,该患者长期蛋白尿,肾功能不全,因此骨髓纤维化一元论暂无法解释患者以上表现。

· **关键问题 3** 淀粉样变性可否解释患者所有临床表现?

鉴于患者有大量蛋白尿、M 蛋白阳性、血尿轻链异常,血压异常增高,因此需要考虑系统性淀粉样变性的可能,病程后期患者出现皮肤多发紫癜,经皮肤活检刚果红染色阳性,因此淀粉样变性诊断确立。淀粉样变性可累及胃肠道,形成黏膜溃疡,多见于十二指肠。患者曾使用沙利度胺＋醋酸泼尼松治疗 1 年余,其间未发生消化道出血,停药仅 1 个月后出现反复消化道出血;本次住院期间再次出血应用激素治疗后,出血迅速停止;后续予以 PCD 方案化疗后未再出血;从治疗的角度进一步反证了淀粉样变性累及胃肠道导致消化道出血的可能。然而患者骨髓未见浆细胞,门静脉高压和巨脾等表现难以用系统性淀粉样变性解释。

· **关键问题 4** 骨髓纤维化是否可继发淀粉样变性?

若以骨髓纤维化继发淀粉样变性为一元论,则可解释患者的血象异常、骨髓改变、髓外造血、自主神经病变(无法解释的高血压)、肾脏损害和胃肠道病变。经过文献检索,国际上已有多个骨髓纤维化继发淀粉样变性的类似病例报道,因此进一步支持该罕见疾病的诊断。

背景知识介绍

淀粉样变性(amyloidosis)是由于淀粉样蛋白在全身细胞外组织间隙中沉积导致的一组罕见疾病,从而破坏细胞和器官功能的疾病。常见受累器官和组织包括肝、肾、神经、心脏、胃肠道、皮肤、舌、淋巴结等。淀粉样蛋白纤维来源于不同的前体蛋白,这些前体蛋白通过异常的反向 β 折叠而高度有序地自我组装而成。目前已知约有 30 余种蛋白可以形成淀粉样蛋白,其病理特征为刚果红染色阳性。淀粉样蛋白沉积可以表现为异常的蛋白沉积(遗传性淀粉样变,获得性轻链型淀粉样变 AL),也可以是正常的蛋白质表达过量(反应性系统性淀粉样变 AA)。AL 型常由克隆性浆细胞病引起,如多发性骨髓瘤、B 细胞淋巴瘤;AA 型常继发于慢性感染、炎症、风湿免疫性疾病和肿瘤。淀粉样变性的临床表现取决于前体蛋白的种类和累及的器官组织,按累及器官可分为局域性淀粉样变和系统性淀粉样变。常见的受累器官包括肾脏、心脏、神经、肝脏和胃肠道;肺部、肌肉和软组织亦可受累。肾脏表现为非选择性蛋白尿和肾衰竭。心脏表现为心力衰竭、劳力性呼吸困难、水肿。神经系统可影响外周神经和自主神经,表现为麻木、疼痛,血压调节异常。肝脏表现为肝大、肝功能异常,胆红素升高预后不良。胃肠道可表现为胃肠道运动障碍、溃疡出血等,发生部分多见于十二指肠和结肠。临床上若出现以下临床表现应怀疑淀粉样变性的可能:眶周紫癜;舌体肥厚;甲营养不良;单克隆蛋白和舒张期心力衰竭而收缩功能正常者;心脏肥厚伴低电压、蛋白尿、外周和自主神经病变。确诊需要组织或腹部脂肪活检刚果红染色阳性,可进一步行免疫组化、免疫电镜或质谱分析进行纤维分型。

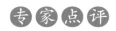

专家点评

　　门静脉高压遵循欧姆定律,即门静脉压力等于门静脉血流量乘以肝脏血管阻力。临床上门静脉高压大部分源于肝硬化等引起的血管阻力增加,但不能忽视的是由于血液疾病等引起的门静脉血流量增加所导致的门静脉高压。因此,在临床上遇见上消化道出血合并门静脉高压、脾大、食管静脉曲张,往往容易先入为主地做出肝硬化食管静脉破裂出血的诊断。然而本例患者并未见红色征,对血管活性药物疗效不佳,且患者蛋白尿、心肌肥厚、肺动脉高压、多浆膜腔积液等表现均难以用肝硬化门静脉高压解释,病程中患者出现皮肤紫癜,经活检提示刚果红染色阳性,考虑为淀粉样变性,经 PCD 方案化疗后未再出血。对于不明原因消化道出血的诊断,应跳出原有临床思维的局限,大胆猜测,从临床、检验、影像、病理等多个角度反复综合验证,鉴于骨髓纤维化和淀粉样变性均不能解释全部临床特征,从一元论角度出发考虑为骨髓纤维化继发淀粉样变性,经文献检索国际上亦有类似病例报道。

（王铭杰　陈　立　上海交通大学医学院附属瑞金医院）

参·考·文·献

[1] Akoglu H, Akoglu G, Yuksel C, et al. Pachydermoperiostosis with myelofibrosis and renal amyloid A amyloidosis [J]. J Clin Rheumatol,2009,15(8):414-416.

[2] Leblebisatan G, Sasmaz I, Antmen B, et al. Concomitance of idiopathic myelofibrosis and amyloidosis [J]. Hematol Oncol Stem Cell Ther, 2010,3(4):206-207.

[3] Tasdemir M, Yilmaz S, Baba ZF, et al. A rare cause of AA amyloidosis and end-stage kidney failure: answers [J]. Pediatr Nephrol, 2019,34(9):1537-1539.

[4] Wechalekar AD, Gillmore JD, Hawkins PN. Systemic amyloidosis [J]. Lancet,2016,387(10038):2641-2654.

一"叶"知"心"：缩窄性心包炎

该患者因胸腹腔积液、双下肢水肿、肝生化异常就诊。为明确肝损伤原因行肝穿刺活检，病理提示肝窦扩张伴淤血，肝脏网状支架完好，胆小管无扩张。由肝小叶内血窦扩张、肝淤血联想到心脏疾病，并深入排查，最终确诊缩窄性心包炎。经心外科手术干预和抗结核治疗后，患者肝功能恢复正常，胸闷气促、下肢水肿症状完全消失。

病史摘要

入院病史

患者，男性，54 岁，安徽人，保安，于 2019 - 08 - 29 收住入院。

主诉

右上腹不适伴双下肢水肿 1 个月余。

现病史

患者 1 个月前无明显诱因下出现右上腹胀满不适伴双下肢水肿。同时尿色逐渐加深。当时查肾功能正常，24 小时尿蛋白定量 0.22 g/24 h，尿常规：尿蛋白（＋），尿胆红素（＋），尿胆原（＋），尿潜血（＋），尿微量白蛋白 654 mg/L。肝功能：总胆红素 30.8 μmol/L，直接胆红素 12.5 μmol/L，间接胆红素 18.3 μmol/L，白蛋白 34 g/L，谷丙转氨酶 10 U/L，谷草转氨酶 18 U/L，γ-谷氨酰转肽酶 109 U/L，碱性磷酸酶 139 U/L；红细胞沉降率 32 mm/h；血常规：白细胞 3.75×10⁹/L，血红蛋白 125 g/L，血小板 170×10⁹/L；腹部超声提示腹腔积液，胸腔积液。追问病史，患者入院前曾服用西洋参 2 个月（热水冲服），饮绿茶 5 年，否认其他中草药服用史。否认乙型肝炎家族史。饮酒史：饮酒 30 年，常饮白酒，折合平均 50 g 酒精/日，已戒酒 1 年。否认家族肝炎及肝病病史。否认中药及其他保健品服用史。否认生食海鲜史。否认近期猪肝食用史。病程中，患者胃纳欠佳，精神萎，无发热，体重无明显减轻。

既往史

2013 年体检发现少量心包积液；2 年前有肺炎史，曾咯血；否认手术及外伤史；否认输血史；否认药物及食物过敏史。

入院查体

神志清，气平。结膜无苍白，皮肤、巩膜稍黄染，颈静脉无怒张。胸廓对称，两肺呼吸音略粗，未闻及干湿啰音。心前区无异常隆起，心尖搏动部位及范围正常，心脏浊音界正常。心率 80 次/分，律齐，各瓣膜听诊区未闻及病理性杂音。腹软，右上腹有压痛，无反跳痛，肝、脾肋下未及，肝区叩痛（＋），肝颈静脉回流征可疑阳性。未闻及血管性杂音。移动性浊音（－）。双肾区无叩痛，双下肢轻度水肿。病理征阴性。

实验室检查

血常规：白细胞 3.75×10^9/L（↓），血红蛋白 125 g/L（↓），血小板 170×10^9/L。

肝功能：总胆红素 30.8 μmol/L（↑），直接胆红素 12.5 μmol/L（↑），间接胆红素 18.3 μmol/L（↑），白蛋白 34 g/L（↓），谷丙转氨酶 10 U/L，谷草转氨酶 18 U/L，γ-谷氨酰转肽酶 109 U/L（↑），碱性磷酸酶 139 U/L（↑）。

肿瘤标志物：甲胎蛋白 2.87 ng/mL，CA125 436.5 ng/mL（↑），铁蛋白 454.02 ng/mL（↑）。

出凝血系列：凝血酶原时间 11.5 秒，部分活化凝血酶原时间 28.4 秒，D-二聚体 4.060 μg/mL（↑），纤维蛋白原 13.9 μg/mL（↑）。

肝炎病毒＋HIV 标志物：阴性。

抗核抗体谱＋自身免疫性肝病抗体：HLA-B27 阳性；余阴性。

免疫球蛋白：IgG 13 g/L，IgG4 0.629 g/L，IgM 0.68 g/L，IgA 3.58 g/L，IgE 47.7 U/mL。

肾功能：正常。

电解质：血钾 3.21 mmol/L（↓）。

尿常规：蛋白质（＋），尿胆红素（＋），尿胆原（＋），尿潜血（＋），尿微量白蛋白 654 mg/L。

24 小时尿蛋白定量：0.22 g/24 h（↑）。

心肌损伤标志物＋BNP：肌钙蛋白 0.00 ng/mL，肌红蛋白 21 μg/L，肌酸激酶同工酶 1.0 ng/mL，脑钠肽 114 pg/mL（↑）。

红细胞沉降率：32 mm/h（↑）。

淋巴细胞亚群：总 T 细胞 642/μL（↓），CD4 T 细胞 378/μL（↓），CD8 T 细胞 224/μL（↓），NK 细胞 392/μL，B 细胞 123/μL。

辅助检查

胸腔积液＋腹水 B 超：腹腔积液，最大深度约 55 mm，位于右髂窝；右侧胸腔积液；左侧胸腔未见明显积液。

肝瞬时弹性成像：受控衰减指数 282 dB/m，硬度 33.4 kPa。

心电图：正常。

胸部 CT 平扫：两上肺轻度气肿，右肺下叶斑片影，炎性可能；两肺多发小结节，随访；左肺下叶钙化灶；主动脉钙化，心包膜增厚，心包少许积液。

上腹部 MRI 增强＋MRCP：腹腔积液、肝囊肿、胆囊炎、副脾结节、两侧胸腔少量积液、两侧腹壁皮下软组织水肿（图 24-1）。

入院后诊疗经过及随访

患者入院后完善相关检查，同时给予保肝退黄、利尿消肿等对症处理。患者胸腔、腹腔积液迅速消退，下肢水肿好转，但肝功能未改善，

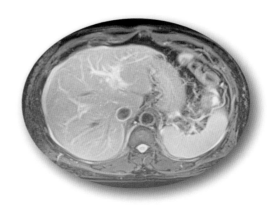

图 24-1　上腹部 MRI 增强

肝酶仍进一步增高，以 γ-谷氨酰转肽酶和碱性磷酸酶增高显著。相关检查排除病毒性肝炎（嗜肝病毒或非嗜肝病毒）、免疫指标（自身抗体、自身免疫性肝病抗体、免疫球蛋白、补体）均正常，无明确的肝损伤药物服用史。因此，为进一步明确肝损伤原因行肝穿刺活检术。肝穿刺病理提示肝窦扩张伴淤血，肝脏网状支架完好，胆小管无扩张（图 24-2 和图 24-3）。进一步明确肝窦淤血的原因，完善了腹部 CTA/CTV，发现心包积液（图 24-4）。寻根溯源，我们追加了心脏彩色超声检查，发现心包舒张功能明显下降，典型的缩窄性心包炎（图 24-5）。患者肘中静脉测压 18.5 cmH_2O（正常值 3～14.5 cmH_2O）。那患者的缩窄性心包炎的病因又是什么呢？在中国人群中，结核分枝杆菌感染的心包炎最为常见。进一步为患者完善 PPD 试验，呈强阳性；结核感染 T 细胞斑点试验阳性（A 孔 22，B 孔 9）。因此，我们考虑患者结核性心包炎的可能性大。2020-03-31，患者在外院行心包剥脱术，术后病理：送检心包组织主要为大量纤维组织伴显著玻璃样变性，并夹杂多灶性淋巴细胞浸润，小血管增生及浆细胞浸润。患者自 2020-05 至今，长期在我科门诊随访，抗结核治疗 12 个月，目前肝功能已恢复正常，无胸闷、气促，无下肢水肿症状。

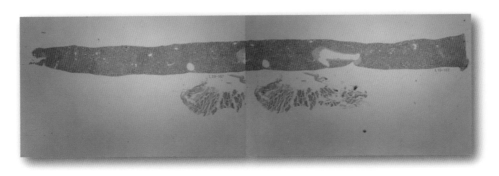

图 24-2　肝病理全景 HE 染色

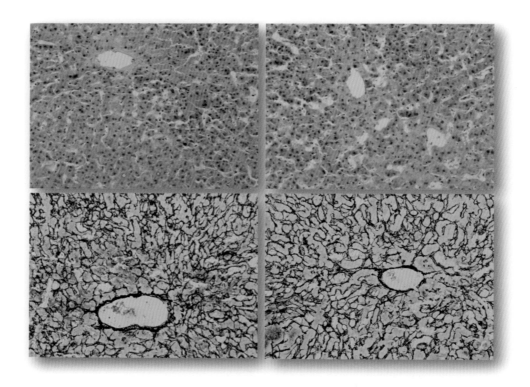

图 24 - 3 HE 染色和网状纤维染色

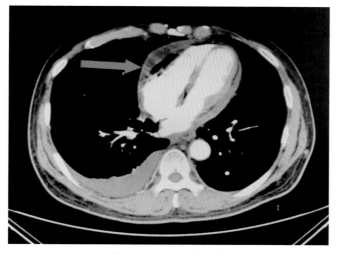

图 24 - 4 腹部 CTA/CTV

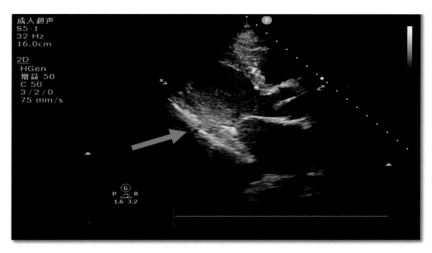

图 24-5 超声心动图

<hr>

临床关键问题及处理

· **关键问题 1** 该患者胆酶升高的原因是什么？

该患者在门诊初诊的主要异常表现之一为胆酶升高。引起胆酶升高的原因大多可归类为肝内和肝外胆汁淤积。通过影像学方法可判断有无肝外胆道梗阻性病变引起的肝外胆汁淤积。肝内胆汁淤积的病因较多，常见的原因包括原发性胆汁性胆管炎、药物性肝炎、酒精性肝炎等。还有一类少见的病因，即肝脏血管性病变，包括窦前、肝窦、窦后血管系统的损伤，均会导致以胆酶升高为表现的肝生化异常，值得临床高度关注。为了明确是否存在肝血管病变，可以通过腹部血管超声、腹部 CTA/CTV 等血管影像学检查及肝穿刺病理学检查明确。本病例经肝组织病理检查未见明显胆管周围炎，但见Ⅲ区肝窦扩张与淤血，为心包积液所致肝后性血液淤阻，长期缺血缺氧导致胆小管损伤，故出现胆酶升高。

· **关键问题 2** 肝淤血如何定位？

肝窦淤血根据解剖结构分析，病变部位包括肝窦病变、窦后阻塞和循环障碍。肝窦病变见于肝窦闭塞综合征，国人常因服用吡咯烷生物碱（土三七）后发生。患者常表现为急性腹痛，大量腹水形成、进行性黄疸、肝性脑病，肝脏迅速进入肝衰竭阶段。窦后阻塞常见于布-加综合征、肝静脉或肝上段的下腔静脉阻塞。该患者通过腹部血管影像学检查排除肝窦和窦后的阻塞。最终发现患者的病变部位在于心脏，超声心动图显示心包扩张功能受限，表现为缩窄性心包炎，明确了肝窦淤血的病因。

· **关键问题 3** 该患者结核性心包炎诊断如何明确？

患者 PPD 试验强阳性，T-SPOT 试验阳性，以及患者术后心包组织学病理学表现（淋巴细胞浸润），均提示结核病的诊断。然而不足的是，患者缺乏病原学检测结果，如心包积液的结核涂片、抗酸染色、结核培养及二代分子测序结果，以进一步证实结核的诊断。该患者在之后诊断性抗结核的 12 个月期间严密随访，双下肢水肿、胸闷、气促的症状显著缓解，肝功能也恢复正常。

背景知识介绍

慢性缩窄性心包炎的发病率难以统计，因为很多患者没有症状，相当部分有症状的患者被误诊为其他疾病。缩窄性心包炎常见的病因包括：感染（细菌或病毒感染多见，真菌及寄生虫感染导致的非常少见）、自身免疫性疾病（系统性红斑狼疮等）、肿瘤（间皮瘤）、放射线损伤、创伤（血心包）、医源性（外科手术、心血管介入治疗，主要是心包积血、积液和医源性异物）。发达国家以病毒性感染、放射线损伤、心脏手术和肿瘤为主，结核感染较少。而发展中国家，结核仍是主要病因。国内，以结核为病因的患者在 60%～80%。

结核性心包炎通常由气管、支气管周围及纵隔淋巴结结核直接蔓延而来，或者由原发部位结核血源性播散而来。早期为纤维素性和血性心包炎，随着炎症的发展，出现了心包增厚、挛缩和粘连，部分发展为缩窄性心包炎。

结核性心包炎的临床表现主要有两种机制：心包内积液在整个心动周期内压迫心室，阻碍心脏充盈和心脏收缩；或心包增厚伴少量或无积液，导致舒张期心脏充盈受损。结核性心包炎的主要临床表现是右心功能不全、体循环淤血和浆膜腔积液的表现。很多患者的首发症状是气短，甚至可以出现端坐呼吸，就诊后发现胸腔积液。腹胀发生率很高，与肝大和腹腔积液有关，也是心包剥脱术后让患者感觉到缓解最明显的症状。水肿主要发生在下肢，可出现下肢色素沉着。长期的心脏低排血量导致患者的末梢组织灌注不良，出现指甲、毛发生长不良，肢端皮肤变薄。部分患者可出现心源性恶病质。低蛋白、胆红素升高、肝酶轻度升高相当常见。血浆钠尿肽可能升高，但多低于 1 000 ng/L。骨髓象正常的低白细胞和血小板（脾功能亢进所致）偶见。症状严重的慢性缩窄性心包炎患者可伴有凝血酶原时间延长。

结核性心包炎诊断中最具挑战性的方面仍然是确定结核病的病因。因为缺乏可以快速帮助临床决策的可靠、具有成本效益的新诊断测试，中国等许多结核病高负担地区的实践一直是经验性治疗结核病。为了便于在结核病流行国家进行诊断，有研究者根据临床和实验室结果制定了明确和可能的结核病诊断标准。确诊结核性心包炎的条件：心包积液染色涂片或培养中可见结核杆菌和/或心包组织学检查发现结核杆菌或干酪样肉芽肿。可能诊断结核性心包炎的条件：身体其他器官有结核感染的患者合并心包炎的证据，和/或淋巴细胞性心包渗出液伴 ADA 活性升高，和/或抗结核治疗应答良好。

早期治疗有利于预后。一旦确诊，需积极抗结核治疗或外科治疗。糖皮质激素、秋水仙碱和纤溶治疗可能有助于预防心包纤维化和缩窄性心包炎。

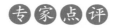

专家点评

　　缩窄性心包炎患者疾病初期症状不明显,就诊初期极易被误诊为其他疾病,如肝硬化、淋巴系统疾病、布-加综合征、肿瘤性疾病、心肌病、瓣膜病等。许多患者就诊过程曲折繁杂,部分被延误治疗而导致长期心房颤动、心房扩张等并发症,并反复行浆膜腔积液引流。虽然早期确诊存在难度,但是我们仍然可以在这类患者当中找到蛛丝马迹,从而减少误诊。静脉压升高在大多数缩窄性心包炎患者都非常显著。临床上,以胸腔、腹腔积液为首发症状就诊的比例高达90%。静脉压升高还可以导致慢性肝淤血,低蛋白质、肝生化指标异常相当常见,严重病例还会出现凝血功能障碍,增加手术治疗风险。本病例因肝酶升高行肝穿刺检查,由肝血窦扩张联想到肝淤血,进而发现缩窄性心包炎。在临床实践中,对于不明原因的浆膜腔积液,超声心动图是快速、无创的筛查心脏疾病的手段,并且可以提供心脏结构测量值和血流动力学数据。此外,胸部CT扫描对缩窄性心包炎的诊断也有着重要的意义。CT可以精确地显示心包增厚的程度和范围,观察是否有心包钙化等特征性改变。综上,这个病例很好地展示了1例结核性缩窄性心包炎的临床特征及诊治经过,可以帮助肝病医师更好地鉴别不明原因的肝酶升高和浆膜腔积液,降低临床误诊率,改善患者预后。

（包玉洁　许　洁　上海交通大学医学院附属第九人民医院）

参·考·文·献

[1] Jansen PL, Ghallab A, Vartak N, et al. The ascending pathophysiology of cholestatic liver disease [J]. Hepatology, 2017,65(2):722-738.

[2] Welch TD, Oh JK. Constrictive pericarditis [J]. Cardiol Clin, 2017,35(4):539-549.

[3] Restrepo CS, Gonzalez TV, Brar R, et al. Thoracic cardiovascular complications of tuberculosis [J]. J Comput Assist Tomogr, 2021,45(1):157-165.

第六章

其他

—————— 25 ——————

从黄疸、脾大病例说起：原发性
骨髓纤维化继发肝脏髓外造血

题记

　　黄疸伴脾大在肝病科很常见，但这并不是肝脏疾病所特有的。其他系统，尤其是血液系统疾病，也可以改变肝脏的正常结构，并影响它的功能。在此分享 1 例原发性骨髓纤维化，经活体肝穿刺病理证实继发肝脏髓外造血组织增生的病例，以期加强对继发肝脏疾病病理变化的认识，拓展思维，减少误诊。

病史摘要

入院病史

患者，女性，56 岁，江苏人，退休职工，于 2020 - 03 - 11 收住入院。

主诉

面黄乏力纳差 3 个月余，加重 4 天。

现病史

患者于 3 个月余前起感乏力纳差、自觉面黄，伴恶心、欲吐、腹胀感。2020 - 02 - 12 入住当地医院，查血常规：白细胞 3.04×10^9/L、血红蛋白 75 g/L、血小板 96×10^9/L；肝生化：总胆红素 37.4 μmol/L、直接胆红素 13.3 μmol/L、间接胆红素 24.1 μmol/L、余转氨酶正常。CT 示：两下肺少许间质改变伴感染；两肺多发结节影，肝硬化、门静脉高压、脾大。予以补液营养支持治疗后有所改善。4 天来乏力纳差面黄加重，2020 - 03 - 11 于无锡市第五人民医院门诊就诊，查血常规：白细胞 4.09×10^9/L、血红蛋白 80 g/L、血小板 106×10^9/L；肝生化：总胆红素 39.2 μmol/L、直接胆红素 11.2 μmol/L；血涂片：原始细胞 2%、中幼粒细胞 8%、晚幼粒细胞 6%、中性粒细胞 69%、淋巴细胞 14%、单核细胞 1%；促红细胞生成素 129.89 U/L，余维生素 B_1、叶酸、铁蛋白均正常。现为进一步治疗收治入院。

既往史

有 2 型糖尿病病史 3 年，平时胰岛素治疗。

20 来岁时有急性黄疸型肝炎病史(具体不详),余无特殊。

入院查体

生命体征正常。神志清,精神一般,全身皮肤黏膜及巩膜轻度黄染,未见肝掌、蜘蛛痣,无皮疹及瘀点、瘀斑。两肺呼吸音清,未闻及干湿啰音。心率 96 次/分,胸骨轻度压痛,腹平坦,未见胃肠型及蠕动波,腹壁静脉未见显露,腹软,无压痛及反跳痛,肝肋下未及,墨菲征阴性,脾肋肿大(甲乙线 8 cm、甲丙线 11 cm、丁戊线 - 2 cm),移动性浊音阴性,双下肢无水肿。

入院诊断

黄疸;脾大;中度贫血;2 型糖尿病。

实验室检查

血常规:白细胞 2.49×10^9/L($\downarrow$),血红蛋白 80 g/L($\downarrow$),血小板 87×10^9/L($\downarrow$)。

肝生化:谷丙转氨酶 4.2 U/L($\downarrow$),谷草转氨酶 13.9 U/L,碱性磷酸酶 133.3 U/L($\uparrow$),γ-谷氨酰转肽酶 23.1 U/L,乳酸脱氢酶 455 U/L($\uparrow$),总胆红素 37.3 μmol/L($\uparrow$),直接胆红素 12.2 μmol/L($\uparrow$),白蛋白 38.3 g/L,球蛋白 26.0 g/L,白蛋白/球蛋白 1.47($\downarrow$)。

凝血功能:D-二聚体 0.30 μg/mL,凝血酶原时间 14.4 秒,国际标准化比值 1.23。

铁代谢指标:血清铁 8.37 μmol/L($\downarrow$),总铁结合力 32.67 μmol/L($\downarrow$)。

病毒标志物:乙型肝炎五项定量:HBsAb、HBcAb、HBeAb 阳性,余均阴性;HBV-DNA<100.00 U/mL;HCVAb 阴性;HEVAb 阴性;HIVAb 阴性;梅毒螺旋体抗体阴性。

外周血细胞形态学分析:原始细胞 1%,中幼粒细胞 6%,晚幼粒细胞 4%,中性粒细胞 63%,淋巴细胞 20%,单核细胞 4%。

辅助检查

腹部超声:肝囊肿,脾大(148 mm×119 mm×63 mm),门静脉增宽。

胃镜:胃底黏膜下隆起病灶、慢性浅表性胃炎、十二指肠球炎。

超声胃镜:胃底黏膜下隆起,考虑脾外压。

腹部增强 CT:肝硬化可能,门静脉高压(门静脉主干、脾静脉增粗),脾大;肝囊肿,肝脏钙化(图 25-1)。

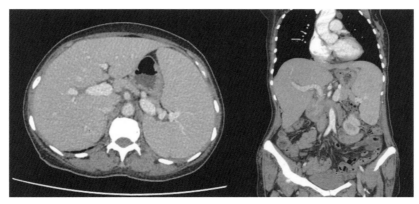

图 25-1　腹部增强 CT

骨髓涂片：髓系增生极度减低，巨核细胞生成减少，见 3% 原始细胞。

骨髓流式细胞学分析：髓系原始细胞比例增高（5.6%），粒系以中幼粒细胞及之后阶段为主，未见分化抗原表达异常，红系、单核细胞和淋巴细胞未见异常表型。

骨髓活检病理：骨髓纤维组织广泛增生，幼稚阶段细胞略多见，粒红比例大致正常。粒系各阶段细胞可见，以中幼及以下阶段细胞为主；红系各阶段细胞可见，以中晚幼红细胞为主；巨核细胞易见，以分叶核为主，部分细胞核深染浓聚；少量淋巴细胞散在分布，网状纤维染色（MF-2 级）（图 25-2）。

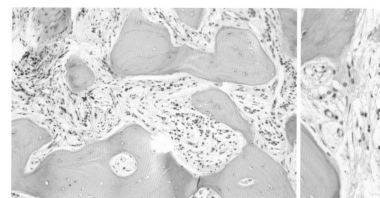
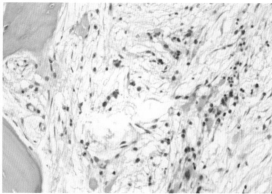

图 25-2　胸骨骨髓活检病理

基因筛查：*JAK2*、*MPL*、*CALR* 和 *BCR-ABL1* 融合基因等 43 种白血病基因未见异常。

入院后诊疗经过及随访

该患者入院时有中度贫血、脾大，高度怀疑骨髓纤维化，遂完善骨髓涂片、骨髓流式细胞学检查及病理检查。依据上述各项检查结果，经血液科会诊后诊断为骨髓纤维化。

与此同时，患者有轻度胆红素升高、乙型肝炎三抗体阳性，腹部增强 CT 提示门静脉主干、脾静脉增粗，脾脏明显肿大，肝脏形态饱满，慢性肝脏病变有待排除。进一步完善肝穿刺活检，肝脏病理显示肝脏轻微炎症改变，未见明显的纤维间隔，没有假小叶形成。肝窦内见大量红系、粒系、巨核系三系不同成熟度的细胞，考虑髓外造血（图 25-3）。故患者最终诊断为原发

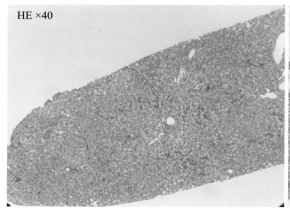
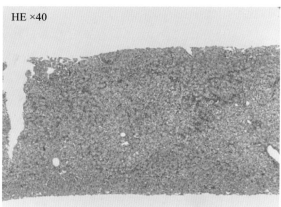

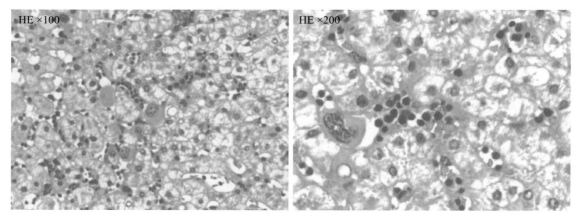

图 25 - 3 肝穿刺活检病理

性骨髓纤维化(IPSS 3 分,高危组)继发肝脏髓外造血。在血液科建议下口服芦可替尼(5 mg,每天 2 次)治疗骨髓纤维化,并针对乙型肝炎病毒抗体阳性予恩替卡韦预防乙型肝炎病毒复制。出院后每周门诊随访,监测血常规。

临床关键问题及处理

- **关键问题 1** 该病例是否存在肝硬化?

本例患者肝功能检查中除了血清总胆红素偏高,以间接胆红素为主和碱性磷酸酶轻度偏高外,其余指标均在正常范围内,提示肝脏功能仅有轻微受损。乙型肝炎表面抗体、核心抗体、e 抗体均为阳性,提示既往感染。CT 提示早期肝硬化待排、门静脉高压、脾大。为明确肝脏病变是否确实存在肝硬化并查找病因,遂行肝穿刺活组织病理检查。最终病理结果显示肝组织内并没有发生肝硬化,而是有明显的髓外造血组织增生,说明该患者肝脏内的病变是一种继发性的改变,继发于骨髓纤维化。

- **关键问题 2** 肝脏髓外造血的鉴别诊断有哪些?

肝脏髓外造血穿刺标本临床少见且组织量少,易被漏诊及误诊。医师在镜下做病理诊断时,免疫组化染色方法能够提供帮助。在髓外造血组织中的巨核细胞对免疫组化抗体 CD61、CD41、CD79a、Clutrin、血管性血友病因子和 zhRUNX1 表现出阳性;红系细胞有血糖蛋白 A(CD235a)、TER11 或醛脱氢酶特异性抗体;而髓系前体细胞对髓过氧化物酶、CD68 或溶菌酶特异性抗体呈阳性反应。另外,该病变应与以下疾病进行鉴别诊断:①慢性粒细胞白血病累及肝脏,是指不同成熟阶段的粒细胞弥漫性或灶性浸润肝脏,累及汇管区和肝窦、窦周间隙,少见巨核细胞浸润,肝细胞萎缩、坏死。免疫组化人髓过氧化物酶显示原始粒细胞弥漫(+);依靠实验室检查外周血中粒细胞增生明显,且伴有特征性 Ph 染色体和/或 *BCR - ABL* 的基因融合。②霍奇金淋巴瘤,肝内霍奇金淋巴瘤罕见,组织特点为肝组织汇管区有混合性细胞浸润,成熟的淋巴细胞背景中混杂有典型 R - S 巨核细胞。与髓外造血巨核细胞不同的是,霍奇金淋巴瘤的 R-S 细胞常为镜影形，且染色质粗细不均，核仁明显增大，免疫组化常有 CD30（＋）、CD15（＋）或 CD20（＋）的表达。③肝脾 T 细胞淋巴瘤，一种罕见的侵袭性强的淋巴结外 T 细胞淋巴瘤，呈明显的脾、肝和骨髓的窦性浸润，肿瘤细胞形态单一，中等大小，免疫组化 CD3（＋），TCRδ1（＋），存在 T 细胞淋巴瘤克隆性基因重排；而髓外造血是各个不同发育阶段的造血细胞增生，形态多样，且可见多少不等的巨核细胞，巨核细胞血小板因子（＋）。

背景知识介绍

髓外造血是在造血器官不能维持机体所需足够数量的红细胞时，机体发生代偿机制，骨髓腔以外部位造血组织增生的现象。髓外造血可发生于任何年龄，多见于肝、脾和淋巴结等部位。Guizetti 在 1912 年的一次尸检中首次发现了髓外造血。Ask-Upmark 在 1945 年首次尝试通过患者的皮肤活检来诊断髓外造血。

目前髓外造血的发生机制尚未完全清楚，但有研究表明只要有合适的支持细胞，外加造血祖细胞的调节，以及局部产生维持和诱导干细胞和祖细胞分化的，能与细胞结合的可溶性造血因子，髓外造血就可以发生。肝内髓外造血并非是一种独立的疾病，而是一种多能干细胞在肝脏中异常增殖进而生成血细胞的现象。肝内髓外造血大多继发于骨髓造血功能障碍性疾病。骨髓纤维化是一种骨髓增殖性造血功能障碍性疾病，它具有不同程度的骨髓纤维组织增生，以及发生在脾、肝和淋巴结内的髓外造血。

肝脏髓外造血可多发，但通常肝脏体积不会明显增大。肝脏结构的变化带来功能的改变，肝组织学显示肝窦内细胞增多，以致门静脉血不易流入肝小叶的中央静脉或小叶下静脉，血流淤滞，引起肝（窦）前型非肝硬化门静脉高压。持续的窦前门静脉高压可以导致肝细胞营养不良和肝小叶萎缩，但小叶结构正常，无明显的肝细胞变性和坏死，无假小叶形成。

发生在各部位的髓外造血临床症状均不明显，是一种良性病变，通常不需要特殊治疗；但当肿块增大压迫周围组织并出现相应临床症状时，则建议手术治疗。由于髓外造血组织富含血管，易并发出血，通过组织活检获取标本有一定的风险，需谨慎实施。

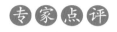

本病例为中年女性，以面黄、乏力、中度贫血为首发症状，入院后行骨髓穿刺检查诊断为骨髓纤维化，同时临床出现门静脉高压综合征，CT 提示肝硬化待排。但查阅 CT，虽然有明显脾大，但肝脏较饱满，未出现明显萎缩。为进一步明确肝脏病变性质，遂行肝穿刺活检。肝组织病理结果排除肝硬化，显示肝脏病变符合髓外造血。由此，我们推测该患者的门静脉高压与幼稚造血细胞在肝窦内堆积有关。对于该病例，治疗原发病、减轻髓外造

血是治疗的关键。

（蒋丽琳　陆忠华　付娟娟　汤林鑫　无锡市第五人民医院）

参·考·文·献

［1］ Kapatia G，Kaur A，Rastogi P，et al. Extramedullary hematopoiesis：clinical and cytological features ［J］. Diagnostic Cytopathology，2020，48(3)：191-196.

［2］ 唐锦治. 血液病与肝损害［M］//梁扩寰，李绍白. 肝脏病学. 2版. 北京：人民卫生出版社，2003：1206-1212.

［3］ Vega F，Medeiros LJ，Gaulard P. Hepatosplenic and other gammadelta T-cell lymphomas ［J］. Am J Clin Pathol，2007，127(6)：869-880.

［4］ Wong KH，Li A，Lui TH，et al. Spinal epidural extramedullary haematopoiesis in β-thalassaemia intermedia ［J］. BMJ case reports，2014，2014：r2013201534.

［5］ Kapatia G，Kaur A，Rastogi P，et al. Extramedullary hematopoiesis：Clinical and cytological features ［J］. Diagnostic Cytopathology，2020，48(3)：191-196.

［6］ Kim CH. Homeostatic and pathogenic extramedullary hematopoiesis ［J］. Journal of blood medicine，2010，1：13-19.

［7］ Oesterling JE，Keating JP，Leroy AJ，et al. Idiopathic myelofibrosis with myeloid metaplasia involving the renal pelves，ureters and bladder ［J］. J Urol，1992，147(5)：1360-1362.

26

脾大寻因：脾边缘区淋巴瘤

题记

　　本文展示了 1 例随访 7 年的脾大病例。虽然患者肝生化指标正常，但筛查发现抗线粒体 M2 亚型阳性，且近期出现乙型肝炎再激活，导致外院曾误认为脾大由慢性肝病所致。但患者最终排除了肝脏疾病相关脾大，并经历数次骨髓穿刺活检明确诊断为脾边缘区淋巴瘤。脾边缘区淋巴瘤为惰性淋巴瘤的一种，临床罕见，易导致误诊和漏诊。在此分享该例多种肝病掩盖下的淋巴瘤的诊治经过，并进一步探讨脾大的病因和合并慢性肝病的诊疗思路。

病史摘要

入院病史

患者，女性，62 岁，于 2020 - 08 - 03 收住入院。

主诉

发现脾大 7 年余，巩膜黄染 2 周。

现病史

　　患者 2013 - 04 体检发现脾大，后于 2015 年体检发现白细胞及血小板下降，血常规示白细胞 $3.6×10^9/L$（↓），血小板 $77×10^9/L$（↓）；超声示脾大（4.8 cm×14.9 cm）。曾就诊于风湿科，查红细胞沉降率 80 mm/h（↑），抗核抗体 1:160 阳性，均质型；抗- dsDNA 13.83 U/mL（↑），诊断为"未分化结缔组织病"，予以泼尼松龙 30 mg/d、羟氯喹 0.4 g/d 调节免疫治疗。之后规律随访并调整泼尼松龙剂量（维持剂量 10 mg/d）。2017 - 08 - 30 复查两系下降加重，且脾进行性增大（2016 - 05：脾长径 13.6 cm，厚 6.1 cm；2017 - 07：脾长径 19 cm，厚 5.3 cm）。2019 - 01 - 25 上海某三甲医院增强 MRI 示肝硬化，门静脉高压，脾显著增大。为进一步筛查肝硬化病因，2019 - 03 乙型肝炎两对半检查示 HBcAb 阳性，余阴性；HBV - DNA ＜20 U/mL。抗线粒体 M2 亚型抗体(＋)，考虑原发性胆汁性胆管炎不能除外，予以加用熊去氧胆酸胶囊 750 mg/d 治疗。2019 - 04 查血常规白细胞 2.40×10⁹/L(↓)，血红蛋白 90 g/L(↓)，血小板 67×10⁹/L(↓)。为缓解三系下降，患者于 2019 - 05 - 14 至外院行部分性脾动脉栓塞术。之后患者反复出现发热、胸闷、皮肤及巩膜黄染、尿色加深等症状，2020 - 07 - 27 胸部 HRCT 示左侧胸腔积液；纵隔多发淋巴结；心包少许积液；腹部 CT 示肝门旁及脾门旁多发曲张血管影；脾明显肿大伴其内稍低密度影及包膜钙化，脾周少许积液，后腹膜及心膈角区多发肿大淋巴结；复查乙型肝炎两对半提示乙型肝炎大三阳。现为进一步明确脾大、胸腔积液的原因，评估乙型肝炎病毒再激活及原发性胆汁性胆管炎收住入院。

既往史

否认高血压、糖尿病、心脑血管疾病史。

手术史：1984 年因甲状腺多发结节行甲状腺全切除术；1999 年因子宫多发肌瘤行子宫次全切除；2013 年因左侧桡骨骨折行手术治疗；2019 - 05 行脾动脉部分栓塞术。

个人史

否认化学性物质、放射性物质、有毒物质接触史。否认吸毒史。否认吸烟史。否认饮酒史。

入院查体

神志清，精神欠佳，气稍促，应答切题，查体合作。全身皮肤黏膜轻度黄染，无皮下出血，无全身浅表淋巴结肿大，巩膜轻度黄染，心肺查体无殊，无腹部压痛、反跳痛，可触及脾重度肿大（甲乙线 15 cm，甲丙线 20 cm，丁戊线 5 cm），双下肢Ⅰ°水肿。

入院诊断

脾大原因待查、三系下降、胸腔积液、乙型肝炎肝炎病毒再激活、原发性胆汁性胆管炎可能、部分脾动脉栓塞术后。

实验室检查

血常规：白细胞 2.52×10⁹/L(↓)，中性粒细胞 56%，血红蛋白 76 g/L(↓)，血小板 91×10⁹/L(↓)，网织红细胞 10.48%(↑)。

凝血系列：凝血酶原时间 12.2 秒，国际标准化比值 1.08，D-二聚体 8.68 μg/mL(↑)。

血生化：谷丙转氨酶 10 U/L，谷草转氨酶 17 U/L，碱性磷酸酶 60 U/L，γ-谷氨酰转肽酶 8 U/L，总胆红素 24.2 μmol/L，直接胆红素 8.5 μmol/L，白蛋白 44 g/L，尿素 5.6 mmol/L，肌酐 83 μmol/L，尿酸 521 μmol/L(↑)。

肝炎病毒标志物：HBsAg(＋)，HBsAb(－)，HBcAb(＋)，HBeAg(＋)，HBeAb(－)，HBV - DNA 9.18×10⁷ U/mL。

甲型、丙型、丁型、戊型肝炎病毒标志物：阴性；CMV - DNA、EBV - DNA 阴性。

免疫球蛋白＋补体：IgG 7.29 g/L(7~16 g/L)，IgA＜0.26 g/L(↓)，IgM＜0.18 g/L(↓)，IgG4 0.074 g/L；IgE＜4.23 U/mL；C3 0.82 g/L(↓)、C4 0.44 g/L(↑)、总补体活性 CH50 29.63 U/mL。

自身抗体：AMA－M2 弱阳性，抗核抗体、抗平滑肌抗体、ANCA 均阴性。

肿瘤标志物：CA125 84.2 U/mL（↑），NSE 36.1 ng/mL（↑），余 AFP、CEA、CA19－9、CA724、SCC、CA50 均阴性。

铁蛋白：388.7 μg/L（↑）。

贫血相关检查：血清铁 28.7 μmol/L（↑），总铁结合力 61 μmol/L，叶酸 6.0 μg/L，维生素 B$_{12}$ 358 pg/mL。

外周血溶贫九项：HbA$_2$ 2.3%（↓），红细胞渗透脆性试验（开始溶血）4.8%（↑），红细胞渗透脆性试验（完全溶血）：3.6%（↑），余阴性。

外周血 Flare 检测：Flare 阴性细胞占单核细胞比例为 0，占粒细胞比例为 0。

外周血涂片：未见明显异常。

蛋白电泳：清蛋白（%）66.8%（↑），α_1 球蛋白（%）2.8%（↓），α_2 球蛋白（%）7.6%，β 球蛋白（%）8.80%，γ 球蛋白（%）14.0%。

免疫固定电泳：IgG 带阴性，IgA 带阴性，IgM 带阴性，κ 带阴性，λ 带阴性，免疫固定电泳未见单克隆条带。

尿本周蛋白：阴性。

尿液轻链组合：尿轻链 Kap ＜6.9 mg/L，尿轻链 Lam ＜3.8 mg/L。

辅助检查

腹部超声：肝光点密集，巨脾（长径 22.4 cm，厚度 7.1 cm）；肝多发囊肿；肝内多发偏高回声光团（血管瘤可能）；胆囊壁稍毛糙，胆结石；左肾皮质高回声光团（错构瘤可能）；腹水（2.4 cm），左侧胸腔积液（6.2 cm）。肝瞬时弹性成像：硬度 4.7 kPa，受控衰减指数 178 dB/m。

心脏彩超：主动脉瓣无冠瓣瓣尖局部钙化；心包腔极少量积液；左心室心肌顺应性下降；左心室射血分数（LVEF）：69%。

上腹部 CTA：肝脏多发囊肿、部分边缘伴钙化，肝左外血管瘤；门静脉高压表现；少量腹水；脾明显肿大伴多发梗死区及包膜钙化；左肾上极血管平滑肌脂肪瘤。胆囊结石；后腹膜、脾门区及心膈角区多发增大淋巴结（图 26－1）。

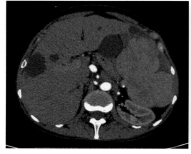
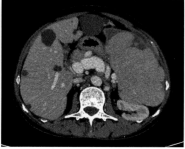
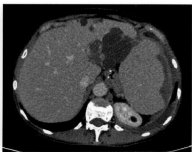

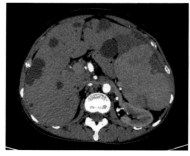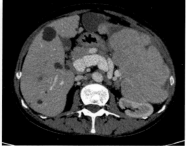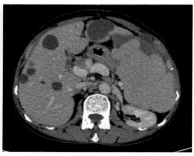

图 26-1 患者 2020-08 上腹部 CTA 图像

入院后诊疗经过及随访

患者入院后检查提示乙型肝炎大三阳及 HBV-DNA $9.18×10^7$ U/mL。但患者 1 年前乙型肝炎两对半检查示仅 HBcAb 阳性,HBV-DNA 阴性,考虑乙型肝炎再激活,予以恩替卡韦抗乙型肝炎病毒复制。患者数次检测抗线粒体抗体 M2 亚型弱阳性,但病程中未见碱性磷酸酶等胆汁淤积相关指标异常,免疫球蛋白 IgM 持续在正常范围,考虑为原发性胆汁性胆管炎亚临床期,继续予以熊去氧胆酸治疗。患者入院后血常规提示中度贫血,伴有黄疸、脾大,查血胆红素升高,以间接胆红素升高为主,进一步完善贫血病因相关筛查提示溶血性贫血诊断成立,但是由于遗传性或是后天获得性(继发于血型不合输血、系统性红斑狼疮等病因)尚不明确。患者入院后肝脏原发病方面相关检查不能解释其长期脾大。因患者脾大病程较长,为排除血液系统疾病可能,建议患者完善骨髓穿刺及 PET-CT 检查。2020-08 骨髓穿刺提示骨髓增生正常偏高,红系增生增高总占 59%,以中晚幼红细胞多见。成熟红细胞大小不均,可见椭圆形、泪滴状红细胞。余各系统、各系细胞形态正常,未见异常细胞。骨髓穿刺流式:淋巴细胞约占有核细胞的 15%,其中异常 B 细胞约占有核细胞的 0.6%,fsc、ssc 偏大,表达 CD19CD20CD22HLA-DR,部分表达 CD23FMC7,不表达 CD5CD10,可见膜免疫球蛋白轻链 λ 限制性表达。随后完善 PET-CT 示:①肝脏多发囊肿、肝左外叶血管瘤。脾动脉栓塞术后,脾明显肿大伴多发梗死区。腹盆腔积液。心膈角及后腹膜淋巴结。②左侧大收肌旁偏低密度结节伴 FDG 代谢增高。③纵隔淋巴结炎性增生。患者随后于 2020-08-14 行左大收肌皮下组织活检术,报告示"左大腿肿块穿刺"梭形细胞肿瘤,细胞轻度异型,"左大腿肿块穿刺"肿瘤细胞 ALK-D5F3(−),CD34(−),DOG-1(−),B-caten(−),Stat6(−),S100(+),SMA(−),Ki-67(1%),倾向神经鞘膜来源肿瘤,为孤立性发病,无法解释脾大及贫血病因。结合蛋白电泳、免疫固定电泳、骨髓穿刺活检、病理、流式结果,请血液科主任会诊后建议切除脾送病理以排除脾边缘区淋巴瘤等可能。患者因个人原因暂拒,继续抗乙型肝炎病毒及熊去氧胆酸治疗。

2020 年 10 月初,患者再次反复出现胸闷、气促,伴乏力、盗汗,伴恶心、纳差、消瘦,活动后呼吸困难,伴双下肢水肿,遂再次入院。完善全身浅表淋巴结未见明显异常肿大。超声提示左侧胸腔积液(最深处 60 mm),行胸腔穿刺置管引流术见血性胸腔积液,予以送检胸腔积液常规、生化及免疫分型。流式免疫表型示 B 细胞免疫球蛋白轻链表达限制性，且 CD19（＋），CD20（＋），CD22（＋），CD5（弱＋），CD10（－），FNC7（－），CD23（基本－），此外 B 细胞中等到大的细胞占 27.50％～48.88％，为 B 淋巴细胞性肿瘤。遂再次行骨髓穿刺评估骨髓受累情况，骨髓穿刺病理见淋巴细胞结节状分布，结合 ELISA 倾向小 B 细胞淋巴瘤累及。再次请血液科会诊，考虑 B 细胞淋巴瘤诊断明确。随后于 2020 - 12 起予以苯达莫斯汀化疗，2021 - 07 - 11 开始予以利妥昔单抗规律治疗。随访至 2021 - 10，患者淋巴瘤病情稳定，无不适主诉，肝功能正常。

临床关键问题及处理

· **关键问题 1**　该患者脾大的病因是什么？

脾大的病因鉴别诊断包括感染性疾病、肝脏疾病及其他系统累及、血液系统疾病（表 26 - 1）。该患者虽然同时存在多种慢性肝病（乙型肝炎再激活、抗线粒体抗体阳性），但患者肝生化正常，腹部 CT 肝脏外形正常，肝脏弹性超声硬度正常，故不考虑存在肝硬化及肝硬化相关脾大。由于入院后检查结果提示溶血性贫血，且外周血有异常 B 细胞克隆的表达，虽无骨髓瘤、侵袭性淋巴瘤等依据，但不能除外脾边缘区淋巴瘤等惰性淋巴瘤可能。

表 26 - 1　脾大的病因

类　别	病　因
感染性疾病	伤寒 疟疾、回归热 布氏杆菌病 急性血吸虫病 脾结核病 黑热病 传染性单核细胞增多症 亚急性感染性心内膜炎
肝脏疾病及其他系统疾病	病毒性肝炎相关肝硬化 血吸虫性肝硬化 酒精性肝硬化 自身免疫性肝硬化 特发性门静脉高压 结缔组织病等自身免疫性疾病累及脾 脾原发肿瘤及各种转移瘤
血液系统疾病	慢性溶血性贫血 慢性粒细胞性白血病、慢性淋巴细胞性白血病 急性白血病 淋巴瘤 恶性组织细胞增多症

· **关键问题 2** 患者是否有原发性胆汁性胆管炎（PBC）？

原发性胆汁性胆管炎的诊断需以下 3 项中满足 2 项：①血清碱性磷酸酶及 γ-谷氨酰转肽酶升高；②抗线粒体抗体或抗线粒体抗体 M2 型阳性；③肝组织学支持原发性胆汁性胆管炎。该患者持续抗线粒体抗体阳性，但肝生化正常，无肝穿刺病理支持的情况下考虑为 PBC 亚临床期。但根据不同文献报道，亚临床型 PBC 患者在平均随访期 4.5～17.8 年进展至有症状型 PBC 的概率为 36%～89%。由于患者还合并乙型肝炎，因此建议该患者同时口服熊去氧胆酸治疗。进一步检索文献，梅奥诊所一项纳入 2 192 例 PBC 患者的回顾性研究发现，有 13 例（0.6%）患者确诊淋巴瘤，其中 7 例（53%）患者在诊断 PBC 后继续随访中位时间 3 年时诊断淋巴瘤，其中是否存在发病机制的关联尚未可知。故在 PBC 患者中也应注意筛查淋巴瘤的可能，必要时密切随访患者外周血常规、淋巴结及骨髓细胞学情况。

· **关键问题 3** 患者乙型肝炎再激活的原因是什么？如何治疗？

患者老年女性，1 年前 HBsAg 阴性、HBcAb 阳性、HBeAg 阴性、HBV-DNA<20 U/mL。近期出现 HBsAg 阳性、HBcAg 阳性、HBeAg 阳性，HBV-DNA 9.18×10^7 U/mL，考虑 HBV 再激活。乙型肝炎再激活提示患者免疫力下降，可能与潜在的淋巴瘤进展有关。确诊后立即予以恩替卡韦抗乙型肝炎病毒治疗。治疗 24 周后复测 HBV-DNA 波动在（3～4）×10^3 U/mL，根据《慢性乙型肝炎防治指南》推荐意见，予以调整抗病毒方案为恩替卡韦联合替诺福韦。联合治疗 3 个月后复测 HBV-DNA 低于 20 U/mL。患者于 2021-07 起予以 B 细胞单克隆抗体利妥昔单抗治疗，根据指南推荐意见，应在免疫抑制治疗结束至少 18 个月后方可考虑停用 NA，因此目前该患者仍建议继续服用抗乙型肝炎病毒治疗。

背景知识介绍

脾边缘区淋巴瘤是一类惰性小 B 细胞淋巴瘤，临床上罕见，发病的平均年龄约为 65 岁，女性多见。脾边缘区淋巴瘤患者可有脾大、腹痛、贫血、血小板减少等症状，其中脾大是最常见症状。患者在确诊时，几乎均有骨髓受累。其诊断要点包括：①发病年龄在 50 岁以上，临床表现惰性。②脾大。脾白髓滤泡增生，低倍镜下肿瘤呈现微结节状浸润。小圆形肿瘤细胞包绕并取代滤泡，侵犯套区致其消失。滤泡表现为双相性，中心由小淋巴细胞组成，外周则由中等大小和散在较大转化细胞组成。③外周常有少量循环肿瘤细胞，流式细胞易检测出 B 细胞克隆。④骨髓累及率极高，借助免疫组化，容易发现早期肿瘤细胞呈局灶聚集和特征性窦内侵犯。⑤诊断依据外周血、骨髓、免疫分型和染色体异常并结合临床（如脾大）。多数脾边缘区淋巴瘤手术切除有效，但有部分患者会进展，部分病例术后可根据具体病情辅以适当的化疗或放疗，以蒽环类药物单药化疗或以此为基础的联合化疗可能有效。另外，利妥昔单抗治疗可取得良好疗效。考虑到本例患者在确诊时出现盗汗、近 6 个月内体重下降超过 10% 等全身症状，血液科评估具有化疗指征，目前经化疗及利妥昔单抗治疗患者病情平稳。

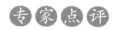

对于进行性脾大患者，临床上排除感染后，怀疑血液系统疾病累及，多建议完善骨髓穿刺等检查。但由于骨髓穿刺术的局限性，有时单次或当时的检测无法明确诊断。对于怀疑有惰性血液系统疾病累及的患者，密切随访相当关键，必要时可多次完善骨髓穿刺、外周血、流式细胞学等检查。该患者脾大病程长达 7 年余，在此次疾病进展前半年左右出现乙型肝炎再激活，提示患者免疫状态发生改变，可能存在导致抵抗力下降的因素，此后密切随访患者逐渐出现淋巴瘤活动的相关临床表现。

（连 敏 盛 黎 苗 琪 侯 健 马 雄 上海交通大学医学院附属仁济医院）

参·考·文·献

［1］ Lindor KD, Bowlus CL, Boyer J, et al. Primary biliary cholangitis: 2018 practice guidance from the American association for the study of liver diseases［J］. Hepatology, 2018,30145.

［2］ Springer J, Cauch-Dudek K, O'Rourke K, et al. Asymptomatic primary biliary cirrhosis: a study of its natural history and prognosis［J］. Am J Gastroenterol, 1999,94(1):47－53.

［3］ Panjala C, Talwalkar JA, Lindor KD. Risk of lymphoma in primary biliary cirrhosis［J］. Clinical Gastroenterology and Hepatology, 2007,5(6):761－764.

27

血液净化治疗扭转慢加急性肝衰竭

慢加急性肝衰竭晚期患者的生存率不足10%,老年患者预后更差。本例患者经过浅静脉枸橼酸钠体外抗凝的早期血液净化(人工肝)治疗后病情迅速恢复,仅住院8天就出院,甚为罕见。在此分享该患者的诊治经验,并讨论肝衰竭患者炎症因子风暴的处理。

病史摘要

入院病史
患者,男性,72岁,于2020-11-25收住入院。

主诉
纳差、腹胀、乏力、尿黄10天。

现病史
10天前无明显诱因出现纳差、腹胀、乏力、尿黄,呈茶水色样,无发热、恶心、呕吐,无腹痛、腹泻,无呕血、黑便,无皮肤瘙痒、白陶土样粪便等症状,在当地社区医院中医科就诊给予中药[柴胡、陈皮、川芎、香附(生)、枳壳、白芍(生)、甘草(生)、鲜石斛、白术、茯神、孩儿参、黄芪(生)、酸枣仁]早晚两次温服2天。自觉胃部难受不适停用。纳差、腹胀、乏力、尿黄症状进行性加重,伴有时干咳,无心慌、胸闷。2020-11-23查血常规在正常范围。肝生化示谷丙转氨酶3 466 U/L,谷草转氨酶1 928 U/L,总胆红素222 μmol/L,直接胆红素126 μmol/L,γ-谷氨酰转肽酶70 U/L,碱性磷酸酶182 U/L,白蛋白34 g/L,血淀粉酶129 U/L。凝血功能:国际标准化比值3.22,凝血酶原时间34.7秒,部分凝血活酶时间50.7秒,纤维蛋白原1.914 g/L。乙型肝炎五项定性:HBsAg(+),HBsAb(-),HBeAg(-),HBeAb(+),HBcAb(+),抗丙型肝炎病毒抗体阴性,乙型肝炎病毒DNA结果未回。上腹部彩超示:肝囊肿,右肾囊肿。诊断为慢性乙型重型肝炎。予以还原型谷胱甘肽、促肝细胞生长素、维生素 K_1 注射液、腺苷蛋氨酸、苦黄注射液、甘草酸二胺注射等治疗。患者纳差、乏力、黄疸症状仍进行性加重,并出现肝性脑病症状。为求进一步诊治转来,以慢加急性肝衰竭收住入院。

患病以来精神差,胃纳差,睡眠不好,粪便正常,尿黄、呈浓茶水色样,体重下降 5 kg。

既往史

心脏病史:患心脏病史左心室肥大 40 年,偶尔心前区刺痛发作,服用药物丹参片 20 年停药 1 年,服用参松养心胶囊 8 年停药 1 年,间歇性口服通心络胶囊。无高血压、糖尿病病史。患者自诉 40 余年前经外院诊断患有白塞综合征,14 年前治愈,具体用药不详。

个人史

否认化学性物质、放射性物质、有毒物质接触史。否认吸毒史。否认吸烟史。否认饮酒史。

入院查体

体温 36.8 ℃,脉搏 78 次/分,呼吸 16 次/分,血压 132/81 mmHg,身高 174 cm,体重 60 kg。平车推入病房,嗜睡、定向力障碍、计算力下降,全身皮肤黄染,无肝掌,全身浅表淋巴结无肿大。未见皮下出血点,未见皮疹。巩膜黄染。双肺呼吸音清晰,未闻及干湿啰音。心率 78 次/分,律齐;腹平软,全腹无压痛,无肌紧张及反跳痛,肝、脾肋下未触及,肝肾区无叩击痛,肠鸣音 3 次/分。移动性浊音阴性。双下肢无水肿。肌力正常,肌张力正常,生理反射正常,病理反射未引出。扑翼样震颤阴性。

入院诊断

慢加急性肝衰竭 A 型,晚期;2 慢性乙型病毒性肝炎;左心室肥大。

实验室检查

血常规:白细胞 6.58×10⁹/L,血红蛋白 122 g/L,红细胞 4.01×10¹²/L(↓),中性粒细胞绝对值 3.34×10⁹/L,中性粒细胞 50.8%,淋巴细胞 29.9%,单核细胞 15.2%(↑),嗜酸性细胞 3.2%,血小板 135×10⁹/L。C 反应蛋白 7.78 mg/L(↑)。

尿常规:未见明显异常。

粪便常规＋隐血:阴性。

血生化:谷丙转氨酶 3 466 U/L,谷草转氨酶 1 928 U/L,总胆红素 222 μmol/L,直接胆红素 126 μmol/L,γ-谷氨酰转肽酶 70 U/L,碱性磷酸酶 182 U/L,白蛋白 34 g/L,肌酐 110 μmol/L,尿素氮 3.9 mmol/L,血淀粉酶 129 U/L,转铁蛋白:1.53 g/L(↓),铜蓝蛋白 0.110 g/L(↓)。

凝血功能:国际标准化比值 3.22,凝血酶原时间 34.7 秒,部分凝血活酶时间 50.7 秒,纤维蛋白原 1.914 g/L,凝血酶时间 23.5 秒,抗凝血酶Ⅲ活性 25.7%,D-二聚体 4.59 mg/L,纤维蛋白原降解产物 12.3 mg/L。

嗜肝病毒:甲型肝炎抗体阴性;乙型肝炎病毒核心抗体:5.7(＋)s/co,乙型肝炎病毒表面抗原:21.95(＋)U/mL,乙型肝炎病毒表面抗体:0.1(－)U/L,乙型肝炎病毒 e 抗原:0.50(－)s/co,乙型肝炎病毒 e 抗体:0.2(＋)s/c。丙型肝炎抗体阴性;戊肝抗体阴性。

HBV - DNA 1.48×10³ U/mL。

EB 病毒衣壳抗体：EB 病毒衣壳抗体 IgA：阳性（＋），EB 病毒衣壳抗体 IgG：阳性（＋），EB 病毒衣壳抗体 IgM：阴性（－）。EBV-DNA：低于检测下限。

CMV-DNA：低于检测下限。

血浆 1-3-β-D 葡聚糖、曲霉半乳甘露聚糖、隐球菌荚膜多糖抗原、结核感染 T 细胞检测、HIV 抗体、梅毒螺旋体特异性抗体检测结果均为阴性。

血免疫球蛋白：IgM 2.45 g/L（↑），IgG 20.30 g/L（↑），IgA 5.81 g/L（↑），IgG4 1.250 g/L，补体 C3 片段 0.324 g/L（↓），补体 C4 0.118 g/L。

自身抗体：ANA 颗粒型，阳性（1∶1000），ENA 阴性，dsDNA 阴性，ANCA 阴性，ACA 阴性，AMA-M2 阴性。

辅助检查

腹部超声：肝囊肿，右肾囊肿。

入院后诊疗经过及随访

根据国际标准化比值大于 3.22，总胆红素 222 μmol/L，终末期肝病模型评分（MELD）31 分，肝衰竭诊断成立。患者有慢性乙型肝炎基础，未行抗病毒治疗，国际标准化比值大于 2.6，合并肝性脑病和电解质紊乱，因此为慢加急性肝衰竭 A 型晚期，慢性乙型病毒性肝炎。患者 ANA 1∶1000 阳性，IgG 20.30 g/L 升高，可能存在自身免疫性肝炎。2019 年美国肝病学会推荐自身免疫性肝炎的诊断需要肝脏病理的支持，但是本例患者为肝衰竭状态，肝活检存在较高的出血风险。此外，患者先有乏力、纳差、腹胀、尿黄，再服用中药，从发病时间上中药不是肝损伤的病因。入院后查谷丙转氨酶大于 1000 U/L，立即予以浅静脉枸橼酸体外抗凝血浆置换模式行人工肝治疗（图 27-1），并予以拉米夫定片抗病毒治疗，乳果糖口服溶液治疗肝性脑病，兰索拉唑护胃，腺苷蛋氨酸、熊去氧胆酸胶囊、复方甘草酸苷保肝治疗。12-02 复查肝功能：谷丙转氨酶 158 U/L（↑），总胆红素 166.5 μmol/L（↑），直接胆红素 137.5 μmol/L（↑），

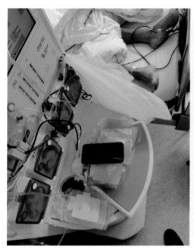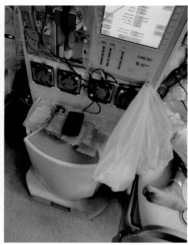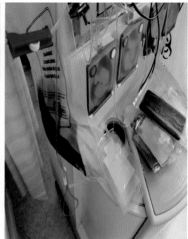

图 27-1 浅静脉枸橼酸钠体外抗凝血浆置换模式的人工肝治疗

国际标准化比值 1.15。转氨酶、总胆红素较前下降,凝血功能国际标准化比值好转,仅住院 8 天即予以出院,出院后口服复方甘草酸苷片、熊去氧胆酸胶囊及拉米夫定等药物治疗,嘱定期门诊随访。2021 - 01 - 08 复查肝生化:谷丙转氨酶 25 U/L,总胆红素 46 μmol/L,HBV - DNA 低于检测下限,补体 C3 1.14 g/L 恢复至正常水平。将拉米夫定换为恩替卡韦继续抗病毒治疗,并停用保肝药物。2021 - 10 - 29 门诊复诊,查肝功能正常,HBV - DNA 低于检测下限。患者未用糖皮质激素等治疗自身免疫性肝炎的药物,在急性肝损伤后较长时间处于缓解状态,合并自身免疫性肝炎可能性小。由于患者肝功能恢复后未再出现肝功能异常,且年龄较大,患者拒绝行肝活检病理检查,自身免疫性肝炎诊断依据不足。

临床关键问题及处理

• 关键问题 1　慢加急肝衰竭患者应该选择药物治疗? 药物治疗联合血液净化(人工肝)治疗? 还是肝移植?

MELD 评分是患者选择哪种治疗方案的重要依据。MELD 评分低于 15 分,多数患者药物治疗可以恢复。MELD 大于 30 分的患者,病情危重,多数需行肝移植治疗。该患者为慢性肝病基础上发生慢加急性肝衰竭,MELD 评分大于 30 分,有指征行肝移植治疗。根据 2016 年 *Nat Rev Gastroenterol Hepatol* 上的一篇综述,推荐根据 1 周的病情变化,决定是否行肝移植治疗。如果经过标准治疗,病情好转,可不行肝移植治疗;如经过标准治疗病情进展,出现新的器官衰竭,应该支持治疗并尽快行肝移植治疗。因此,本例患者给予药物治疗联合人工肝治疗 1 周后病情迅速好转,未行肝移植治疗。

• 关键问题 2　并未按我国指南选择抗病毒治疗药物,而选择拉米夫定抗病毒治疗是否合适?

我国《慢性乙型肝炎防治指南》(2019 年版)推荐 HBV 相关肝衰竭应选择恩替卡韦或替诺福韦治疗。但有文献报道,慢性乙型肝炎急性严重发作患者使用恩替卡韦治疗增加短期病死率。另有研究报道,慢性乙型肝炎急性严重发作,HBV - DNA>10^5 拷贝/mL,总胆红素<256.5 μmol/L 的患者,恩替卡韦治疗组 4 个月的病死率高于拉米夫定治疗组。复旦大学附属华山医院感染科 2018 年一项研究也支持 CHB - ACLF 初始治疗可以选择拉米夫定治疗。

• 关键问题 3　该患者是否能使用激素治疗?

慢加急性肝衰竭肝衰竭早期为炎症因子风暴,而后期转为免疫麻痹,有学者建议可以在早期短程使用糖皮质激素。但是糖皮质激素治疗方案一直存在争议。糖皮质激素虽然可以抑制炎症反应,但也容易因免疫抑制发生感染,一旦发生感染往往失去肝移植治疗机会,而且在肝衰竭晚期使用感染风险更高。华山医院感染科的一项在 HBV - ACLF 患者中的研究也是类似的结果,发现糖皮质激素治疗不能提高非肝移植 HBV - ACLF 生存率,并且增加肺部感染的发生率。此外,该患者有自身抗体 ANA 1∶1 000 阳性,IgG 升高,可能合并自身免疫性肝炎。如为自身免疫性肝炎,则有糖皮质激素治疗指征。但是 2014 年发表在 *Hepatology* 上的一项研究表明,在自身免疫性肝炎导致的急性肝衰竭患者中使用糖皮质激素不能提高生存率,尤其是在 MELD 评分较高合并肝性脑病的患者中。因此,我们认为对于本病例而言,通过血液净化治疗清除炎症因子风暴,可能是更优的治疗方案。浅静脉枸橼酸钠体外抗凝人工肝治疗是华山医院颇具特色的血液净化治疗方式。传统的人工肝需要深静脉留置管,并且需要留置一段时间,留置管渗血、血栓形成及感染都是易发生的并发症,而且如果患者凝血功能不能好转,拔管后局部出血的风险大,甚至需要局部缝合止血。而浅静脉的人工肝治疗,治疗结束即可拔针,不存在导管相关并发症。传统的人工肝为肝素或者低分子肝素抗凝,常为全身肝素化抗凝治疗,存在一定的出血及肝素相关的血小板减少的风险。枸橼酸体外抗凝减少对体内凝血功能的影响,降低了出血风险。

·关键问题 4 如果使用激素治疗,该如何预防感染?

如给予肝衰竭患者糖皮质激素治疗,需注意继发感染,包括 CMV、真菌等各种机会感染。使用激素前需评估有无潜伏感染,包括两对半、结核 T 细胞检测(IGRA)、真菌血浆 1-3-β-D 葡聚糖、曲霉半乳甘露聚糖和血隐球菌荚膜多糖抗原等检测。此外,华山医院感染科一项研究发现,肝衰竭患者补体 C3 降低,易合并肺部感染。该患者补体 C3 水平降低,因此为感染的高风险患者,需要谨慎使用激素。华山医院感染科的另外一项研究发现,肝衰竭患者中约有 16.7% 发生 CMV 再激活。CMV-DNA 阳性的肝衰竭患者的临床症状和实验室检查与 CMV-DNA 阴性的患者无明显差异,易被临床忽视。但 CMV 再激活增加 3 倍的死亡风险,常有重叠感染,39.4% 的 CMV-DNA 阳性患者在 60 天内死亡,糖皮质激素是导致 CMV 再激活最重要的危险因素。如肝衰竭患者使用糖皮质激素,建议监测 CMV-DNA。肝衰竭患者应用广谱抗感染药物或联合应用多个抗感染药物及应用糖皮质激素类药物等治疗时,应注意防治继发真菌感染。抗真菌药物多数有肝损伤,国内可及的抗真菌药物,在唑类药物中伊曲康唑肝损伤的发生率最低,肝损伤为 1%~7%,其次为泊沙康唑,肝损伤的发生率为 2%~10%,棘白菌素类药物中米卡芬净肝损伤的发生率最低,为 0.9%~3%,可根据感染的病原体选择合适的抗真菌药物。

背景知识介绍

不同指南对肝衰竭的定义不同。中国和亚太肝衰竭指南均将慢加急性肝衰竭定义为慢性肝病基础,由于急性事件导致的肝功能失代偿表现。急性事件包括酒精、嗜肝病毒感染、自身免疫性肝炎活动、药物中毒、Wilson 病、脓毒症等。有慢性肝病基础患者应避免酒精摄入、规范用药,及时处理脓毒症等治疗。慢加急性肝衰竭是个系统性炎症的过程,炎症因子风暴导致的免疫介导的肝损伤是重要的致病机制,尽可能去除致病因素是肝衰竭的治疗的重要措施之一。肝衰竭患者本身容易发生感染,使用糖皮质激素治疗需要谨慎评估感染的风险,因为一旦发生感染,患者往往失去肝移植治疗机会。血液净化治疗既祛除炎症因子,又不导致免疫功能低下,是较好的治疗选择,而且越早治疗效果越好。如经过 1 周的药物联合血液净化治疗的内科综合治疗,病情仍在进展,MELD 大于 30 分,应尽快行肝移植治疗。

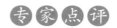

　　肝衰竭的治疗是一个综合治疗的过程,治疗方案的选择与实施,需基于患者病情、技术条件、患者意愿等因素综合考虑,不一定非要依次按照药物、人工肝、肝移植的顺序选择。本例患者如果不及早用人工肝,等药物不行再用,恐怕机会丧失,最终不得不肝移植。肝衰竭黄金治疗窗口是起病的第 1 周,血液净化治疗效果最好的时机转瞬即逝。在炎症因子风暴时尽快进行血液净化治疗可能可以阻断疾病的进程,迅速逆转病情。

（张馨赟　朱鑫方　夏　荣　郑建铭　邵凌云　黄玉仙　复旦大学附属华山医院）

参·考·文·献

[1] 郑建铭,黄翀,鱼康康,等. 慢性乙型病毒性肝炎慢加急性肝衰竭患者拉米夫定与恩替卡韦抗病毒治疗的短期病死率比较[J]. 中国感染与化疗杂志,2018,18(2):132－136.

[2] Huang C,Yu KK,Zheng JM,et al. Steroid treatment in patients with acute-on-chronic liver failure precipitated by hepatitis B:a 10-year cohort study in a university hospital in East China [J]. J Dig Dis,2019,20(1):38－44.

[3] Li Q,Lu Q,Zhu MQ,et al. Lower level of complement component C3 and C3a in the plasma means poor outcome in the patients with hepatitis B virus related acute-on-chronic liver failure [J]. BMC Gastroenterol,2020,20(1):106.

[4] Yang Q,Zhou Z,Yang X,et al. Latent cytomegalovirus reactivation in patients with liver failure:a 10-year retrospective case-control study,2011－2020 [J]. Front Cell Infect Microbiol,2021,11:642500.

[5] Tverdek FP,Kofteridis D,Kontoyiannis DP. Antifungal agents and liver toxicity:a complex interaction [J]. Expert Rev Anti Infect Ther,2016,14:8,765－776.

28

热射病导致急性肝衰竭

题 记

　　热射病通常以神经系统损伤表现为主,同时可合并其他多个器官受损表现。急性肝衰竭是热射病的严重并发症,若不及时治疗,可导致死亡,在此分享 1 例热射病导致急性肝衰竭的病例,并讨论热射病致肝损伤的发病机制和治疗。

病史摘要

入院病史

患者,男性,12 岁,于 2021 - 10 - 12 收住入院。

主诉

3 天前晕厥 1 次伴高热半天,肝功能障碍 2 天。

现病史

　　患者 3 天前上午 10 时左右第一次参加学校长跑训练,当天气温 34 ℃,患者穿着运动型长衣长裤跑步,约 6 km 后突然晕倒(约 11 时),表现为呼之不应,无四肢抽搐,无心跳,呼吸停止,无口唇发绀,半小时后苏醒,但仍胡言乱语,急送至当地医院。入院时查体:体温 40 ℃,神志不清,谵妄,血压 90/65 mmHg,呼吸 21 次/分,颈稍抵抗,浅表淋巴结未及肿大,口唇无发绀,气管居中,双肺呼吸音粗,心率 145 次/分,律齐,腹部平软,肝、脾肋下未及,四肢肌张力稍高。入院后体温升高时出现胡言乱语,体温下降后可正常交流。血常规:白细胞 10.4×10^9/L,中性粒细胞 27.5%,血小板 44×10^9/L;凝血酶原时间国际标准化比值(INR)1.33;心电图窦性心动过速;血生化:肌酐 159 μmol/L,谷草转氨酶 36 U/L,肌酸磷酸激酶 314 U/L,乳酸脱氢酶 431 U/L。肺部及头颅 CT 未见异常。患者入院后予以补液、扩容、头孢曲松抗感染及营养支持等对症治疗后,当天复查血常规:白细胞 16.77×10^9/L,中性粒细胞 89.2%,血小板 176×10^9/L;血生化:肌酐 157 μmol/L,谷草转氨酶 103 U/L,肌酸激酶 2 367 U/L,乳酸脱氢酶 583 U/L;INR

2.13。予以保肝、输注血浆、人凝血酶原复合物等治疗后 INR、转氨酶进行性升高。为进一步诊治，收住 ICU。

既往史

平时体健，否认手术、外伤史；否认结核、肝炎等传染病接触史。

个人史

出生史：G1P1，足月剖宫产（脐带绕颈），出生无窒息抢救史，出生体重 4 500 g。

喂养史：生后母乳喂养，5 个月添加辅食，现普食。

生长发育史：同正常同龄儿。

家族史

父母体健；弟弟，5 岁，体健。父母否认近亲结婚，否认家族性传染病、遗传病史。

入院查体

体温 36.3 ℃，脉搏 71 次/分，呼吸 23 次/分，血压 119/58 mmHg，身高 175 cm，体重 75 kg，腹围 79.5 cm，BMI 24.5 kg/m²。神志清，精神反应略淡漠，对答切题，未吸氧下经皮氧饱和度 95% 以上。双侧瞳孔等大等圆，对光反射存在，咽不红，颈软无抵抗，呼吸平稳，双肺呼吸音粗，两肺未及干湿啰音，心音有力，律齐，未及病理性杂音，腹部平软，腹壁静脉无曲张，肝脾、肋下未及肿大，四肢活动正常，肌力正常，末梢循环可，神经系统查体未见异常。

入院诊断

热射病？急性肝功能衰竭；急性肾功能不全。

实验室检查

血常规：白细胞 16.78×10^9/L，血红蛋白 141 g/L，红细胞 4.60×10^{12}/L，中性粒细胞绝对值 16.24×10^9/L，中性粒细胞 96.7%，淋巴细胞 1.8%，单核细胞 1.4%，血小板 67×10^9/L。

尿常规：黄色，红细胞镜检 8～10/HP，白细胞镜检 3～5/HP，蛋白质（＋＋＋），pH 7.0，葡萄糖：阴性，潜血（＋＋＋），酮体（±），尿胆原：阴性，胆红素：阴性，尿比重＞1.030。

血气分析：pH 7.394，PCO_2 34.8 mmHg，PO_2 102 mmHg，HCO_3^- 21.2 mmol/L，BE －3.0 mmol/L，Cl^- 105 mmol/L，Lac 3.0 mmol/L，Na^+ 134 mmol/L，K^+ 4.6 mmol/L，Glu 7.5 mmol/L。

血生化：谷丙转氨酶 5 738 U/L，谷草转氨酶 5 182 U/L，总胆红素 87.1 μmol/L/L，直接胆红素 44.1 μmol/L，γ-谷氨酰转肽酶 43.1 U/L，碱性磷酸酶 654 U/L，总胆汁酸 148 μmol/L，白蛋白 35.6 g/L，肌酐 111 μmol/L，尿素氮 5.9 mmol/L，淀粉酶 40 U/L，尿酸 492 μmol/L，葡萄糖 7.38 mmol/L，肌酸磷酸激酶 2 347 U/L，乳酸脱氢酶 4 108 U/L，球蛋白 23.7 g/L，甘油三酯 0.29 mmol/L，总胆固醇 2.32 mmol/L。血氨 83.2 μmol/L。

凝血功能：D-二聚体＞20 mg/L，INR 7.22，活化部分凝血活酶时间 59.7 秒，凝血酶时间 28.0 秒，纤维蛋白原 0.7 g/L，纤维蛋白（原）降解产物＞600 mg/L。

C 反应蛋白＜8 mg/L；红细胞沉降率 2 mm/h；降钙素原 0.36 ng/mL（＜0.05 ng/mL）。铁蛋白＞2 000 ng/mL。

肌红蛋白 45.0 μg/L(10～46 μg/L)，肌钙蛋白 I 39.7 ng/L(1.5～19 ng/L)。N 端-B 型钠尿肽前体 27.09 pg/mL(<125 pg/mL)。

甲型肝炎、乙型肝炎、丙型肝炎、戊型肝炎抗体(一)；HIV、梅毒抗体(一)。

血毒物鉴定：未检出常见药物、杀虫剂及毒鼠强成分。

铜蓝蛋白：0.18 g/L；24 小时尿铜：173.7 μg。

血串联质谱：丙氨酸 554 μmol/L(70～400 μmol/L)，蛋氨酸 88 μmol/L(10～80 μmol/L)，苯丙氨酸 426 μmol/L(25～120 μmol/L)，脯氨酸 1 531 μmol/L(165～900 μmol/L)，苏氨酸 108 μmol/L(17～90 μmol/L)，酪氨酸 306 μmol/L(30～200 μmol/L)，缬氨酸 270 μmol/L(60～250 μmol/L)；提示多种氨基酸均升高，考虑继发改变可能。

尿串联质谱：乳酸显著升高，3-羟基异丁酸升高，柠檬酸明显升高，丙酮酸、4-羟基苯乳酸、4-羟基苯丙酮明显升高；本次检测尿乳酸、4-羟基苯乳酸、4-羟基苯丙酮均显著升高，伴 3-羟基异丁酸、柠檬酸升高，余有机酸无明显异常，考虑能量代谢严重紊乱。

G 试验、GM 试验、内毒素(一)。

T-SPOT(一)；肥达试验(一)；抗链球菌溶血素(一)。

呼吸道病毒：甲流、乙流、合胞病毒、腺病毒(一)。

血 CMV、EBV-DNA(一)；TORCH、微小病毒 B19 IgM(一)；肠道病毒 RNA(一)。

自身抗体、自免肝抗体、抗心磷脂抗体(一)；类风湿因子(一)；Coombs 试验(一)。

免疫球蛋白：IgG 13.4 g/L(6.09～12.85 g/L)，IgA 2.87 g/L(0.52～2.16 g/L)，IgM 1.02 g/L(0.67～2.01 g/L)，IgE 2361.92 kU/L(<100 kU/L)，C3 0.38 g/L，C4 0.07 g/L，总补体活性<10 U/mL(23～46 U/mL)。

细胞因子：白细胞介素-8 114.9 pg/mL(≤21.4 pg/mL)，余正常。

血栓弹力图：R(凝血因子/普通)5.1 分钟(5～10 分钟)，K(纤维蛋白原水平)7.5 分钟(1～3 分钟)，ANGLE(纤维蛋白原水平)33.1 deg(53～72deg)，LY30(％)0(0～8％)，A 38.1 mm，EPL(血凝块溶解百分比)0(0～15％)，CI(凝血综合指数)—6.9(—3～3)。

CA125、CA19-9、癌胚抗原和神经元特异性烯醇化酶均正常，甲胎蛋白 9.31 ng/mL。

辅助检查

眼科会诊：未见 K-F 环表型。

骨髓穿刺：骨髓增生明显活跃，粒红比增高(4.86：1)。

胸部 X 线片：两肺未见显著病变。

头颅 MRI：双顶叶胶质增生灶可能，部分 V-R 间隙稍显著，双乳突少许积液。

肝脏 MRI：未见明显异常。

肾脏 MRI：右肾上极极小囊肿。

头颅 CT：未见明显异常。

心电图：窦性心律，ST 段改变(Ⅱ、Ⅲ、aVF 稍压低)。

心脏彩超：心功能未见明显异常。

入院后诊疗经过及随访

根据患者发病前暴露于热环境中(当天气温 34 ℃,患者穿着运动型长衣长裤),在跑步过程中晕倒,送至当地医院后,查体温 40 ℃,伴有意识障碍、谵妄、血压下降,并伴有多器官功能障碍(multiple organ dysfunction syndrome,MODS),包括神经、肝脏、肾脏、心血管,故热射病诊断成立。该患者肝脏损害显著,入院后查凝血功能进行性加重,转氨酶显著升高,伴胆红素、血氨升高,急性肝衰竭诊断成立,治疗上予以监测生命体征,营养支持,维持循环、体液内环境稳定,预防感染,复方甘草酸苷、还原型谷胱甘肽保肝,熊去氧胆酸利胆,精氨酸、门冬氨酸鸟氨酸降血氨,先后进行了 5 次血液净化(10 - 13—10 - 18),同时甲泼尼龙抗炎(50 mg,每天 1次,静脉滴注,之后逐渐减量)。10 - 25 复查血生化:谷丙转氨酶 213 U/L,谷草转氨酶 49 U/L,γ-谷氨酰转肽酶 199 U/L,总胆红素 45 μmol/L,直接胆红素 31 μmol/L,总胆汁酸 96 μmol/L,肌酐 49 μmol/L,血氨 24 μmol/L,凝血功能 INR 1.29。经治疗,患者病情平稳后,10 - 28 进行了肝穿刺活检,病理提示肝细胞气球样变,少许空泡脂肪变性,可见点灶状坏死及嗜酸性变,中央静脉周围 3 区肝细胞呈区带性融合坏死脱失,继发出血及炎症细胞浸润,少数肝细胞及毛细胆管内轻度胆汁淤积,肝血窦内肝巨噬细胞增生,汇管区纤维组织增生,CK7/CK19 染色显示胆小管数量减少,形态欠规则。考虑急性重症肝炎伴胆小管损伤、数量减少,少数肝细胞脂肪变及胆汁淤积,首先考虑灌注异常相关(图 28 - 1)。

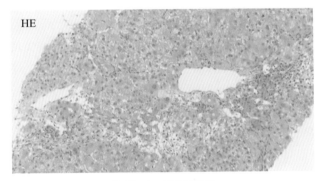

图 28 - 1 肝穿刺病理

2021 - 10 - 29 患者病情好转后出院,出院后继续口服熊去氧胆酸治疗,并在门诊定期随访。12 - 13 复查血生化:谷丙转氨酶 46 U/L,谷草转氨酶 29 U/L,γ-谷氨酰转肽酶 41 U/L,总胆红素 13 μmol/L,直接胆红素 5.6 μmol/L,总胆汁酸 4 μmol/L,INR 1.02。

临床关键问题及处理

· **关键问题 1** 热射病导致肝损伤的机制是什么?

热射病(heat stroke,HS)是由于暴露于热环境和/或剧烈运动所致的机体产热与散热失衡,以核心温度升高>40 ℃和中枢神经系统异常为特征,如精神状态改变、抽搐或昏迷,并伴有多器官损害的危及生命的临床综合征。根据发病原因和易感人群的不同,热射病分为经典型热射病(classic heat stroke,CHS)和劳力型热射病(exertional heat stroke,EHS)。CHS主要由于被动暴露于热环境引起机体产热与散热失衡而发病,常见于年幼者、孕妇和年老体衰者,或者有慢性基础疾病或免疫功能受损的个体。EHS主要由于高强度体力活动引起机体产热和散热失衡而发病,常见于体质好的年轻人。根据本例患者的特点,考虑为EHS。目前认为热射病是源于热的直接细胞毒性和血管内皮损害引起的凝血和全身炎症反应之间的复杂的相互作用,进而导致单一器官损害或MODS。肝脏、中枢神经系统对核心温度变化最敏感。肝损伤是热射病常见的并发症,与直接热损伤及低血压、内脏供血再分配有关,是患者致死的直接原因之一,肝窦内皮细胞在热射病的病理生理过程中扮演重要角色,其既作为敏感的受损细胞,又作为效应细胞参与肝损伤。热射病发生后,肝脏血流量减少,同时由于并发弥散性血管内凝血,肝脏内形成广泛微血栓,使肝脏缺血缺氧,最终导致肝损伤。热射病肝损伤的病理特征是肝小叶中心变性和坏死伴实质损害,该患者病情进展迅速,实验室检查提示转氨酶、胆红素、血氨、凝血功能显著异常,临床上诊断急性肝衰竭,肝脏病理提示以中央静脉周围肝细胞损伤为主,肝脏灌注异常导致,符合典型热射病肝损伤的病理特点。

- **关键问题 2** 热射病导致肝损伤如何治疗?

肝脏是热打击的前哨器官,发病数小时内即可出现肝损伤证据。该患者发病后肝功能急剧加重,病情进展迅速,早期即出现急性肝衰竭。治疗方面,目前尚无循证学证据证实有特效的保肝药物,最有效的措施仍是早期快速降温和支持治疗。对于病情轻者应卧床休息,吸氧,保持内环境的稳定,严密观察肝功能指标的变化。另外,治疗时应避免使用阿司匹林或对乙酰氨基酚,因为有可能对肝脏、肾脏造成损害,并使凝血功能异常加重。对于胆红素迅速升高且合并DIC的重症患者,应尽早行人工肝治疗。该患者病情危重,在支持治疗前提下,肝功能未见好转,在给予多次血液净化后病情逐渐好转。对于热射病导致的肝衰竭可以选择肝移植,目前的研究较少,应谨慎决定。

背景知识介绍

热射病以中枢神经系统功能障碍、MODS和核心体温急剧升高为特征。高温、高湿的气候因素和高强度体力活动是导致热射病最主要的危险因素。肝功能损伤是热射病的重要特征,最常见的临床表现为乏力、纳差和巩膜黄染。实验室检查表现为转氨酶、乳酸脱氢酶在发病后迅速升高,胆红素升高相对滞后。直接热损伤和热相关肝功能异常均会导致凝血功能障碍,合并DIC者约占45%,提示预后不良。尽快降温和器官功能保护是HS救治的核心。

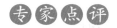

专家点评

　　热射病多见于高气温下从事室外劳动或体育运动的人员,在儿童并不多见。本病主要表现为高热,包括急性肝衰竭的多系统损伤、易被误诊感染性疾病,闷热天气户外活动是本病重要的线索,同时临床上要积极完善检查排除其他疾病。热射病治疗的关键在于及早迅速降温,半小时内使体温降至 39 ℃以下可提高生存率,其他治疗包括抗休克、血液净化、维持内环境的稳定、防治感染也十分重要,约 60%患者可经对症及支持治疗好转,不留后遗症;热射病相关肝移植较罕见,目前尚无热射病相关肝衰竭行紧急肝移植的标准或特异性指征,临床医师应密切评估患者的病情变化,衡量肝移植的利与弊。

（李玉川　谢新宝　复旦大学附属儿科医院）

参·考·文·献

［1］许书添,李世军.热射病的病理生理与救治进展［J］.肾脏病与透析肾移植杂志,2021,30(3):5.

［2］Bi X, Deising A, Frenette C. Acute liver failure from exertional heatstroke can result in excellent long-term survival with liver transplantation［J］. Hepatology, 2020,71(3):1122-1123.

［3］Asmara I. Diagnosis and management of heatstroke［J］. Acta Med Indones, 2020,52(1):90-97.

［4］Epstein Y, Yanovich R. Heatstroke［J］. N Engl J Med, 2019,380(25):2449-2459.

［5］Ichai P, Laurent-Bellue A, Camus C, et al. Liver transplantation in patients with liver failure related to exertional heatstroke［J］. J Hepatol, 2019,70(3):431-439.

［6］全军热射病防治专家组,全军重症医学专业委员会.中国热射病诊断与治疗专家共识［J］.解放军医学杂志,2019,44(3):181-196.